全国高职高专院校护理类专业核心教材

护理心理学基础

（供护理专业用）

主　编　孙　萍　初晓艺
副主编　任佳伟　贾新静　宋　双
编　者（以姓氏笔画为序）
任佳伟（长春医学高等专科学校）
孙　萍（重庆三峡医药高等专科学校）
李明芳（重庆三峡医药高等专科学校）
宋　双（山东中医药高等专科学校）
初晓艺（山东药品食品职业学院）
贾新静（泰山护理职业学院）
蔡巧英（菏泽医学专科学校）

中国健康传媒集团
中国医药科技出版社

内 容 提 要

本教材是“全国高职高专院校护理类专业核心教材”之一。本教材以心理护理程序为框架组织教学内容，按照实际的工作需求和工作情景，内容主要分为四个部分，即心理学基础、心理社会因素与健康、心理护理的基本技能、临床心理护理的应用，为专业心理护理内容提供了足够的“独立发展空间”，这样就能使教材专注于整体护理心理技能的培养，充分体现了护理心理学的特色。本教材为书网融合教材，即纸质教材有机融合电子教材、教学配套资源（PPT、微课、视频、图片等）、题库系统、数字化教学服务（在线教学、在线作业、在线考试），使教学资源更加多样化、立体化。

本教材可供全国高职高专院校护理专业师生使用，也可作为基层全科医生、养老康复等相关专业培训学习的参考用书。

图书在版编目（CIP）数据

护理心理学基础/孙萍，初晓艺主编．—北京：中国医药科技出版社，2022.3

全国高职高专院校护理类专业核心教材

ISBN 978-7-5214-3092-9

Ⅰ.①护… Ⅱ.①孙… ②初… Ⅲ.①护理学-医学心理学-高等职业教育-教材 Ⅳ.①R471

中国版本图书馆 CIP 数据核字（2022）第 040069 号

美术编辑 陈君杞

版式设计 友全图文

出版 **中国健康传媒集团** | 中国医药科技出版社

地址 北京市海淀区文慧园北路甲 22 号

邮编 100082

电话 发行：010-62227427 邮购：010-62236938

网址 www.cmstp.com

规格 889mm × 1194mm 1/16

印张 12 1/4

字数 313 千字

版次 2022 年 3 月第 1 版

印次 2022 年 3 月第 1 次印刷

印刷 三河市万龙印装有限公司

经销 全国各地新华书店

书号 ISBN 978-7-5214-3092-9

定价 39.00 元

出版说明

为了贯彻党的十九大精神，落实国务院《国家职业教育改革实施方案》文件精神，将“落实立德树人根本任务，发展素质教育”的战略部署要求贯穿教材编写全过程，充分体现教材育人功能，深入推动教学教材改革，中国医药科技出版社在院校调研的基础上，于2020年启动“全国高职高专院校护理类、药学类专业核心教材”的编写工作。在教育部、国家药品监督管理局的领导和指导下，在本套教材建设指导委员会和评审委员会等专家的指导和顶层设计下，根据教育部《职业教育专业目录（2021年）》要求，中国医药科技出版社组织全国高职高专院校及其附属机构历时1年精心编撰，现该套教材即将付梓出版。

本套教材包括护理类专业教材共计32门，主要供全国高职高专院校护理、助产专业教学使用；药学类专业教材33门，主要供药学类、中药学类、药品与医疗器械类专业师生教学使用。其中，为适应教学改革需要，部分教材建设为活页式教材。本套教材定位清晰、特色鲜明，主要体现在以下几个方面。

1. 体现职业核心能力培养，落实立德树人

教材应将价值塑造、知识传授和能力培养三者融为一体，融入思想道德教育、文化知识教育、社会实践教育，落实思想政治工作贯穿教育教学全过程。通过优化模块，精选内容，着力培养学生职业核心能力，同时融入企业忠诚度、责任心、执行力、积极适应、主动学习、创新能力、沟通交流、团队合作能力等方面的理念，培养具有职业核心能力的高素质技能型人才。

2. 体现高职教育核心特点，明确教材定位

坚持“以就业为导向，以全面素质为基础，以能力为本位”的现代职业教育教学改革方向，体现高职教育的核心特点，根据《高等职业学校专业教学标准》要求，培养满足岗位需求、教学需求和社会需求的高素质技术技能型人才，同时做到有序衔接中职、高职、高职本科，对接产业体系，服务产业基础高级化、产业链现代化。

3. 体现核心课程核心内容，突出必需够用

教材编写应能促进职业教育教学的科学化、标准化、规范化，以满足经济社会发展、产业升级对职业人才培养的需求，做到科学规划教材标准体系、准确定位教材核心内容，精炼基础理论知识，内容适度；突出技术应用能力，体现岗位需求；紧密结合各类职业资格认证要求。

4. 体现数字资源核心价值，丰富教学资源

提倡校企“双元”合作开发教材，积极吸纳企业、行业人员加入编写团队，引入一些岗位微课或者视频，实现岗位情景再现；提升知识性内容数字资源的含金量，激发学生学习兴趣。免费配套的“医药大学堂”数字平台，可展现数字教材、教学课件、视频、动画及习题库等丰富多样、立体化的教学资源，帮助老师提升教学手段，促进师生互动，满足教学管理需要，为提高教育教学水平和质量提供支撑。

编写出版本套高质量教材，得到了全国知名专家的精心指导和各有关院校领导与编者的大力支持，在此一并表示衷心感谢。出版发行本套教材，希望得到广大师生的欢迎，对促进我国高等职业教育护理类和药学类相关专业教学改革和人才培养做出积极贡献。希望广大师生在教学中积极使用本套教材并提出宝贵意见，以便修订完善，共同打造精品教材。

全国高职高专院校护理类专业核心教材

建设指导委员会

全国高职高专院校护理类专业核心教材

评审委员会

主任委员　单伟颖　承德护理职业学院

副主任委员（以姓氏笔画为序）

龙敏南　福建生物工程职业技术学院

孙　莹　长春医学高等专科学校

郑翠红　福建卫生职业技术学院

昝雪峰　楚雄医药高等专科学校

夏立平　江苏护理职业学院

委　　员（以姓氏笔画为序）

杨朝晔　江苏医药职业学院

李丽娟　漳州卫生职业学院

易淑明　益阳医学高等专科学校

罗仕荣　遵义医药高等专科学校

侯继丹　江苏护理职业学院

数字化教材编委会

主　编　孙　萍　初晓艺
副主编　任佳伟　贾新静　宋　双
编　者　（以姓氏笔画为序）
任佳伟（长春医学高等专科学校）
孙　萍（重庆三峡医药高等专科学校）
李明芳（重庆三峡医药高等专科学校）
宋　双（山东中医药高等专科学校）
初晓艺（山东药品食品职业学院）
贾新静（泰山护理职业学院）
蔡巧英（菏泽医学专科学校）

前言

护理心理学是将心理学基本理论与方法应用于临床护理实践中的一门实用性很强的学科，是护理专业主干课程之一，也是护生专业必修课。通过学习，使学生能系统地掌握护理心理学基本理论知识和基本技能，并能利用这些理论与技术方法指导临床护理实践，解决护理实践领域中心理问题，从而建立正确的健康观、疾病观和整体观，促进病患身心全面康复，整体提高护理工作质量。

本教材编写坚持以培养“德、智、体、美、劳”全面发展，具有较高人文素养和护理专业技能、适应现代护理事业发展需求的高素质复合创新人才为目标，凸显“三教改革”，强化知识性和适用性结合，坚持教材编写的系统性、科学性和先进性；坚持突出学科专业特色、体现护理前沿新知识、新技能，力求做到“新、特、深、精”。与以往教材相比，本教材具有以下特点：

1. 精选与教材内容相关的经典案例，提升学生学习兴趣。联系理论与临床护理实践，培养护理学生分析问题与解决问题的能力。

2. 各章节均配有重点回顾的思维导图，有利于学生在有限的时间内准确掌握本章知识点、难点及重点。

3. 结合护士执业资格考试大纲的知识点，并以考试大纲规定的考核知识及能力层次为线索，按最新体例分模块进行编写。

4. 每章均列练习题，同步跟踪强化训练，以便学生扎实、准确掌握本章内容。

5. 本教材为书网融合教材，即纸质教材有机融合电子教材、教学配套资源（PPT、微课、视频、图片等）、题库系统、数字化教学服务（在线教学、在线作业、在线考试），使教学资源更加多样化、立体化。

本教材主要供全国高职高专院校三年制专科护理专业师生使用，也可作为基层全科医生、养老康复等相关专业培训学习的参考用书。

本教材在编写过程中，得到了编委及参编院校特别是重庆三峡医药高等专科学校等单位的大力支持，在此表示谢意。

受编者水平所限，加之行业快速发展，教材中难免存在缺点和不当之处，恳请广大师生在使用过程中多提宝贵意见和建议，以便再版时修订。

编　者

2021 年 10 月

目录

第一章 绪 论

学习目标

知识目标：

1. **掌握** 护理心理学的概念；护理心理学的基本观点与研究对象。
2. **熟悉** 医学模式的转变；护理心理学的研究任务与研究方法。
3. **了解** 护理心理学的产生与发展；学习护理心理学的意义。

技能目标：

具有把护理心理学知识应用于临床实践认知疾病、促进康复的能力。

素质目标：

形成生物－心理－社会医学模式下的健康观与疾病整体观。

导学情景

情景描述：患者，男，35 岁，某公司副总经理。因竞选总经理落选，情绪消极，常发脾气。几天前，因心前区疼痛入院检查，无阳性心血管疾病家族史，被诊断为冠心病。入院后情绪处于恐慌和焦虑不安中，手心出汗、心慌、面色苍白、失眠、多梦，偶有自杀倾向，拒绝检查和治疗。家属情绪激动，将患者生病的原因归咎于公司过重的工作和对竞选结果非常不满意，不愿与医生、护士配合，护患关系紧张。

情景分析：从案例描述中可以看到，该患者具有典型的 A 型性格特征，发病与当前的生活事件相关。人的社会属性决定了人与社会、自然的关系，并成为影响健康和疾病发生发展的重要社会心理因素，这也是生物－心理－社会医学模式的体现。

讨论：1. 请对照教材目录，分析该情景可能会涉及本书哪些章节的内容。

2. 谈一谈从护理心理学角度出发能给该患者及家属提供哪些专业帮助。

学前导语：人是生物、心理、社会 3 方面相互作用的整体，现代护理的核心问题是身心并重，护生应学会从生物、心理、社会 3 方面看待健康和疾病及其相互间的转化，树立正确的健康与疾病整体观，并能对患者及其家属实施心理护理，体现护理的人文关怀精神。

随着现代医学模式形成，人类对健康、疾病有了全新的认识，建立了生命个体的身心健康整体观，并广泛应用于生命科学研究领域和临床医疗护理实践中。心理学对健康、疾病以及医学的影响，也随着生命科学的发展日益受到广泛的关注和重视，现代医学也更加关注心理、社会因素对人类身心健康和疾病的重要影响。心理护理在现代医学和临床护理实践中显示出不可替代的作用，逐渐形成和发展为一门新兴的医学护理教育专业必修课程。

第一节　护理心理学概述

PPT

一、护理心理学的概念

护理心理学（nursing psychology）是心理学与护理学相结合的产物，是心理学发展的一个分支。它将心理学的知识、理论和实验技术应用于现代护理领域，研究心理因素在人体健康和疾病的发生、发展、诊断、治疗、护理和预防中的作用，并侧重从护理情境中护患相互影响的观点出发，研究在临床护理实践中的个体心理活动发生、发展及其变化的规律。从广义上讲，护理心理学运用心理学的理论与方法，探索心理因素对健康与疾病的作用方式、途径与机制，更全面地阐明人类躯体疾病与心理疾病的本质，协助医学揭示人类健康、战胜疾病的规律，寻找与丰富对人类疾病诊断、治疗、护理与预防的更全面、更有效的方法，提高医疗护理水平，促进人的身心康复。从狭义上说，护理心理学侧重研究心理因素在躯体疾病中的作用，关注心理因素与健康和疾病的关系，解决护理领域中有关健康和疾病的心理活动规律及其相应的最佳心理护理手段。

二、护理心理学的学科性质及相关学科

护理心理学是生物－心理－社会医学模式下，研究护理情境中与个体健康和疾病密切相关的心理现象的科学。了解护理心理学的相近学科，有助于我们更全面地认识人的生理心理的整体联动性，也更有利于医学从人生命现象的宏观大体认识到微观和精神心理层面的认知。

从学科性质看，护理心理学既关注生命个体在疾病状态下的生理和心理活动过程，也关注生命个体在社会和自然环境中心理发展的过程，它必兼有自然科学和社会科学双重属性，属于自然科学和社会科学相结合的交叉学科，也是多学科知识交融的一门新兴边缘应用学科。

1. 健康心理学（health psychology） 是心理学与预防医学相结合的一门学科。它侧重应用心理学知识与技术来增进心身健康和预防疾病，把心理学的知识和技术应用于预防医学，研究维持心身健康的原则和措施，保持和促进心身健康，以达到预防疾病的目的。

2. 心身医学（psychosomatic medicine） 是研究心身疾病的病因、发病机制、病理、临床表现、诊断、治疗和预防，即研究生物、心理和社会因素相互作用对人类健康和疾病的影响及其相互关系的学科。随着心身疾病的发病率越来越高，心身医学研究范畴更是不断扩大，已成为医学心理学的一个重要分支学科。

看一看

心身医学

心身医学出现于20世纪前叶，由哈立笛（Halliday）和亚历山大（Alexander）等医学家最早提出。弗洛伊德（Freud）的精神分析学、巴甫洛夫（Pavlov）的行为科学研究成果等为心身医学的早期发展提供了理论基础。1939年，精神病研究专家邓伯（Dunber）首次创刊《美国心身医学杂志》，5年后他又领导建立了美国心身医学会。这标志着心身医学作为一门正式学科而诞生。随着医学科研研究的深入，人们发现由心理因素导致的身体疾病，已经成为现代人死亡率升高的重要原因。因此，身心医学也越来越受到医学界的重视。

3. 心理生理学（psychological physiology） 是研究心理活动与各种行为引起某些生理变化机制的学科。生理心理学则着重探讨生理活动，尤其是脑神经活动所导致的心理功能的变化。其研究成果为

医学心理学的心身中介机制提供了许多理论依据。

4. 临床心理学（clinical psychology） 是应用心理学的一个分支，是根据心理学知识和技术，解决人们心理问题的应用心理学科，1896 年首次由美国心理学家韦特默提出，以创建的第一个心理诊所为其产生标志。该学科研究的重点是借助心理测验对患者的心理和行为进行评估，并通过心理咨询和心理治疗等手段调整和解决个体的心理困扰和心理问题。

5. 医学心理学（medical psychology） 是将心理学的理论知识和实验技术应用于医学领域，研究心理因素在人体健康以及疾病的发生、发展、诊断、治疗和护理与预防中作用的科学。

6. 异常心理学（abnormal psychology） 也称病理心理学（pathological psychology），属于医学心理学的基础分支学科，研究异常心理活动与病态行为的发生、发展、变化的原因以及发病机制及演变规律。变态心理学的某些研究成果是医学心理学理论的重要来源，同时变态心理学研究的多种异常心理又是医学心理学中心理咨询、诊断、治疗等的服务内容。

7. 心理诊断学（psychodiagnostics） 是应用心理测验和临床评估等手段，对个体进行心理诊断的学科，是医学心理学重要的应用分支学科。

8. 心理治疗学（psychotherapeutics） 是指在心理学理论指导下，应用多种技术治疗各种心理行为障碍的学科。也是医学心理学重要的分支学科。

9. 咨询心理学（counseling psychology） 是研究心理咨询理论、咨询过程和咨询方法等的学科，是应用心理学的理论指导生活实践的一个重要领域。为解决人们在学习、工作、生活、保健和防治疾病方面出现的心理问题提供有关的理论指导和实践依据，促进人们更好地适应社会、环境，增进身心健康。

三、学习护理心理学的意义

1. 建立正确的健康观和疾病整体观 人是身心合一的统一体，“细胞 - 组织 - 器官”构成了生命的生物学特征，“意识 - 情感 - 个性”等构成了生命个体独特的精神心理活动。人的任何心理活动必然影响其生理活动，也必然会反映在健康和疾病的问题上。现代医学科学研究的深入发展，揭示了心理社会因素对健康和疾病的影响，心理社会因素也成为人类疾病重要的致病因素。在我国人群中最常见的病死原因已从过去的传染病，转变为心、脑血管疾病和肿瘤等，而这些疾病被认为与心理社会因素有着十分密切的关系。学习护理心理学课程，其首要目的就是适应医学模式转变和现代护理科学发展的需要，从生理、心理、社会多因素全面认识健康与疾病，从而建立对疾病的正确认知，学会从心理和生理全面分析临床实践中的护理问题，并具有应用心理学知识解决病患心理问题的能力。

2. 应用心理学知识和技术解决护理实践问题 心理学理论知识已成为现代护理理论的重要基础。如心理学中的应激与应对理论、心理诊断与心理咨询、心理评估手段和方法等，均已被广泛应用于现代护理实践中，并支撑着现代护理理论的创新发展。在现代整体护理中，应用心理学技术和方法评估患者心理状态，提出心理问题是整体护理的重要程序。其次，心理学知识有助于建立良好的医疗人际关系。“语言能治病，也能致病”，说明良好的护患人际交流具有药物无法替代的作用。护患关系直接影响临床护理质量和护理效果，而医护人员具备一定的心理学知识是医疗护理实践中建立医疗人际关系的基础。同时，心理学技术和方法有助于疾病的治疗和护理。许多躯体疾病都伴有心理状态改变，特别是在疾病早期，往往最先表现出心理或情感的变化。但许多疾病在早期生物学上仅有功能变化，而对这种功能改变，现有的许多生物学检查很难显示异常。因此，应用心理学的观察方法和测量技术，及时发现患者心理行为和情绪改变，为疾病诊断治疗提供了重要基础。

3. 学会助人与自助 系统学习护理心理学知识，有助于护理学生了解心理科学的奥秘，并能将所学心理学知识灵活应用于现实生活中，正确看待成败和挫折，并学会应对困境的科学方法。每一个人都会遇上和面对各种生活磨炼和困境（如就业、恋爱、婚姻家庭、天灾人祸等问题，难免遭遇疾病折磨等），也会产生心理冲突、人生挫折。因此，通过学习护理心理学及相关知识技术，能掌握应对和处理这些问题的方法和手段。更重要的是，作为一名护理工作者，帮助并指导病患解决疾病过程中各种心理问题，促进心身康复是护理工作的基本职责。

第二节　护理心理学发展简史

PPT

一、现代心理学的诞生与演变

2000 多年以前，人类就已经开始追寻心理现象的奥秘，但心理学从哲学中分化出来真正成为一门独立的科学，是以 1879 年德国心理学家冯特在德国莱比锡建立第一个心理实验室为标志。心理学在 20 世纪 20～30 年代得以快速发展并形成了许多流派，也派生出许多分支学科，不断丰富和揭示人类心理的奥秘，推动了心理学科学的纵深发展。诞生于 19 世纪末叶的构造主义心理学，其创始人是冯特；19 世纪 90 年代产生于美国的功能主义心理学，其创始人是杜威（Dewey J）；产生于 19 世纪末 20 世纪初精神分析理论，创始人是奥地利精神病学家弗洛伊德（Freud S）；产生于美国的行为主义心理学和德国的完形心理学，其创始人分别是华生（Watson JB）和韦特默（Witmer L）；产生于 20 世纪 50 年代末 60 年代初的人本主义心理学，创始人是美国心理学家马斯洛；20 世纪 50 年代后期产生于美国的认知心理学，创始人是西蒙（Simon HA）等人。

二、现代护理学与护理心理学

最早提出心理护理的是护理学的先驱——南丁格尔（F. Nightingale，1820—1910 年），她针对传统护理观念的弊端，认为护士是人类健康的使者，应该是品质高尚的人，应该具备心理学知识，能满足患者的心理需求。根据对护理工作的独到见解，她创立了全新的护理观念。继南丁格尔之后，一些专家学者逐渐认识到加强患者的健康教育以及让患者保持生理和心理平衡的重要意义。

看一看

现代护理创始人——弗洛斯·南丁格尔

弗洛斯·南丁格尔生于意大利佛罗伦萨一个富裕家庭，后随父母迁居英国。1850 年，她不顾家人反对，前往德国学习护理。1853 年，英、法等国与俄国爆发了克里米亚战争。战争开始时，英军的医疗救护条件非常低劣，伤员死亡率高达 42%。南丁格尔率领护理人员奔赴战地医院。通过健全医院管理制度，改善伤员的生活环境和营养条件，整顿手术室、食堂和化验室，给予伤员人文关怀，提高了护理质量，更赢得了伤患的敬爱与信任，士兵们亲切地称她为“提灯女神”“克里米亚的天使”。伤员的死亡率从 42% 迅速下降至 2%。这种奇迹般的护理效果震惊全国，改变了英国对护士们的看法，并提高了妇女的地位，护理工作从此受到社会重视，其重要性亦为人们所承认。南丁格尔是护理事业的先驱和奠基人，为护理事业做出了无比巨大的贡献。她也留下了很多经典的语录，如“护理本身是一项最精细的艺术，精细的艺术要靠高洁的护风和高尚的护德铸就”。

在我国，1917 年，北京大学开设心理学课程，并首次建立心理学实验室，标志着中国现代心理学进入科学的时代。1920 年，南京高师（东南大学）建立中国第一个心理学系。1921 年，中华心理学会在南京正式成立。1922 年，中国第一个心理学的杂志《心理》出版。1949 年后，仅有少数医院有专职的医学心理学工作者从事心理诊断和心理治疗工作，个别医学院开设过有关课程。直到1958年，中国科学院心理学研究所成立了“医学心理学组”，心理学工作者联系医学实际针对当时众多的神经衰弱患者开展以心理治疗为主的综合快速治疗获得显著疗效。1976年，医学心理学工作才在全国各地陆续开展起来，而护理心理学也开始作为医学心理学中的一项重要内容。

三、医学模式转变与护理心理学的发展

护理心理学随着医学模式及人类健康观的转变而得到快速的发展和广泛的应用。所谓医学模式，是指一定时期内人们对疾病和健康总的观点与认识，是医学发展的指导思想。在社会发展的不同历史时期，随着医学自身发展以及人类对健康需求的不断变化与提高，医学模式也不断发展和完善。其终极目标是运用医学模式思想，不断发展和完善医疗护理理论与实践，满足人类对健康的要求。医学模式的发展经历了以下几个阶段。

1. 神灵主义医学模式 原始社会，生产力水平低下，科学技术思想尚未确立，人们对健康和疾病的理解是超自然的，相信“万物有灵”，认为人类的生命和健康由上帝神灵主宰，疾病和灾祸是天谴神罚。因此，当时治疗疾病的方法是祈求神灵和巫医、巫术。这种模式随着生产力水平的提高逐渐失去存在的意义，但在一些偏远地区和某些文化群体还可见到它的遗迹。

练一练1-1

相信“万物有灵”的思想属于（ ）。

A. 神灵主义医学模式
B. 自然哲学医学模式
C. 生物医学模式
D. 生物－心理医学模式
E. 生物－心理－社会医学模式

答案解析

2. 自然哲学医学模式 自然哲学医学模式于公元前3000年前后开始出现。在我国医学著作中提出“天人合一”“天人相应”的观点；在西方，希波克拉底指出“治病先治人”“一是语言，二是物”的治疗观。这些观点至今仍有一定的指导意义，但毕竟是朴素的唯物论，带有一定的局限性。

3. 生物医学模式 诞生于欧洲文艺复兴后，随着自然科学的发展，人类自身奥秘得以揭示，西方医学开始摆脱宗教的禁锢，进入了一个崭新发展的时期。特别是哈维创立的血液循环说和魏尔啸在细胞病理学方面取得的重要成就，解剖学、生理学、微生物学和免疫学等生物科学体系的形成，外科领域消毒和麻醉技术的出现，各种抗生素和激素研究成功，以及研究者在细胞和分子领域取得研究成果，人们在认识疾病和治疗疾病、预防疾病等方面都取得突破性进展。

生物医学模式使人类对疾病的认识从宏观到微观纵深发展，实现了医学发展的第一次飞跃，对人类健康与疾病有着不可磨灭的贡献。但在其发展中也逐渐暴露出生物医学的片面性和局限性。在认识论上，它往往倾向于将人看成生物的人，而忽视了人的社会属性；在实际工作中，它重视躯体因素而不重视心理和社会因素；在科学研究中，它较多地着眼于躯体生物活动过程，而较少注意行为和心理过程，忽视了后者对健康的重要作用；在思维的形式上，它往往强调“不是，就是”（不是有病就是健康），因而对某些功能性或心因性疾病，无法做出正确的解释，更无法得到满意的治疗效果，更将人类对疾病和健康的认识带入狭小的天地，也无法完全阐明人类健康和疾病的全部本质。在生物医学模式的影响下，人类对疾病的认知和关注更多地集中在机体生理病理的变化，忽略了心理社会因素对疾病的影响和作用，由此形成护理学发展的第一时期——“以疾病为中心”阶段。护理学理论和实践都关注的是疾病的病症和所导致的躯体障碍及其治疗措施和与之配套的治疗操作程序，护理工作的主要任务是协助医生诊断疾病，执行医生的医嘱和治疗方案。

4. 生物－心理－社会医学模式 随着社会及医学科学的发展，人们已经认识到不良的生活方式、行为、心理、社会和环境因素同细菌、病毒一样，已经成为健康的重要危害因素。1977 年，美国医生恩格尔在《科学》杂志上著文提出“需要新的医学模式”，批评了生物医学模式的“还原论”和“心身二元论”的局限，提出了生物－心理－社会医学模式。这一观点认为，对于疾病和健康问题来说，无论是致病，还是治病、预防、康复及护理，都应将人视为一个整体，充分考虑到患者的心理因素和社会因素的特点，而不能机械地将它们分割开。生物－心理－社会医学模式主要特征：①承认心理社会因素是致病的重要原因；②关注与心理社会因素有关的疾病日益增多的趋势；③全面了解患者，尤其是他们的心理状态，这是诊断和治疗的重要前提；④重视心理状态的改变，因为它常常为机体功能的改变提供早期信息；⑤懂得应用心理治疗和心理护理作为提高医疗质量的重要措施；⑥利用良好的医患关系来增强治疗效果。

医学模式的转变带来人类健康观的改变，世界卫生组织（WHO）将健康定义为“健康不仅仅是没有疾病或异常，而且生理、心理以及社会各方面都要保持完满状态”。现代护理心理学正是适应医学模式的转变，适应人类健康观的转变，把心理学的理论知识和技术广泛应用于现代护理实践之中，在护理研究领域与心理学研究领域之间架起了一座桥梁，促进了学科间的交叉融合，推动了现代护理科学的发展与进步。

第三节 护理心理学的研究

PPT

一、护理心理学关于健康和疾病的基本观点

我国护理心理学工作者根据多年的工作实践和科学研究，以及最新自然科学的思想和概念，对人在健康和疾病的若干关系问题上建立了自己的理论体系。可归纳为以下 6 个方面。

1. 心身统一的观点 一个完整的个体应包括心、身两个部分，两者相互影响。对外界环境的刺激，心、身是作为一个整体反应的。

护爱生命

生命是一个自然发生、存续、消亡的过程，生命过程中生理的变化往往通过身体的表现体现出来，心理的变化以情绪为主并影响着生理变化。护理是对人生命过程中生理和心理的双重守护。弗洛斯·南丁格尔曾经提出：“护士的工作对象不是冰冷的石块、木头和纸片，而是有热血和生命的人类。护士要从人道主义出发，着眼于患者，既要重视患者的生理因素，又要重视患者的心理因素。”我们不得不由衷地佩服南丁格尔的超前理念，它具有深远的指导意义。作为护士，首先应树立“心身统一”的观点，重视人是一个整体，除生理因素以外，心理、社会等方面的因素都会影响人的健康状况和康复程度。因此，护士在疾病护理的同时，应重视患者的整体护理，并将心理护理贯穿整个护理过程中，用蕴含真爱的温情去关爱和帮助患者，体现护理学的人文关怀精神。

2. 个体与社会保持和谐的观点 人不仅具有生物属性，而且具有社会属性。一个完整的个体不仅是生物的人，更是一个社会的人。他生活在特定的社会环境之内，生活在不同层次的人际关系网中。各层次之间既有纵向的相互作用，又有横向的相互影响。人需要同这个外界环境系统保持和谐统一，才能维护身心健康。

3. 认知与评价的观点 心理、社会因素能否影响健康或导致疾病，不仅取决于心理、社会因素的性质和强度，还取决于个体对外界刺激的认知和评价，有时后者甚至占主导地位。

4. 主动适应与自我调节的观点 心理的主动适应和自我调节是个体与环境保持相对和谐一致的主要因素，也是个体抵御疾病和保护健康的重要力量。

5. 情绪因素作用的观点 情绪是人的精神活动的重要组成部分，对人类心理活动和社会实践有着极其重要的影响，其作用主要通过情绪对行为的调节和对外界环境的适应来实现。

6. 个性特征作用的观点 在成长发育的过程中，个体逐渐对外界事物形成了一个特定的反应模式，这种模式构成了个体相对稳定的个性特点，也成为某些疾病的易患因素。

上述6个观点贯穿护理心理学研究和临床医疗护理实践的各个领域，不断丰富和完善护理心理学的理论并指导其实践工作。

练一练1-2

护理心理学关于健康和基本的基本观点不包括（ ）。

A. 遗传决定论的观点　　B. 主动适应与自我调节的观点

C. 情绪因素作用的观点　　D. 个性特征作用的观点

E. 认知评价的观点

答案解析

二、护理心理学的研究对象与研究任务

护理心理学研究的对象是人，包括护理情境中的患者和护理人员。患者是指患有各种疾病和身心障碍的人，以及具有潜在健康问题的人。护理心理学不仅关注精神疾患的心理障碍，同时更加重视对人体各种疾病的心理问题的研究与探索。

1. 研究心理社会因素在疾病发生、发展和变化过程中的作用规律 人类的疾病大体分为三类：一是躯体疾病，二是心身疾病，三是精神疾病。在后两类疾病中，心理社会因素不仅是致病或诱发因素，也可以表现在疾病的症状上。第一类疾病，心理社会因素虽然不是直接的原因，但在患病后不同的心理状态不仅影响疾病的进展，有的还产生明显的心理障碍。

2. 研究心理因素，特别是情绪对各器官生理、生化功能的影响 一个有机体为了对外界刺激的瞬息变化保持动态的平衡，其内部的生理、生物化学活动必须随外界刺激的变化而变化，并伴随一定程度的情绪反应。情绪反应的程度，受到个体的认知评价、人格特征和应对方式等因素的制约。这种情绪反应反过来又调节个体生理功能、生物化学功能的强弱。长期的负性情绪往往预示着心身障碍发生的可能性增加。

3. 研究个性心理特征或行为模式在疾病康复和护理中的作用 研究表明，不同性格特征的个体对不同应激源（stressor）产生各不相同的相对固定的生理、心理反应形式，这就是个性心理特征的表现。一方面，早年的生活事件、药物和环境因素的影响，当前的生活处境、人际关系、认知评价模式、应对方式等个体心理特征，均对疾病的发生、康复和护理有着重要的意义。如A型行为与心脑血管病，C型行为与癌症，饮食行为与糖尿病、肥胖有着密切关系。另一方面，个性心理特征或行为模式也影响着疾病或伤残的康复，如何使患者的心理活动在护理情境中保持最佳状态，也是护理心理学所要研究的重要课题之一。

4. 研究心理评估手段在护理与康复中的作用 心理评估是现代护理心理学研究的重要内容，也是使心理学变得可操作的一项重要任务。要了解患者的心理状态和心理特征，明确生物功能、心理功能和社会功能在患者身上的相互影响以及心理障碍的类型，明确心理干预与护理的效果及预后，这些均离不开心理评估手段的应用。

5. 研究如何运用心理治疗的方法对疾病进行治疗与护理、防病与养生保健 人的心理活动不仅伴

有生理功能的变化，而且能调节生理功能，使之受控于自己的意识。因此，通过积极的认知行为干预，使大脑对人的生理功能发挥良好的影响。如放松训练、心理治疗、医学气功、生物反馈等，都是通过改善人的心理状态，从而调动大脑的自我调节机制，促进疾病好转，增强患者社会适应能力，提高其生命质量。

三、护理心理学的研究方法

护理心理学是护理和心理学相交叉而形成的应用学科，所以它的科学研究方法兼有自然科学和社会科学的特点。根据所使用的研究手段，其研究方法可分为观察法、调查法、测验法和实验法；根据所研究的对象多少，可分为个案法和抽样法；根据所研究问题的事件性质，可分为纵向研究和横向研究。

（一）观察法

观察法是指研究者通过有目的的直接观察和记录个体或团体的行为活动，了解事实，发现问题的方法。人的外貌、衣着、举止、言语、表情，人际交往的兴趣、爱好、风格，对人对事的态度，面临困难时的应对等，都可以作为观察的内容。观察法的优点是可以取得被试者不愿意或者没有报告的行为数据，缺点是观察的质量在很大程度上依赖于观察者的能力。而且观察活动本身也可能影响被观察者的行为表现，使观察结果失真。观察法在心理评估、心理治疗、心理咨询中广泛使用。常用的观察法有如下几种。

1. 自然观察法 是在自然情景中对人或动物的行为做直接观察、记录和分析，从而解释某种行为变化的规律。优点是方法简便，不使被观察者产生紧张反应，材料来源合乎生活实际；缺点是费时、费力，得到的结果有偶然性。

2. 控制观察法 是在预先设置的情景中进行观察。优点是快速，所得资料易做横向比较分析；缺点是易对被试者产生影响，有时不易获得真实情况。

此外，尚有主观观察、客观观察、日常观察、临床观察、直接观察和间接观察等。为了避免观察活动对被观察者行为产生影响，原则上不宜让被观察者发现被人观察。为此，可在实验室设监控电视，或在隔墙上安装单向玻璃，也可用照相、录音、录像等方法，以防止人为因素带来的偏差。对同一方式的重复观察进行时间抽样比较，综合分析得到的资料，具有较大的代表性和客观性。

（二）调查法

调查法是通过晤谈、访问、座谈或问卷等方式获得资料，并加以分析研究。根据调查方式不同，可分为晤谈法和问卷法。

1. 晤谈法 是护理心理学最基本的方法，也是最重要的方法。这种方法的特殊之处在于谈话时很强的目的性和在特定情景下谈话，因此它不同于一般的交谈，而是一种专门的技术。晤谈法应用于临床患者和健康人群，在心理评估、心理治疗、心理咨询和病因学研究中均被广泛采用。

2. 问卷法 是指事先设计调查表或问卷，当面或通过邮寄方式供被调查者填写，然后收集问卷，对其内容进行分析研究。问卷调查的质量取决于设计者事先对问题的性质、内容、目的和要求的明确程度，也取决于问卷内容设计的技巧性以及被试者的合作程度。优点是简便易行，信息量大。

（三）心理测验法

心理测验法作为一种有效的定量手段，在护理心理学工作中使用得很普遍，如人格测验、智力测验、症状量表等，本书将在第七章心理评估中介绍这种方法。

（四）实验法

实验法在护理心理学研究中占有重要位置。根据其实施方式，可分为实验室内实验和实验室外实验。前者在实验室条件下研究，便于控制条件、使用仪器和使用工具，是主要的实验方式；后者可在实际生活和临床工作等情景中进行，接近自然，如果做得好，更有价值，但条件不易控制，结果分析难度大。

实验法运用刺激变量和反应变量来说明被操作的因素和所观察记录到的结果之间的关系，同时还密切注意控制变量的影响。实验法的刺激变量可以是物理的刺激，如声、光刺激，也可以是心理和行为的刺激，如心理紧张刺激，还可以是社会性刺激，如情景刺激。同样，反应变量也可以是生理指标，如血压、脑电波，或心理行为指标，如记忆、情感、操作指标，或社会性指标，如功能活动变化等。实验法在科学上是最严谨的方法，但实验研究的质量在很大程度上取决于实验设计，例如由于实验组与对照组的不匹配，或受到许多中间变量（特别是心理变量）的干扰，都可能影响实验结果的可靠性。

（五）个案法和抽样法

1. 个案法 是对单一案例使用观察、交谈、测量和实验等手段进行研究的方法。个案法必须建立在丰富翔实的个案资料的基础上。需要搜集的基本资料包括：身体健康状况史、家庭生活背景、教育背景史、职业、婚姻史、社会生活背景，以及通过晤谈得到的人格发展历程和目前心理特征等。这些资料构成一个系统的传记，是一个发展变化的历史纪录，因而对研究极为有用。个案法对于如狼孩、猪孩及无痛儿童等少见案例的全面、深入和详尽的考察和研究有重要意义。

2. 抽样法 是针对某一问题，通过科学抽样所做的较大样本的研究。如研究人群的行为特征与某种疾病的相关性就可采用抽样法。抽样法的关键是所抽取的样本要有代表性。

? 想一想

我们应该如何学好护理心理学？

答案解析

目标检测

答案解析

一、选择题

1. 下列关于护理心理学的表述，不正确的是（　）。
   A. 交叉学科　B. 边缘学科　C. 思想教育学科
   D. 心理学的重要分支　E. 护理学的重要分支
2. 护理心理学的研究对象不包括（　）。
   A. 患者　B. 亚健康状态的人　C. 健康人
   D. 社会工作者　E. 护士
3. 护理心理学的主要研究任务是（　）。
   A. 研究身心交互作用对心身健康的影响　B. 研究心理行为的化学基础
   C. 研究心理行为的物理化学基础　D. 研究心理行为的生物学和社会学基础
   E. 研究心理行为的人类学基础
4. 现代医学模式是（　）。
   A. 神灵主义医学模式　B. 自然哲学医学模式　C. 生物医学模式

D. 生物－心理医学模式　　E. 生物－心理－社会医学模式

5. 1977 年，提出生物－心理－社会医学模式的人是（　）。

A. 笛卡儿　B. 恩格尔　C. 哈维　D. 冯特　E. 希波克拉底

6. 心理作为一门科学诞生于（　）。

A. 1796 年　B. 1879 年　C. 1890 年　D. 1905 年　E. 1908 年

7. 医学模式是指（　）。

A. 一定时期内人们对疾病和健康的总的观点与认识　B. 某一时期各种医学学派的集中反映

C. 对医学各门类的总称　D. 对医学知识和技术的总称

E. 临床疾病学治疗模式

8. 运用量表测验患者焦虑程度的研究方法为（　）。

A. 控制观察　B. 问卷调查　C. 访谈法

D. 心理测验法　E. 实验法

二、思考题

刘大爷，76 岁，一向性情急躁，缺乏耐心，做事风风火火。几天前偶听大儿子因出事进拘留所，当即突发心肌梗死入院，经抢救脱离危险，近日病情稳定。今早得知其儿当时是误判被构留，今被释放。老人异常高兴，当即晕倒，再没抢救成功。

思考：

1. 利用护理心理学关于健康与疾病的基本观点分析刘大爷的情况。

2. 此案例反映了什么样的医学模式？

（孙　萍）

书网融合……

重点回顾　　习题

第二章　心理学基础知识

学习目标

知识目标：

1. 掌握　心理学的概念和本质；感觉、知觉、记忆、思维、想象、注意、情绪、情感、意志、人格、气质、能力、性格、需要、动机的概念；感知觉的基本特征；记忆过程及遗忘规律。

2. 熟悉　患者感知差异与护理心理；情绪的功能；情绪、情感的表达；意志行动的基本阶段；人格的特点和结构。

3. 了解　思维的分类及影响问题解决的因素；情绪、意志、人格与护理专业的关系；人格形成的影响因素。

技能目标：

具有在临床护理实践中运用心理学基础知识解释生活及临床现象的能力。

素质目标：

塑造健全和谐的人格，以积极乐观的心态面对学习及工作。

导学情景

情景描述：薇薇是护理专业的实习生，在她实习时，看到了这样的情景：同样是临床手术，1 床的患者沉着冷静、坚定自信；2 床的患者表现出满不在乎、无所畏惧；3 床患者表现为焦虑不安、退缩不前；4 床则表现得乐观开朗……她不由地发出“人心不同，各如其面”的感慨。人有共性，更有其个性特征：比如，她发现高血压等心脑血管疾病患者大多脾气急躁，时间观念强，平日里比较强势，争强好胜。

情景分析：从案例描述中可以看到，以上 4 名患者具有典型的黏液质、胆汁质、抑郁质、多血质气质特征。一般来说，多血质的人对自身疾病的认识积极客观，医患关系、护患关系较融洽，语言劝导往往能奏效；对胆汁质的人则应晓之以理、动之以情，稳定其情绪，用“热心肠冷处理”的方法；对情感不外露，且比较固执己见的黏液质的人要进行耐心细致的诱导；而对抑郁质的人，要从各方面给予更多的关怀与帮助，言语要谨慎，杜绝不良暗示。

讨论：谈一谈心理学基础知识能给护理实践工作提供哪些专业帮助。

学前导语：掌握心理学基础知识对做好医护工作十分必要。护生应认清心理现象及其本质，从心理过程和个性心理入手，掌握认识过程、情绪情感过程、意志过程、人格倾向性、人格心理特征，培养具有在临床护理实践中运用心理学基础知识解释生活及临床现象的能力。

普通心理学的基础知识是研究护理心理学的基础。普通心理学以心理现象为研究对象。人的心理现象是心理活动的表现形式，是在心理活动发生、发展、变化过程中所表现出来的形态、特征与联系的综合体现。我们每个人每时每刻都会产生丰富多彩的心理活动，如看书、听音乐、学习知识等，这些都属于心理现象。

第一节　心理学概述

PPT

一、心理学的概念

心理学是研究人的心理现象及其活动规律的科学。其英文为“psychology”，是由两个希腊文字“psy－che”和“logos”组成的。前者的含义是“心灵”“灵魂”；后者的含义是“讲述”或“解说”。心理学最早的定义是“对心灵或灵魂的解说”，由于心理学长期隶属于哲学，因而它只具有哲学定义，不具备科学内涵。1879 年，德国心理学家冯特在莱比锡大学建立了第一个心理学实验室，标志着科学心理学的诞生。心理学成为一门独立学科后，其发展经历了 100 多年。

二、心理现象

心理现象又称心理活动，是人脑对客观现象的主观反映，它是一种丰富多彩又错综复杂的过程及现象。心理学中通常将人的心理现象分为心理过程和个性心理两部分（图 2－1）。

- 心理现象
  - 心理过程
    - 认识过程（知）：感觉、知觉、记忆、思维、想象、注意等
    - 情感过程（情）
    - 意志过程（意）
  - 人格（个性心理）
    - 人格心理倾向性：需要、动机、兴趣、信念等
    - 人格心理特征：能力、气质、性格
    - 自我意识：自我认识、自我体验、自我调控

图 2－1　心理现象结构图

心理过程是指心理活动发生、发展的过程，也就是人脑对现实的反映过程，包括认识过程、情绪情感过程和意志过程。认识、情绪和意志过程简称为知、情、意。认识过程是人最基本的心理过程，指一个人对来自客观世界的信息，是接受、加工、贮存和理解各种信息的过程，也就是人脑对客观事物的现象和本质的反映过程，包括感觉、知觉、记忆、思维、想象等心理活动的过程；情感过程指个体在认知输入信息的基础上形成的态度和主观体验；意志过程是推动并维持个体行为的内部动力。这 3 大心理过程是统一的心理活动的 3 个不同方面，既相互区别，又相互联系、相互影响和相互作用。认识过程和意志过程往往伴随着一定的情绪、情感活动；情感过程和意志过程总是以一定的认识活动为前提；而人认识情感和意志活动又促进了人认识的发展。

人格，即个体具有独特倾向性的总和。包括人格心理倾向性、人格心理特征和自我意识。人格倾向性是人进行一切行为活动的基本动力，如动机、需求、兴趣、信念等；人格特征是表现一个人稳定的内在特性，包括能力、气质和性格等；自我意识系统是一种自我调控系统，即人对自身的一种意识，由自我认识、自我体验和自我调控等构成。自我意识系统的产生与发展过程是个体不断社会化的过程，也是人格形成的过程。

三、心理的本质

在心理的实质问题上，一直存在唯物主义和唯心主义之争。客观唯心主义认为，心理是上帝赋予人类的；主观唯心主义则认为心理是主观自生的；机械唯物主义认为，心理是大脑分泌的特殊物质；辩证唯物主义认为，人的心理是人脑的功能，是客观现实的反映，心理对物质有双重的依赖性，从而第一次在心理问题上给出了科学的解释。

（一）心理是脑的机能

脑是心理产生的器官，是一切心理活动产生的物质基础。生物心理学和神经生物学的研究表明，心理现象是动物在适应环境的过程中，随着神经系统的产生而产生，并随着神经系统的发展而不断发展完善的。神经系统的发展水平决定着心理发展水平，一个人正是随着其脑的结构不断发育，心理活动才得以不断完善和发展。例如，儿童的大脑不及成人大脑发育完善，他们的心理水平也就较成人的心理水平低。

个体的健康状况也会制约人的心理活动。临床经验证明，人脑因外伤或疾病受到损伤，相对应的某种心理活动就会受到阻碍或部分丧失。例如，枕叶受损，视觉就会失常；布洛卡区受损，将导致运动性失语症；额叶受损，会引起智力的降低和性格的破坏，使一个本来温良宁静的人变得粗野急躁。因此，心理的发生和发展是以脑的发育为物质基础的，心理是脑的机能。

（二）心理是人脑对客观现实的主观能动反映

1. 客观现实是心理活动的源泉　一切心理活动都是由神经活动过程伴随的对客观现实的反映。没有客观事物作用于人，人的心理活动就不可能产生。脱离了客观现实就无从谈起心理活动。客观现实是人的心理活动的源泉，就像加工厂必须有原材料，只有当客观事物作用于人的感觉器官，经过大脑加工才有可能产生心理。哪怕是虚构的神话，也是客观现实的某种反映。离开了客观现实来考察心理，就成了无源之水、无本之木。

2. 心理是对客观现实主观能动的反映　人的心理不是像镜子一样机械被动的对客观世界的反映，而是一种积极的能动的反映。人对客观世界的反映是根据主体的需要、兴趣、任务而有选择地进行的，人在反映中具有选择性和主动权。人的反映不仅能认识世界，还能通过意志作用去改造世界，在反映现实的过程中，还能根据实践的检验不断调整自己的行动，使之反映符合客观规律，并随时纠正错误的反映，这些都表现了人的心理反映的主观能动性。

（三）社会实践促进心理活动的发展与完善

人不仅是自然界的产物，也是社会的产物。长期脱离了社会实践的人，即使有正常的脑器官，也不会有正常人的心理活动和心理特征。如印度的“狼孩”、撒哈拉沙漠的“羊孩”等，他们出生后由于种种原因，脱离了人类的社会生活，与兽为伍，导致心理发育停滞，养成了许多野兽的习性。所以即使心理发育已趋于成熟的正常人，若由于自然或社会原因，长期脱离社会关系，心理活动水平也会下降甚至退化。

第二节　认识过程

PPT

一、感觉与知觉

（一）感觉

1. 概念　感觉是人脑对直接作用于感官的客观事物的个别属性的反映。客观事物的个别属性有很多，如颜色、形状、声音、气味、味道、大小、光滑度等。当个别属性直接作用于人的眼睛、耳朵、鼻子、舌头、皮肤等感觉器官时，就会引起相应的视觉、听觉、嗅觉、味觉、触觉等。

虽然感觉只能反映事物的个别属性，但是感觉是认识世界的开端，是一切知识的源泉，也是一切心理活动的基础。一切较高级、较复杂的心理现象，都是在感觉的基础上产生的。如果没有感觉，人不仅不能进行正常的认知活动，而且正常的心理功能也将遭到破坏。

2. 分类 根据刺激的来源，可把感觉分为外部感觉和内部感觉。外部感觉是由外部刺激作用于感觉器官引起的感觉，包括视觉、听觉、嗅觉、味觉和皮肤觉。内部感觉是由有机体内部的刺激所引起的感觉，包括运动觉、平衡觉、机体觉（内脏感觉）。

（1）视觉 是光刺激人眼所产生的感觉。是人类对外部世界进行认识的最主要途径。人类所接收的 80% 信息都来自视觉。视觉能使人们快速意识到环境中刺激物的变化，并做出相应的行为反应。视觉的适宜刺激是波长为 380～780nm 的可见光波。

（2）听觉 是声波作用于耳所产生的感觉。听觉是人类另一重要感觉。听觉的适宜刺激是物体振动所发出的声波。在适宜的条件下，人耳可听到的声音频率范围为 16～20000Hz，这个频率范围的声音通常称为可闻声。

（3）嗅觉 是由有气味的气体物质作用于鼻腔黏膜中的嗅细胞所引起的。研究人员发现，不同的气味对人体可以产生不同的作用。比如，有一些芳香物质可以使人精神振奋，减轻疲劳，提高工作效率。天竺葵花的香味具有镇静作用，能使患者安然入睡。

（4）味觉 感觉器官是舌头上的味蕾，溶于水。唾液或酯类的化学物质对味蕾进行适宜的刺激，便形成味觉。一般认为，人有酸、甜、苦、咸 4 种基本味觉。其他味觉都是由它们混合产生的。实验证明，人们的舌尖对甜味最敏感，舌中部对咸味敏感，舌两侧对酸味敏感，而舌根部则对苦味最为敏感。

（5）皮肤觉 基本形态有 4 种：触觉、冷觉、温觉和痛觉。皮肤觉的感受器在皮肤上呈点状分布，称触点、冷点、温点和痛点，它们在身体不同部位的数目不同。皮肤觉对人类的正常生活和工作有着重要意义。人们通过触觉认识物体的软、硬、粗、细、轻重，盲人用手指认字，聋人靠振动觉欣赏音乐，都是对皮肤觉的运用。

（6）机体觉 在调节内脏器官的活动中起重要作用。它能及时报道体内环境的变化和内部器官的工作状态，使有机体能更好地适应环境，维护生命。在工作异常或发生病变时，个别的内部器官就能产生痛觉或其他感觉。内感受器的神经末梢比较稀疏，一般强度的刺激信号，在从内感受器到达大脑时常被外感受器的信号所掩盖，因而引不起机体觉，只有在强烈的或经常不断的刺激作用下，机体觉才较鲜明。可单独划分出来的机体觉有饥、渴、气闷、恶心、窒息、牵拉、便意、胀和痛等。

3. 感受性与感觉阈限

（1）感受性 感觉器官对适宜刺激的感觉能力。感受性的大小是用感觉阈限的大小来度量的。

（2）感觉阈限 可分为绝对感觉阈限和差别感觉阈限。绝对感觉阈限是指刚刚能够引起某种感觉的最小刺激量，觉察出最小刺激量的能力称为绝对感受性；刚刚能引起差别感觉的刺激间的最小差异量叫作差别阈限，人对这一最小差异量的感觉能力叫差别感受性。

感受性与感觉阈限成反比关系，即感觉阈限高则感受性低，感觉越迟钝。例如，老年人会随其年龄的增长，听觉感受性下降，对其说话声音要大一些才可以听到。

4. 感觉的现象

（1）感觉的适应 是指感觉器官在同一刺激物的持续作用下，感受性发生变化的现象。这是在同一感受器中，由于刺激在时间上的持续作用，导致个体对后续刺激感受性发生变化的现象。适应可引起感受性的提高，也可引起感受性的降低，除了疼痛很难适应之外，其他感觉都存在适应现象，但适应的程度不同。我们日常生活中受到锐器割伤或皮肤刺激的适应现象，即使有也很微弱，只要注意力集中到痛处，马上会感到疼痛。正因如此，痛觉作为伤害性的信号才具有生物意义。

视觉的适应可分为暗适应和明适应。从明亮的阳光下走进漆黑的电影院，开始两眼漆黑一片，什么也看不清楚，渐渐地能分辨出物体的轮廓，最后周围的一些细节也能看到了，此过程即暗适应。而当我们从漆黑的影院走到阳光下时，则发生相反的情形，会感到阳光过于耀目刺眼，瞳孔会自动收缩或将眼睛眯起来甚至闭上几秒钟，以减少进入眼睛的光亮，这一过程称为明适应。触压觉的适应很明显。例如，我们能很快适应手表、眼镜和衣服等的压力，通常情况下几乎感觉不到其存在。“入芝兰之室，久而不闻其香；入鲍鱼之肆，久而不闻其臭”，这是嗅觉的适应。在各种感觉中痛觉的适应是最难发生的。

（2）感觉的对比　两种不同的刺激物同时或先后作用于同一感受器，从而使感受性发生变化的现象。感觉对比又分为同时对比和先后对比。几个刺激物同时作用于同一感受器时产生同时对比。这在视觉中表现最明显，例如，同一个灰色小块若放在白色背景上就显得暗些，若放在黑色背景上则显得亮些。同一个灰色小块若放在绿色背景上就显得带有红色，若放在红色背景上则显得带有绿色，彩色对比在背景影响下，向背景的补色方面变化。刺激物先后作用于同一感受器时产生先后对比。例如，吃完糖后，再吃苦药，会觉得药格外苦；吃了苦药后，喝口白开水也觉得甜。

（3）后象　是指刺激作用停止后，瞬时保留的感觉印象。后象在视觉中表现得很明显，如：夜晚，拿一根香火做划圈运动，远处看到的是火圈。视觉后象保留的时间大约为1/10秒。人在注视亮着的电灯时，如注视时间较短，然后闭上眼睛，仍会感到眼前有一个灯的光亮形象出现在暗的背景上，这是正后像；如注视时间较长，将灯光移去后便会有一个黑色的灯的形象在亮的背景上，这是负后像。颜色视觉也有后像，一般为负后像，颜色的负后像是原来注意颜色的补色。比如，注视一个红色正方形约1分钟，然后将视线转向身边的白墙，那么在白墙上将看到一个绿色正方形后像，“余音绕梁，三日不绝于耳”表达的是听觉后象。电影、电视片就是利用了人类视觉后像的特性，使得那些间断的画面成为连续不断的动态景象。

（4）感觉的相互作用　是指一种感觉在其他感觉的作用下，感受性发生变化的现象。感觉的相互作用在生活中很常见，如食品的颜色和温度会影响味觉；强噪音会使手术患者痛觉感受性提高，而和谐优美的音乐可以使患者痛觉感受性下降；摇动的视觉现象会破坏平衡觉，所以出现晕车、晕船现象。辛辣的气味可以使人流眼泪、流鼻涕等。感觉的相互作用现象在环境设计、医学护理等领域可以充分研究利用。

（5）感觉的补偿与发展　人的某种感觉能力丧失后，为适应生活的需要，使其他感觉的能力获得突出的发展，以资补偿。如盲人缺失了视觉，嗅觉、听觉、触觉会特别灵敏，以此来补偿丧失了的视觉功能，但这种补偿作用是要通过长期的不懈练习才能获得的。

感受性的发展是指人的感受性在生活和劳动实践的长期锻炼中，是可以提高和发展的，特别是通过实践活动和某些特殊训练，可以提高到常人不可能达到的水平。如音乐家的听音能力、画家的色彩辨别能力及空间知觉比一般人发达。

（6）联觉　一种感觉引起另一种感觉的现象。生活中联觉的现象相当普遍。例如“甜蜜的声音”“沉重的乐曲”等，都就是联觉现象。颜色视觉最容易引起联觉，如红、橙、黄色给人温暖的感觉，淡蓝色给人凉爽的感觉。深色的箱子让人感到重些，浅色的箱子让人感到轻些。因此，美术作品的创作、医院不同病房环境的布置等，都可以充分利用联觉的作用。

（二）知觉

1. 概念　知觉是人脑对直接作用于感官的客观事物的整体属性的反映。日常生活中，事物是以多方面属性整体出现的，我们也多以知觉形式对它做出整体反映。如：我们看到红色，是感觉；可看到红色的苹果、红色的汽车，就成了知觉，知觉很少独立存在。

感觉和知觉虽有区别，但又密不可分。感觉是知觉的基础，知觉比感觉高级复杂。感觉和知觉虽然都是人脑对当前事物的直接反映，但感觉反映的是事物的个别属性，知觉反映的是整体属性。感觉到事物的个别属性越多、越丰富，对事物的知觉就越准确、越完整。但知觉并不是感觉的简单相加，而是借助已有的知识经验来解释事物，将其补充完整，使之合理化。

2. 特性

（1）选择性　客观事物是多种多样的，人们总是有选择地把某一事物作为知觉的对象，而把周围的事物作为知觉的背景。这种把知觉对象从背景中区分出来的特性就叫知觉的选择性。知觉中的对象和背景是相对的、可以变换的，一定条件下，对象可以变成背景，背景也可以变成对象。知觉的选择性既受知觉对象特点的影响，又受知觉者本人主观因素的影响。

（2）整体性　人在过去经验的基础上把由多种属性构成的事物知觉为一个统一整体的特性。知觉之所以具有整体性，是因为客观事物对人而言是一个复合的刺激物。由于人在知觉时有过去经验的参与，大脑在对来自各感官的信息进行加工时，就会利用已有经验对缺失部分加以整合补充，将事物知觉为一个整体。

（3）理解性　人在知觉的过程中，总是以已有的知识经验为依据，对知觉对象做出某种解释，使它具有一定的意义。知觉的理解性与人的知识经验密切相关，正所谓“外行看热闹，内行看门道”，个体的知识经验越丰富，个体知觉的事物就越完整。如看一张 X 光片，外行只看到一些明暗不同的图形，放射科医生却能看出健康与疾病。此外，言语指导可以为知觉理解性指引组织方向，帮助个体唤起过去的知识经验，促进个体对知觉对象的理解。因此，在临床工作中，对不同生活经历和文化背景的患者，应充分考虑到患者能够理解的程度，要以不同的方式沟通，以使患者能够真正理解医嘱的含义。

（4）恒常性　人们在刺激适当变化的情况下对事物的知觉仍保持稳定不变的现象。知觉的恒常性对人类的生存和发展具有重要的意义。这种特性能帮我们更好地适应环境和认知世界。如果知觉不具有恒常性，人就难以适应瞬息万变的外界环境。知觉的恒常性普遍存在于各种感觉中，其中视知觉的恒常性最为明显，主要包括大小恒常性、形状恒常性、亮度恒常性和颜色恒常性等。如我们坐在飞机上看公路上的车时，虽然会觉得它很小，但是我们仍然能够知觉到这辆车的大小足以载人。当然，当知觉对象超出个体通常的经验范围后，知觉的恒常性就会被破坏。个体的经验越丰富，越有助于保持其感知对象的恒常性。

3. 分类　根据知觉对事物现象的空间、时间、运动特性的反映，可把知觉分为空间知觉、时间知觉、运动知觉。

（1）空间知觉　是人脑对物体空间特性的反映。物体的空间特性包括形状、大小、远近、深度等。人在生活中空间知觉随时反映，诸如上下台阶、穿越马路等。有些动物的空间知觉很灵敏，如飞鸟归巢等。

（2）时间知觉　是人脑对事物的延续性和顺序性的反映。有对自然界的时间知觉，如黑夜与白昼的交替、四季的变更；有对机体的时间知觉，如睡眠、饮食、代谢的生理时钟。时间知觉会受到情绪的影响，如“光阴似箭”“度日如年”等。

（3）运动知觉　是人脑对物体距离状态和运动速度的知觉。如在众多车辆疾驶的公路上，驾驶员靠运动知觉与周围车辆保持距离。通过运动知觉，人们可以分辨物体的运动和静止，以及运动速度的快慢。

（三）感知差异与护理

从护理的角度看，患者感知觉的敏锐性存在一定差异，并影响护理工作的效果。如嗅觉敏锐的患者更容易闻到异常气味，如不及时换气或清理病房，都会对患者的康复带来影响。因此，护士可以针对不同患者设计相应的护理环境，增加患者的满意度。

二、记忆

（一）概念

记忆是指在头脑中积累和保持个体经验的心理过程。从信息加工的观点看，记忆是人脑对外界输入的信息进行编码、储存和提取的过程。

凡是人们感知过的事物、思考的问题、体验过的情感以及操作过的动作等，都会在头脑里留下一定的痕迹。随着时间的推移，这些痕迹有的没有受到强化而逐渐消退，有的受到了强化而被保持下来，在一定条件下，那些被保持下来的痕迹在人脑中重新得到恢复，这个过程就是记忆。记忆是过去经验在人脑中的反映。只有人们经历过的事物，才会在人脑中留有痕迹。

记忆与感知觉不同，感知觉所反映的是当前直接作用于感官的客观事物，离开当前的客观事物，感知觉就不存在。而记忆总是指向过去，是人脑对过去经历过的事物的反映，发生在感知觉之后。

记忆是从感知到思维的桥梁，是想象的基础。人们借助记忆积累经验、运用经验，掌握学习、工作、生活的基本能力。记忆对人的人格形成也有重要作用，使人不断增长智慧，获得发展和进步。如果失去记忆，人们将无法进行复杂的心理活动，并且阻断过去和现在，难以正常生活。

（二）分类

1. 根据记忆的内容分类

（1）形象记忆　是指以感知过的事物的形象为内容的记忆。它保持的是事物的具体形象，具有鲜明的直观性。如人物的音容笑貌，音乐的曲调旋律，食物的酸、甜、苦、辣等，以表象的形式储存着，所以又叫表象记忆。作家、画家、音乐家都有出色的形象记忆。人的记忆先从形象记忆开始。

（2）逻辑记忆　又称词语记忆，是指以概念、判断、推理、对事物的关系以及事物本身的意义和性质等为内容的记忆。它是人类所特有的，是具有高度理解性、逻辑性的记忆。语词记忆的信息是以意义为参照的，受一般规则知识、概念和词的制约，很少受特定的时间、地点限制，也不易受外界因素的干扰，比较稳定，因而容易存取。

（3）情绪记忆　是指以体验过的情绪或情感为内容的记忆。如尴尬时的拘束窘迫、惊吓时的胆战心惊、幸福时的甜蜜温馨等。引起情绪、情感的事件虽然已经过去，但深刻的体验和感受却保留在记忆中。在一定条件下，这种情绪情感会重新被体验到。俗话说：一朝被蛇咬，十年怕井绳。就是情绪记忆在发挥作用。

（4）运动记忆　又称操作记忆，是对过去做过的运动或操作动作的记忆，如开车、游泳等，都是把学习模仿过的动作、技能以动作表象的形式存入记忆。运动记忆与其他记忆相比，更容易保持和恢复。各种工作、生活技能以运动记忆为基础。

2. 根据记忆中信息输入、编码方式和储存信息长短不同分类

（1）感觉记忆　又叫瞬时记忆，是人们通过感官获取某些信息后，在神经系统里的相应部位保留下来的一种时间极短的记忆，仅0.25～2秒。电影就是利用人的视觉暂留这种瞬时记忆特性，把本来是分离的、静止的画面呈现在脑子里，成为连续的动作。

（2）短时记忆　是那些在脑子里存储1分钟左右的记忆。短时记忆的容量很小，一般为（7±2）个组块，并且如果不复述，很快就会被遗忘。

（3）长时记忆　是持续1分钟以上到许多年，甚至终身保持的记忆。与短时记忆相比，长时记忆的容量非常大。其实，长时记忆是对短时记忆反复加工的结果。也就是说，对短时记忆进行重复，短

时记忆就会成为长时记忆。

（三）记忆过程

记忆包括“记”和“忆”两个方面。识记和保持属于“记”的方面，再认和回忆属于“忆”的方面。记忆就是通过识记、保持、再认或回忆的方式，在头脑中积累和保存个体经验的心理过程。

记忆的过程包括识记、保持、再认和回忆3个基本环节。

1. 识记 识别和记住事物的过程，即信息的输入和编码过程。识记是记忆的开端，是保持、再认和回忆的前提，没有识记就不会有信息的贮存和对信息的检索和提取。

（1）根据有无识记目的分类 分为无意识记和有意识记。

1）无意识记 事先没有预定目的，不需经过努力而进行的识记。

2）有意识记 事先有预定目的，并经过一定的意志努力，采取方法进行的识记。

在现实生活中，有意识记比无意识记显得更重要，因为人们掌握系统的科学和技能，主要是依靠有意识记。

（2）根据识记的材料有无意义或识记者是否了解其意义分类 分为机械识记和意义识记。

1）机械识记 单纯依靠机械的重复进行的识记。平时所说的死记硬背，就是指机械识记。

2）意义识记 在对事物理解的基础上进行的识记。心理学研究表明，意义识记的效果优于机械识记。

2. 保持 将识记所获得的知识经验在头脑中储存和巩固的过程。保持是记忆的重要环节，借助于保持，识记的内容才得到进一步的巩固。保持也是实现回忆或再认的重要条件。

但是，识记的内容并非都能永久地保存下来，因为在保持的过程中还会发生遗忘。遗忘是与保持相反的一种心理过程，遗忘的内容正是未能保持的，保持的内容则是未被遗忘的。

3. 再认和回忆

（1）再认 当对感知过、思考过或体验过的事物再度呈现时，仍能认识的心理过程。如在路上能够认出多年未见的老朋友。再认是否准确和迅速，受多种因素的影响，包括间隔时间、材料的性质和数量、已有知识经验、思维活动的积极性、个性特征等。

（2）回忆 人们过去经历过的事物的形象或概念在头脑中重新出现的过程。如多年未见的老友，当朋友提到她时，在头脑中呈现出她的样子。再认与回忆没有本质的区别，再认比回忆简单。

（四）遗忘

1. 概念 遗忘是指个体对识记过的事物不能再认和回忆，或错误地再认或回忆。

用信息加工的观点来说，遗忘就是信息提取不出来或提取错误。遗忘可分为暂时性遗忘和永久性遗忘两类。由于某种原因对识记材料一时不能再认或回忆的叫暂时性遗忘，识记过的内容不经重新学习不能再认或回忆的叫永久性遗忘。

2. 规律 德国心理学家艾宾浩斯最早对遗忘现象进行了研究。结果表明，学习后最初一段时间遗忘快，随时间推移和记忆材料的数量减少，遗忘便渐渐缓慢，最后稳定在一定水平上。

3. 影响因素

（1）时间 识记后间隔的时间越长，遗忘的内容越多。

（2）识记材料的性质 有意义的材料比无意义的材料遗忘较慢；熟练的动作、运动的或形象的材料保持的时间比较长。

（3）识记材料的数量 一次识记材料数量越大，识记后遗忘的内容也越多。

（4）识记程度　学习程度达到刚刚背诵时效果最差，而超额学习 50% 是提高保持效果的最经济有效的选择。

（5）材料的系列顺序　一般是材料的首尾容易保持，中间部分容易遗忘。

（6）识记者　识记的方式、情绪、动机等。对人们意义不大的，不引起人们兴趣的，不符合人们需要的事物容易遗忘；经过人们的努力、积极加以组织的材料不容易遗忘，而单纯地重述材料，识记的效果较差，遗忘的内容也较多。

4. 提高记忆效率的方法

（1）注意力集中　记忆时只有聚精会神，专心致志，排除杂念和外界干扰，大脑皮层就会留下深刻的记忆痕迹而不容易遗忘。如果精神涣散，一心二用，就会大大降低记忆效率。

（2）兴趣浓厚　如果对学习材料、知识对象索然无味，即使花再多时间，也难以记住。

（3）理解记忆　理解是记忆的基础。只有理解的东西才能记得牢、记得久，仅靠死记硬背则不容易记得住。对于重要的学习内容，如能做到理解和背诵相结合，记忆效果会更好。

（4）过度学习　即对学习材料在记住的基础上，多记几遍，达到熟记、牢记的程度。

（5）及时复习　遗忘的速度是先快后慢。对刚学过的知识，趁热打铁，及时温习巩固，是强化记忆痕迹，防止遗忘的有效手段。

（6）经常回忆　学习时，不断进行尝试回忆，可使记忆中的错误得以纠正，遗漏得以弥补，使学习内容中的重难点记得更牢。闲暇时经常回忆过去识记的对象，也能避免遗忘。

（7）视听结合　可以同时利用语言功能和视、听觉器官的功能来强化记忆，提高记忆效率。这比单一默读的效果好得多。

（8）多种手段　根据情况灵活运用分类记忆、图表记忆来缩短记忆过程，或者采取编提纲、记笔记、做卡片等方法来增强记忆力。

（9）最佳时间　一般来说，9～11 时、15～16 时、19～22 时为最佳记忆时间。利用上述时间来记忆重难点和学习材料，效果要好得多。

（10）科学用脑　应在保证营养、积极休息、进行体育锻炼等保养大脑的基础上科学用脑。只有防止过度疲劳，保持积极乐观的情绪，才能大大提高大脑的工作效率。这是提高记忆力的关键。

（五）记忆与护理

护理人员应具有良好的记忆品质，体现在以下几方面。

1. 敏捷性　护理人员要在复杂的护理工作中尽快地识记更多信息，使自己有一个充足的知识储备。

2. 持久性　护理人员要使识记过的事物，如检验结果的正常值，药品的剂型、剂量，患者的床号、姓名等，牢固保持在脑海里，以提高工作效率与质量。

3. 准确性　护理人员要做到对医护资料的识记和回忆准确无误，才能避免差错事故的发生和矛盾冲突。

4. 准备性　护理人员要能把当前急需的材料及时从记忆中提取出来，以适应患者病情和护理措施不断变化的需要。

看一看

艾宾浩斯

艾宾浩斯生于德国巴门商人家庭，17 岁进入波恩大学学习历史学和语言学。1873 年在波恩大学获得博士学位。1875—1878 年游学于英国、法国，在费希纳的影响下开始用实验方法研究记忆。1886 年任柏林大学副教授。1890 年与他人共同创办了《心理学和感觉生理学杂志》。

艾宾浩斯在 1885 年出版了《关于记忆》。他试图背诵三个字母（两个辅音夹一个元音）为一组的无意义音节，以观察自己需要多长时间才能背诵下来，作为学习速度的量度。一段时间后，再检查需要通读多少遍才能再一次背出，于是他发现了遗忘规律。

三、思维

（一）概念

思维是人脑对客观事物的本质及其规律间接的、概括的反映，是认识的高级形式。思维同感知觉一样，是人脑对客观现实的反映。感知觉所反映的是事物的个别属性和整体属性，属于感性认识；而思维所反映的是一类事物共同的、本质的属性和事物间内在的、必然的联系，属于理性认识。例如，医生在工作中除能够感知到患者疼痛、呼吸困难、发热、咳嗽等疾病的表面现象，还会进一步研究患者为什么会出现这些症状，病因是什么，还需要做哪些相关的检查，最后综合患者症状表现及辅助检查结果给患者疾病下诊断，这个过程就是深入疾病的本质特征及疾病导致症状的内部规律的思维活动。在认识过程中，思维实现从现象到本质、从感性到理性的转化，使人达到对客观事物的理性认识，从而构成了人类认识的高级阶段。在日常生活中，我们每时每刻都离不开思维，我们用它学习知识、解决问题、探索新知、创造未来。

（二）特征

1. 间接性 思维的间接性表现在它是借助其他事物为媒介间接地认识事物。间接性是指以其他事物或经验为媒介来认识客观事物。如“月晕而风、础润而雨”，即从月亮周围有晕而推知要刮风，从地砖潮湿推知将要下雨；医生通过患者的症状和体征来判断患者的病情等。

2. 概括性 是指对客观事物共同的、本质的特征及其规律的反映。思维的概括性表现在 2 个方面：①思维是对一类事物共同的、本质的特征概括的认识。例如，肌内注射和静脉注射属于不同的操作，但二者都是将药液注入患者体内，都属于无菌技术；②思维是对事物之间规律性的内在联系的认识。如严重腹腔积液的患者一般都有移动性浊音。这是医生对“严重腹腔积液”和“移动性浊音”之间规律性联系的认识。

（三）分类

1. 根据思维解决问题的方式分类

（1）动作思维　又称操作思维，是以实际动作或操作来解决问题的思维。在个体的心理发展过程中，3 岁以前的幼儿就可形成初级的动作思维，如用手指数数、摆积木盖房子等，他们所思考的只是当时直接感知到并正在操作的物体，如果感知和动作中断，思维也就停止了。在实际的生活中成人也常常依赖实际操作来解决一些问题，如调试新的医疗仪器设备的各种性能，护士通过检查患者输液局部有无肿胀、针头是否移位或阻塞等实际动作解决液体不滴的过程也属于这一类思维。

（2）形象思维　是利用具体形象解决问题的思维。思维活动依赖具体形象和已有的表象。形象思维是个体思维发展的重要阶段。在个体心理发展中，它是 3 ~ 6 岁儿童的主要思维方式，如儿童在游戏中的角色扮演。成人也经常运用形象思维，如发明家利用形象思维从事技术发明；作家、艺术家运用形象思维塑造艺术形象；学生运用形象思维来理解抽象的文字或概念；医护人员在布置病房时，对床位的摆放、床头标志的设计等。

（3）抽象思维　是以抽象的概念和理论知识来解决问题的思维。这是人类思维的核心形式。如人们对数理化问题的解答，科研假设与实验论证，社会问题与心理问题的分析都属于抽象思维。抽象思维一般在青年期以后才较发达。

2. 根据思维探索答案的方向分类

（1）聚合思维　又称求同思维。思维沿着单一的方向，从所给予的信息中产生逻辑结论的思维，其主要特点是求同。如医生根据患者的临床表现、体格检查、实验室检查的结果，对患者做出诊断的过程；护士通过对患者的观察和了解，对其心理活动进行分析并提供心理护理的过程等。

（2）发散思维　又称求异思维。是指解决一个问题时，思路朝着不同方向去思考，寻求多种答案的思维。发散性思维与创造力密切相关。其主要特点是求异。如讨论疑难病例时分析多种可能的诊断，护士用冰袋、醇浴、药物多种方法给高热患者降温等。

3. 根据思维的创造性程度分类

（1）常规性思维　又称习惯思维。运用已有的知识经验，按照惯常的解决问题的方式进行思维。这种思维不经思考就能按程序完成，既规范又节约时间。例如，学生运用已学会的公式解决同一类型的问题，有经验的医生按规范的格式和程序书写病历等。这种思维的创造性水平较低，往往缺乏新颖性和独创性。

（2）创造性思维　是重新组织已有的知识经验，提出新的方案或程序，创造出新的思维成果的思维。创造性思维是多种思维的综合表现，在人们创造发明、提出假设、技术革新等活动中具有极为重要的作用。例如，学生在已有解答此题的方法下再思考更为简单快捷的解题方法。

（四）思维过程

1. 分析与综合

（1）分析　是指在头脑中把整体事物分解为各个部分或各个属性，再分辨出个别方面、个别特征，并加以思考的过程。

（2）综合　是在头脑中把事物的各个部分、各个特征、各种属性结合起来，形成一个整体。综合是思维的重要特征，通过综合，可以全面、完整地认识事物，从而认识事物之间的联系和规律。

2. 比较与分类

（1）比较　是在分析综合的基础上，把各种事物和现象加以对比，从而找出事物之间的相同点、不同点及其联系。通过比较，才能看出异中之同或同中之异。

（2）分类　是在比较的基础上确认事物主次、同性的异同，并将其联合为组、局、种、类的过程。通过分类可揭示事物的从属关系、等级关系，从而使知识系统化。

3. 抽象与概括

（1）抽象　是找出事物的本质属性，排除非本质属性的思维过程。

（2）概括　是在思想上把抽象出的各种事物与现象的共同特征和属性综合起来，形成对一类事物的概括性本质属性的认识。例如炎症有各种表现，经抽象找出其本质特征如红、肿、热、痛；推而广之，只要有红、肿、热、痛就可确认为炎症。这就是概括。

（五）思维与护理

在临床工作中，护理诊断的确定、护理方案的选择、护理质量的评估都是思维的结果。这就要求护理人员培养良好的思维品质，体现在以下几方面。

1. 深广性　护理人员在考虑护理中各种问题时，既要全面分析、顾全大局，防止片面性；又要深思熟虑、抓住本质，不为表面现象所迷惑。

2. 灵活性　患者的病情不断变化，护理措施也要随之改变，尤其是在病情急剧变化或发生意外时，护理人员更需要有随机应变的能力。

3. 敏捷性　护理人员要能及时发现护理中的问题，并迅速加以处理。特别是在抢救危重症患者的时候，一分钟的怠慢就有可能使患者失去生命。

4. 独立性 现代护理的独立功能占70%左右，而依赖功能只有30%左右。护理人员必须善于独立思考，提出个人见解，富有开拓和创新精神。对护理措施、操作等，要在实践中加以改进，提出更好的方法。特别是在运用护理程序的过程中，独立决策的重要性更加显而易见。

5. 批判性 护理人员要在思维的过程中不受别人暗示的影响，严格而客观地评价、检查自己和他人的思维成果。对于他人的经验和观点，应扬长避短，要有主见，不要人云亦云。对医嘱一般应当坚决执行，但也要运用求异思维方式去独立分析，明辨真伪，坚持科学。

6. 逻辑性 护理人员在护理工作中，思维要连贯流畅，条理清晰，层次分明，忙而不乱，井然有序。

四、想象

（一）概念

想象是大脑对已有的表象进行加工改造，进而形成新形象的过程。这是一种高级的、复杂的认识活动。有了丰富的想象力，人才能有所预见，有所发明创造。

想象的基本材料是表象。表象是人脑对以前感知过但当前未发生的事物的反映。无论想象的新形象多么新奇，都能在现实中找到其构成材料和原型，因此，想象也是人脑对客观现实反映的一种形式。例如，《西游记》中孙悟空、猪八戒以及妖魔鬼怪等角色，尽管形象离奇古怪，有时甚至荒诞无稽，但它们仍来自现实之中，来自对人脑中记忆表象的加工。

（二）分类

根据想象有无预定目的性，可以将想象划分为无意想象和有意想象。

1. 无意想象 没有预定的目的、不自自主地产生的想象。例如，学生上课时的“分心”现象，诗人、作家的“浮想联翩”等。无意想象是最简单、最初级的想象。梦是无意想象的典型形式。无论梦的内容多么荒诞，构成它的成分仍然是感知过的现实事物。

2. 有意想象 是指根据一定的目的、自觉地产生的想象。

根据想象的独立性、新颖性和创造性的特点，有意想象又可分为再造想象和创造想象。

（1）再造想象 是指根据言语描述或图形示意，在头脑中形成相应新形象的心理过程。再造想象是人们接受和理解知识不可缺少的条件。例如，医学生通过人体解剖挂图想象实体的过程。

（2）创造想象 是指不依据现成的描述而独立创造新形象的过程。它具有首创性、独立性与新颖性等特点，与创造性思维密切联系，是创造性活动的必要条件。例如，艺术家的构思与创作、科学家的发明等活动，都包含创造想象的成分。创造想象对人类生活实践具有极其重要的意义。幻想是创造想象的一种特殊形式，是指与个人愿望相联系并指向未来事物的想象。

五、注意

（一）概念

注意是心理活动对一定对象的指向和集中。注意具有对活动进行调节和监督的功能，是完成各种工作任务的重要心理条件。如“注意听讲”是注意进行感知，“注意思考问题”是注意进行思维。总之，注意是指人的心理活动对一定对象的指向和集中。注意本身不是一种独立的心理活动，它不能单独进行或完成，它是心理活动的一种属性或特性，伴随着认识过程的其他心理活动进行。

（二）特征

指向性和集中性是注意的两大特征。

1. 指向性 是指人的心理活动选择了某一事物而忽略了其余对象。有人将注意的指向性比作在夜空中进行搜索的探照灯光束，当光束指向某个物体时，这个物体就容易被察觉，而光束以外的物体则变得模糊、暗淡，不易被发觉。

2. 集中性 是指个体将心理活动或意识稳定在所选择的对象上的强度或紧张度。它使心理活动不仅离开一切无关的事，并且抑制多余的活动。如医生做复杂的外科手术时，他的注意就高度集中在患者的手术部位和自己的手术动作上。

（三）分类

根据注意有无目的性和意志努力程度的不同，可把注意分为无意注意、有意注意和有意后注意。

1. 无意注意 又称不随意注意。是指没有预定目的也无须意志努力的注意。如学生正在专心听课，突然有人手机铃声响起，大家都会把注意指向铃声响起的方向，这就是无意注意。无意注意是一种初级的、被动的注意形式。新异的刺激物、强度大的刺激物、与背景差别大的刺激物以及刺激物的运动和变化，都是引起无意注意的客观因素。此外，刺激物能否满足个体需要、兴趣，能否激发个体的情感活动是引起无意注意的主观因素。

2. 有意注意 又称随意注意。是指有预定目的，并经过意志努力的注意。它是在无意注意的基础上发展起来的，是人类所特有的心理现象。有意注意主要受意识控制与调节，如科技人员从事科学研究以及医生在处理患者和观察病情时的注意。有意注意与心理活动的目的、任务，个体对活动的兴趣与认识，知识经验，人格特征及意志品质等有关。目的任务越明确，有意注意越持久；意志的努力程度，能够抗拒诱因干扰，是保持有意注意的必要条件；社会性需要和间接兴趣也是保持有意注意的一个条件；积极主动地进行实际操作和智力活动有利于有意注意的保持和集中。长时间的有意注意会使人感到疲劳、注意力分散。

3. 有意后注意 又称随意后注意。是指有预定目的，但不需要意志努力的注意。有意注意，会造成心理高度紧张和疲倦，因此，在熟练活动中的有意后注意就显得特别重要。如电脑打字的“盲打”。有意后注意是一种高级类型的注意，兼有无意注意与有意注意的特征，是在有意注意的基础上发展起来的。

（四）注意的品质

1. 注意的广度 也叫作注意的范围。是指在同一时间内所能清楚把握的对象的数量。影响注意广度的因素主要有知觉对象的特点、个人的活动任务和已有的知识经验。知觉对象越集中，排列越有规律，注意的广度就越大；知觉活动的任务越多，注意广度就越小；个体的知识经验越丰富，注意广度越大，如“一目十行”。

2. 注意的稳定性 是指注意在同一对象或活动上所保持的时间的长短。平时所说的“聚精会神”“全神贯注”等就是注意的稳定性。如学生聚精会神地听完一节课，外科医师全神贯注地完成一例手术都体现了注意的稳定性。注意的稳定性与个体意识的积极活动状态和意志力相联系，是个体顺利完成某种活动的基本条件之一。与注意稳定性相反的品质是注意的分散，即分心，是指受到无关刺激的干扰，注意离开了当前进行的活动。影响注意稳定性的因素有人的健康状况、注意对象的性质等。

3. 注意的分配 是指在同一时间内人把注意同时指向两种或两种以上活动或对象中去的特性。这是注意在效率方面的特性。例如，护士需要一边和患者交谈，一边做检查记录。平时所说的“一心二用”“双管齐下”“眼观六路，耳听八方”等就是注意的分配。注意分配最重要的条件是活动熟练，可以通过实践或训练得到提高。

能够进行注意分配可提高活动的效率，但它是有条件的，即同时从事的两种活动，必须有一种达到动作自动化的程度，同时从事多种活动，其中最多只能允许有一种活动不够熟练。

4. 注意的转移 是指有目的地、主动地把注意从一个对象转移到另一个对象的能力。如正在写病历的医生，听到患者的呼救，能马上投入抢救患者的活动中。注意转移的快慢和难易，在客观上取决于新事物的性质和原来注意的紧张度，在主观上取决于人的高级神经活动类型。灵活而正确的转移，是人正常学习和工作、适应环境以及完成各项任务不可缺少的品质之一。决定注意转移快慢的因素如下：原有注意的紧张、稳定和集中的程度，新任务的意义、趣味与吸引力，个体神经系统活动的灵活程度。

良好的注意品质应当是注意广度较大，稳定，分配能力强，又善于转移。正常人可以通过有意识的训练使自己的注意品质得到改善。

（五）注意与护理

护理工作头绪繁多，患者的病情又变化多端，护理人员应具备注意的良好品质，主要体现在以下几方面。

1. 注意的广度 护理是复杂的工作，在同一时间，护理人员往往要把握多个方面，做到“眼观六路，耳听八方”。

2. 注意的稳定性 护理人员在进行护理操作时，必须排除内外干扰，沉着稳重，高度专注，以保证工作质量，杜绝差错事故。

3. 注意的灵活性 护理人员要根据工作目的和任务的变更，灵活地将注意从一项活动转移到另一项活动上，做到每项工作之间清清楚楚，准确无误，互不干扰。

4. 注意分配得当 护理人员在进行护理时，要对患者边处理、边观察、边思考、边谈话，做整体护理，但又要根据具体情况，将注意侧重于某一方面。

第三节 情绪与情感过程

PPT

一、概述

（一）情绪与情感的概念

情绪和情感是人对客观事物是否符合自身需要而产生的态度体验。情绪情感以个体的需要为中介。情绪作为一种主观体验，它所反映的不是客观事物本身，而是主体的需要和客体相互作用的结果。凡是能满足人的需要、愿望与观点的客观事物，就能使人产生积极的情绪体验，如考试取得好成绩会使人兴高采烈；凡是不符合或不能满足人的需要或违背人的愿望和观点的客观事物，就会使人产生消极的情绪体验，如失去亲人则令人悲哀，遇到危险会紧张恐惧。

（二）情绪与情感的功能

在个体适应外界变化的过程中，情绪和情感并不是毫无目的、随意出现的，情绪对个体有着重要意义，其主要功能有适应功能、动机功能、组织功能、信号功能和保护功能。

1. 适应功能 情绪能够使个体对不同的刺激事件产生适应性的反应，以保持个体与环境的关系，利于个体的生存和发展。在追求目标时，当个体受到阻碍，产生相应的情绪体验，会使个体进行适应性调整，以朝着新的方向出发。例如，面对危机事件时，个体处于高度紧张的状态，会激发潜能进行搏斗或求助。此外，通过情绪可以加强个体与社会习俗的一致性；当个体对他人造成伤害时，内疚感可激发社会公平重建。个体通过同情、喜欢、友爱等情绪，加强对社会关系的构建和维护，进而更好地生存与发展。

2. 动机功能 个体的需要与情绪和情感构成一个完整的动机过程。个体的需要是动机产生的基础，而情绪和情感是需要是否获得满足的主观体验，它对个体的行为有激发和维持作用。例如，如果某件事能够给个体带来愉快与喜悦的情绪体验，个体会努力去做这件事，这其实是情绪的积极作用。可见，快乐、热爱、自信等积极的情绪会提高个体的活动能力。然而，如果事件给个体带来的是恐惧、痛苦、自卑等消极情绪体验，则会削弱个体的活动能力，降低工作效果。有些情绪兼具积极和消极两种动力性质，如悲愤可以使人消沉，也可以使人化悲愤为力量。此外，由于个体感受到消极的情绪体验，也可能会增加个体自我保护的动机，采取相应的行为应对。如个体感到焦虑时，会努力争取放松的机会，或激发解决问题的动机，而适度的焦虑程度有利于问题的解决和工作效率的提高。

3. 组织功能 情绪对注意、记忆、决策等其他心理活动具有组织的作用。这种作用表现为积极情绪的协调、促进作用和消极情绪的破坏、阻碍作用。其组织作用还表现在个体的行为上，当个体处在积极、乐观的情绪状态时，容易注意事物的美好方面，记忆活动也倾向于对美好内容的记忆，并且促进记忆效率的提高。当个体处于消极情绪状态时，容易失望、悲观，甚至产生攻击性行为，对事物的记忆倾向于消极方面，削弱记忆效率。此外，情绪还会影响个体的思维、行为等，如悲伤可能会使个体思维变缓，不想参加活动。

4. 信号功能 个体除了借助言语进行沟通，还通过非言语传递自己的思想和情感，而表情是非言语沟通的重要内容之一，也是情绪的外部表现。因此，表情具有信号传递的作用，即情绪通过外部表现实现信号功能。20 世纪 50 年代，艾伯特·梅拉比安研究发现，在日常生活中，信息在传递时，可视性的、外表的非言语表情占了 55%，言语表情（语调）的传递占 38%，只有 7% 的信息是通过言语（文字）传递的。表情比语言更加直观、真实、神秘和敏感。人们可以借助表情精准地表达自己的思想感情，也可以通过观察表情来了解他人的态度和感受，进而调整自己的人际沟通行为与方式。研究表明，表情的交流在婴儿时期就已经开始，婴儿尚未学会言语沟通前会就通过微笑、哭泣等方式与成人进行交流。

5. 保护功能 情绪好比我们心理上的保安系统。一旦身边的事和人对我们的身心健康构成威胁，这个保安系统就会发挥作用，发出相应的警报信号，这样我们就可以及时地采取适当的应对措施，保护自己不受伤害。比如遇到危险的时候，这个保安系统就会产生恐惧情绪，迫使我们要么躲避，要么抵抗。但这个保安系统有时也会失灵，所以我们要时刻关注自己的情绪状态，及时宣泄不良情绪，促进身心健康发展。

二、情绪与情感的分类

（一）情绪的分类

情绪分为基本情绪和情绪状态两大类。

1. 基本情绪 又称为原始情绪，是人和动物共有的，每一种基本情绪都有独立的生理反应、内部体验和外部表现。目前认为，快乐、愤怒、悲哀、恐惧是最基本的情绪反应。

（1）快乐 一个人追求并达到所盼望的目的时产生的情绪体验。由于需要得到满足，愿望得以实现，心理的急迫感和紧张感解除，快乐随之而生。快乐程度可以细分为满意、愉快、欢乐、狂喜等。快乐一般来说是积极的情绪，但是高兴过度，忘乎所以，也会产生消极作用，乐极生悲。

（2）愤怒　是指在实现目标时受到阻碍，而使愿望无法实现时产生的情绪体验。愤怒的程度取决于干扰的程度、干扰的次数与挫折的大小。愤怒程度可细分为不满意、生气、愠怒、狂怒等。愤怒时紧张感增加，并且有时不能自我控制，甚至可能出现攻击行为。这种情绪对人身心的伤害也非常明显。

（3）悲哀　也称悲伤。是指心爱的事物失去时，或理想和愿望破灭时产生的情绪体验。悲哀的程度取决于失去的事物对自己的重要性和价值。悲哀程度可细分为遗憾、失望、难过、悲伤、极度悲痛等。悲哀时带来的紧张的释放，会导致哭泣。当然，悲哀并不总是消极的，它有时能够转化为前进的动力。

（4）恐惧　是企图摆脱和逃避某种危险情景而又无力应付时产生的情绪体验。所以，恐惧的产生不仅仅是由于危险情景的存在，还与个人排除危险的能力和应付危险的手段有关。恐惧程度可细分为不安、紧张、害怕、大惊失色等。

2. 情绪状态　是指在一定的生活事件影响下，一段时间内各种情绪体验的一般特征表现。根据情绪状态的强度和持续时间的长短，可分为心境、激情和应激。

（1）心境　是一种持久而微弱的，又具有弥漫性和渲染性的情绪状态，通常又称心情。这种状态具有以下特点：①缓和而又微弱，如微波荡漾，有时人们甚至觉察不出它的发生；②持续时间较长，少则数小时、数日，长则数月甚至数年；③它是一种非定向性的渲染性、弥散性的情感体验，似乎是在人的心理活动染上某种色彩，使其和周围人的心理活动、行为举止都具有相应的色彩。

心境有积极与消极之分。良好的心境有助于积极性的发挥，可以提高工作与学习的效率；不良心境会使人沉闷，妨碍工作和学习，影响心身健康。例如，有的人朝气蓬勃，在他的生活中愉快的心境便占主导地位；有的人失望忧愁，在他的生活中忧伤之情便占主导地位。对心境起决定影响的是一个人的世界观。良好的心境是心理健康的一个重要标准。

（2）激情　一种强烈而持续时间短暂的情绪状态，如欣喜若狂、暴跳如雷等。激情往往是由重大事件、突如其来的或激烈的意向冲突造成的强烈刺激引起的。激情有以下特点：①具有激动性和冲动性，激情状态下人往往出现“意识狭窄”现象，认识活动范围缩小，理智分析能力受到抑制，进而使人的行为失去控制，甚至做出一些鲁莽的行为或动作；②激情维持的时间比较短，犹如夏天的暴风雨，来得快，去得也快；③具有明确的指向性，激情通常由特定的对象所引起，如意外的成功会引起狂喜，理想破灭会引起绝望等；④激情往往伴随着生理变化和明显的外部行为表现，在激情状态下，人的内脏器官、腺体和外部表现都会发生明显的变化。例如，面红耳赤、心跳加快、血压升高、大发雷霆等。

激情也有积极和消极之分。消极的激情可导致理智丧失，情绪和行为失控。生活中激情犯罪多由消极激情引起。积极的激情可以激发人内在的心理能量，成为行为的巨大动力，提高工作效率并使人有所创造。如画家在创作中挥毫泼墨需要激情，运动员在赛场上挑战极限需要激情。

（3）应激　是在出乎意料的、紧迫情况下所引起个体急速而高度紧张的情绪状态。是个体觉察到环境的威胁或挑战而产生的适应或应对反应。比如，人们遇到突然发生的火灾、水灾、地震等自然灾害时，刹那间身心会处于高度紧张状态之中，此时的情绪体验，就是应激。应激时会产生一系列的生理反应，如心率加快、血压升高、血糖增高等。适当的应激状态使人处于警觉状态中，促使机体能量的释放，提高活动效能；而过度或长期处于应激状态中，会过多地消耗掉身体的能量，以致引起疾病或导致猝死。

应激有积极作用也有消极作用。应激状态使有机体具有特殊的防御排险功能，能使人沉着冷静、急中生智、思路敏捷，超水平发挥，能为平常所不能为。但有时恰恰相反，可能使人行为紊乱，知觉和注意的范围变狭窄，语无伦次、惊慌失措等，加重事态的严重性。长时间处于应激状态，还会降低机体的免疫力。

（二）情感的分类

情感一般是人们在社会活动中产生的，因而也称社会性情感。人类高级的社会性情感主要有道德感、理智感和美感。

1. 道德感 人们用一定的道德准则评价自身或他人行为时所产生的一种复杂的情感体验。行为符合道德准则便产生满意、肯定的体验，如爱慕、敬佩、赞赏、热爱、荣誉等；不符合时便产生消极、否定的体验，如羞愧、憎恨、厌恶等。由于不同历史时代、不同社会制度、不同的民族具有不同的道德标准，所以人的道德感具有社会历史性。

2. 理智感 人在追求真理的过程中，对认识活动的成就进行评价时产生的情感体验。它是人们学习科学知识、认识和掌握事物发展规律的动力，与人的认识活动的成就获得、对真理的探索追求以及问题的解决相联系。人的认识活动越深刻，求知欲望越强烈，追求真理的情趣越浓厚，他的理智感就越深厚。

3. 美感 人对客观事物和对象美的特征感知、评价产生的体验。美感是人对审美对象的一种主观态，是审美对象是否满足主体需要的反映。人的审美标准既反映事物的客观属性，又受个人思想观点和价值观念的影响，由于每个人的审美需要、观点、标准和能力不同，对同一对象的美感体验也不相同。美感还具有一定的社会历史性，不同历史时期、不同文化背景的人们对美的认识不同，例如，唐朝的女性以胖为美。

（三）情绪和情感的区别及联系

情绪与情感是属同一类而不同层次的心理体验，是既有区别又紧密联系的两个概念。

1. 情绪与情感的区别

（1）从发生时间来看 情绪发展在先，情感体验产生在后。如婴儿刚出生就具有基本的情绪感应，但没有情感。婴儿最初的表情反应具有无条件反射的性质，情感则是在社会接触过程中逐渐产生的。婴儿对母亲的依恋情感是在母亲的爱抚、关怀的过程中产生出愉快的情绪体验而逐渐培养起来的。

（2）从需要的角度来看 情绪多与生理需要是否满足相联系，情感则是与社会性需要是否满足相联系。如饥饿时有食物吃就会很高兴，这是一种情绪反应而不是热爱食物的情感。因此，情绪是原始的，是人和动物共有的；情感是人类所特有的高级心理活动，具有一定的社会历史性。

（3）从稳定程度来看 情绪具有情境性和暂时性，常随着事件、场合的转换而变化；情感具有较强的稳定性、深刻性和持久性，如对一个人的爱和尊敬，可能是一生不变的。因此，情感特征常被作为人的个性和道德品质评价的重要方面。

（4）从表现形式来看 情绪表现具有明显的冲动性和外显性，如人在情绪左右下常常不能自控，高兴时手舞足蹈，郁闷时垂头丧气，愤怒时又暴跳如雷；情感更多的是内心的体验，深沉而且久远，不会轻易流露出来。

2. 情绪与情感的联系 一般来说，情感是在多次情绪体验的基础上形成的，并通过情绪表现出来；反过来，情绪的表现和变化又受已形成的情感的制约。人们在做一件工作时，总是体验到轻松、愉快，时间长了，就会爱上这一行；反过来，在人们对工作建立起深厚的感情之后，会因工作取得了成就而欣喜，也会因为工作中的疏漏而伤心。总之，情绪是情感的基础和外部表现，情感是情绪的深化和本质内容。

三、情绪的表现与识别

（一）情绪的外部表现

情绪是一种内部的主观体验，但在其发生时又伴随着某种外部表现，这种外部表现也叫表情，包括面部表情、姿态表情和言语表情3个方面。

1. 面部表情 主要是通过面部肌肉和五官的变化来表现各种情绪状态。如眉开眼笑、愁眉苦脸、龇牙咧嘴、面红耳赤、目瞪口呆等。面部表情模式能精细地表达不同性质的情绪，因此是鉴别情绪的主要标志。

2. 姿态表情 借助全身姿态和四肢活动来表达各种情绪，可分为身段表情和手势表情。如手舞足蹈、捶胸顿足、上蹿下跳、摩拳擦掌等体现身体姿势的词语都可以表达个人的某种情绪。此外，手势也是一种重要的姿态表情，它通常和言语一起使用来表达个人的情感。在一些情况下，如人们在无法用言语进行沟通时，手势也可以单独使用。手势经过系统的规范，成为聋哑人交际的重要工具。

3. 言语表情 通过语音、语调、语速等方面的变化来表现各种情绪状态。言语中音调的高低和强弱、节奏的快慢等所表达的情绪是言语交际的重要辅助手段。如悲哀时语调低沉、节奏缓慢，高兴时语调高昂、节奏加快，爱抚时言语温柔，恼怒时言语生硬，愤怒时大声喊叫、语句不连贯等。有时同一句话，由于说话的音调、节奏、速度、语气等不同，表现出来的含义完全不同。

由于外部表达方式具有习得性，人们往往为达到某种目的而故意隐瞒或装扮出某种情绪表现，因此表情常常带有掩饰性和社会称许性，所以我们在观察个体的情绪变化时，只注意他的外在表现是不够的，还需要注意观测个体的一些生理变化指标。

（二）情绪的生理变化

情绪是一种身心一体的反应，在情绪产生的时候，除了会有外部表现之外，往往还伴随着生理的变化。情绪活动中发生的生理变化和外在表现与神经系统多种水平的功能联系，是皮质和皮质下中枢协同活动的结果。

1. 呼吸系统的变化 在某些情绪状态下，呼吸频率、深浅、快慢、是否均匀等都会发生变化，这些变化可作为情绪变化的客观指标之一。人在平静状态下，呼吸频率大约为每分钟20次；在愤怒时，呼吸频率可达每分钟40～50次；而在悲伤时，呼吸频率每分钟不到10次。呼吸变化可用呼吸描记器以曲线的形式记录下来，分析呼吸曲线的频率、振幅和波形的变化，可以推知某种情绪状态的存在。

2. 循环系统的变化 在情绪状态下，循环系统的活动一方面表现为心跳速度和强度的改变；另一方面为外周血管舒张与收缩的变化。如满意、愉快时，心跳节律正常；恐惧或暴怒时，心跳加速、血压升高。

3. 内外腺体的变化 人的情绪变化会引起内外腺体的变化，这种变化也可以作为判定某种情绪状态的客观指标。在不同的情绪状态下，外分泌腺会发生相应的变化。比如，人在悲伤时往往会流泪；恐惧、紧张时会出冷汗；焦虑时会抑制消化腺分泌和肠胃蠕动，因而食欲减退；心情愉快时会增强消化腺和肠胃的活动，因而食欲旺盛。在不同的情绪状态下，内分泌腺也会发生变化，从而影响激素分泌。例如，在情绪紧张时，肾上腺的活动增强，促进肾上腺素的分泌，引起一系列的机体变化，提高机体的适应能力。

四、情绪的调节

在护理工作中，护士保持良好的情绪状态是做好护理工作的前提，也能对患者的情绪产生积极的影响。反之，护士不能自我调节好情绪，甚至把不良情绪转移发泄到患者身上，会加重患者的消极情绪，导致护患关系紧张，不利于患者康复。因此，了解一定的情绪调节方法对护士十分重要。

1. 认知调节　是指当不适度、不恰当的情绪反应出现时，个人理智地分析和评价所处的情境，正确地分析引起情绪反应的客观现实和主体状况，理清思路，冷静地做出应对。使用认知调控法来调节和控制情绪，其前提必须是对刺激要有一个正确的认知与评价，否则，不但不能调节和控制情绪，反而会激化矛盾，导致更为恶劣的情况出现。

2. 转移调节　是把注意力从引起不良情绪反应的刺激情境中转移到其他事物或活动上。一般当我们注意某一事件的时候它才会对我们产生影响，而当我们把注意力放到其他事情时，原来事件对我们的影响就会降低或消失。当情绪不佳时，要把注意力转移到使自己感兴趣的事上去，如外出散步、看电影、浏览网页、读书、打球等，有助于使情绪平静下来，在活动中寻找到新的快乐。这种方法，一方面中止了不良刺激的作用，防止不良情绪的泛化、蔓延；另一方面，通过参与新的活动，特别是自己感兴趣的活动，能达到增进积极情绪体验的目的。

3. 建立社会支持系统　社会支持是指一个人在自己的社会关系网中能获得的来自他人的帮助和支援。良好的人际社会支持可以满足人归属与安全的心理需要，消除孤独、寂寞，能增强自信心和自尊心，获得支持和帮助，对情绪和情感的稳定与发展具有重要作用。当陷入较严重的情绪障碍时，我们可以向社会支持系统寻求帮助，如亲人、朋友或者专业的社会工作者、心理医生。

4. 放松训练　是使有机体从紧张状态松弛下来的一种练习过程。当一个人感到身心疲惫、情绪紧张、焦虑烦躁时，在安静舒适的环境中采用放松技术进行自我调适，练习者要做到心神宁静，注意力集中，通过呼吸放松、肌肉放松、音乐放松等方式，可以排解内心负性情绪，平静心绪，有效地缓解心理压力。

5. 合理宣泄　宣泄是指把积存在心里的不良情绪清理干净，使神经通路畅通无阻。适度宣泄对人的生理和心理健康都是有益的。宣泄形式很多，无论是通过哭还是喊的方式，只要把心中的委屈、忧郁、牢骚等宣泄出来，达到心理平衡，就可以说是好的宣泄方式。但宣泄不是放纵，不等于任性和胡闹，要注意时间、场合、地点。否则，既不能调控不良情绪，还会造成不良结果。

第四节　意志过程

PPT

一、概述

1. 意志的概念　意志是指人们自觉地确定目标，有意识地支配、调节行为，通过克服困难以实现预定目标的心理过程。意志作为人的重要的精神力量，对人的活动有着最直接的影响。

意志过程和认识过程、情绪情感过程共同构成了人的心理过程。它们从不同方面反映了心理活动的不同特征。认知是基础，情感是动力，意志是保证。三者之间是相互联系、相互影响的。一方面，认识过程是意志活动的前提和基础，认识协助意志确定目的、制订计划、采取克服困难的合理办法，而情绪情感对意志具有动力作用，表现为情绪情感既能激发又能阻碍人的意志行动；另一方面，意志过程又可以推动认识活动的不断深入，同时意志对情绪情感具有调节和控制作用。

2. 意志行动的基本过程　人的意志是通过行为表现出来的，受意志支配的行为称为意志行动。意志行动的基本过程包括采取决定阶段和执行决定阶段。采取决定阶段是意志行动的初始阶段。它包括确定行动的目标，选择行动的方法并做出行动的决定；执行阶段是意志行动的完成阶段。一方面，它要求个体坚持执行预定的目标和计划好的行为程序；另一方面，制止和修改那些不利于达到预定目标的行动。只有通过这两个阶段，人的主观目的才能转化为客观结果，主观决定才能转化为实际行动，实现意志行动。

二、意志的特征

1. 自觉目的性 意志行动是人有目的的行动，自觉目的性是人的意志行动的前提，是人的意志的首要特征。人类行为本身就是有目的、有步骤、有意识的行动。如患者为了早日康复自觉进行艰苦的康复训练，医生为了攻克医学难题忘我地工作。离开了自觉的目的，意志便失去了存在的前提。意志行动的目的越明确，越远大，意志水平就越高，行为的盲目性和冲动性也就越小。

2. 行为调节功能 意志离开了人的行动就不能独立存在。意志对行为起着两种调节功能，即激励功能和抑制功能。激励功能是推动人去从事达到目的所必需的行为，抑制功能是制止不符合预定目的的行为。意志行动不仅能够调节人的外部行动，还可调节人的心理活动，个体在集中精力完成活动时，就需要意志对感知、记忆、思维等活动的调节，使心理活动集中在当前的活动上，克服和避免无关刺激的干扰。

3. 与克服困难相联系 克服困难是意志行动的重要特征，一个人在遇到困难时的表现是衡量其意志力强弱的客观标准。意志行动在实现目的的过程中总会遇到来自内部与外部的困难，内部困难是指人在行动时内心所发生的相反愿望的干扰，如不同动机、不同目的之间的矛盾冲突，或由于知识经验及能力的不足、时间紧张等引起的内心矛盾的干扰；外部困难指来自客观条件方面的干扰和限制，如缺少信息来源、没有必要的设备条件、诱因干扰等。如在一些手术中，医生和护士需要连续工作六七个小时甚至更长时间。克服困难是意志行动的核心。

三、意志的品质

意志的品质是构成一个人行为特点的稳定因素的总和。意志品质是人格的一个组成部分，它具有明显的个体差异。意志品质反映了一个人意志的优劣、强弱和发展水平。优良的意志水平包括了自觉性、自制性、果断性、坚韧性。

1. 自觉性 是指能主动地支配自己的行动，使其能达到既定目标的心理过程。自觉性是意志的首要品质，贯穿意志行动的始终。自觉性强的人，能够广泛地听取别人的意见并进行取舍，吸收有益的成分，独立自主地确立合乎实际的目标，自觉地克服困难，执行决定，对行动过程及结果进行自觉反思和评价。与自觉性相反的是受暗示性和独断性。受暗示性是轻易接受外界影响，盲目地听从别人的意见，轻易改变行动目的，缺乏原则性。独断性则是盲目自信，拒绝他人的合理意见和劝告，一意孤行，固执己见。

2. 自制性 是指一种能够自觉地、灵活地控制自己的情绪和动机，约束自己的行动和语言的品质。自制性强的人，在意志行动中，不受无关诱因的干扰，能控制自己的情绪，坚持完成意志行动，同时能制止自身不利于达到目的的行动。与自制性相反的是任性和怯懦。任性的人，自我约束力差，不能有效地调节自己的言论和行动，不能控制自己的情绪，行为常常为情绪所支配。怯懦的人，胆小怕事，遇到困难或情况突变时惊慌失措，畏缩不前。

3. 果断性 是指一个人善于适时而合理采取决定并执行决定的意志品质。意志的果断性表现在当需要立即行动时，能当机立断，毫不犹豫；当不需要立即行动或情况发生变化时，又能立即停止执行或改变自己的决定。果断性以深思熟虑和大胆勇敢为前提。与果断性对立的是优柔寡断和武断。优柔寡断是面临选择时表现为犹豫不决、顾虑重重。武断的特点是做事前对事情不加思考，也不做周密的计划，只是凭一时冲动鲁莽从事。

4. 坚韧性 是指在行动中百折不挠地克服困难，为实现预定目的坚持到底的意志品质。坚韧性集中表现为善于克服困难，善于从失败中吸取教训，不屈不挠，不达目的不罢休，善于抵御不符合目标的主客观诱因的干扰。“锲而不舍，金石可镂”是意志坚韧性的表现。曹雪芹用了10年完成《红楼梦》，司马迁用18年完成《史记》，均为意志坚持性的体现。与坚韧性相悖的是做事虎头蛇尾、见异思迁、急躁、轻浮、疑虑和执拗等。

护士应具备良好的意志品质，当面对患者尤其是不合作的特殊患者时，护士应知难而进，以坚韧的意志力克服种种困难，给患者提供及时的护理。同时，利用这种意志品质潜移默化地影响患者，告诉患者疾病的康复与意志力有关，特别是一些慢性病患者在坚持长期服药时就需要意志力。

第五节　人　格

PPT

一、概述

（一）人格的概念

人格（也称个性）一词，最初源于拉丁文，原意是指面具，就是演员在戏剧舞台上因剧情的需要所戴的面具，类似于京剧中的脸谱。它明确表现了剧中人物的角色和身份。心理学家把面具指义为人格，实际上包含两层含义：①在人生的舞台上表演的各种角色行为，也就是表现于外的、留给他人的印象或公开的自我；②个人蕴涵于内的、外部未露的特点，即面具后面真实的自我。我国古代汉语中没有“人格”一词，但有“人性”“人品”“品格”等词。我国最早提到“人性”的人是孔子，他曾说过：“性相近也，习相远也。”他认为人的先天素质是没什么差别的，个体的差异来自后天的环境和教育。

人格一词经常在日常生活中被使用，人们会说“他具有高尚的人格”“我以我的人格担保”等，这些描述包含了人格的多重含义，有道德上的人格，法律意义上的人格，也有社会学意义上的人格。而在心理学中，人格的概念界定为：人格是构成一个人思想、情感及行为的特有模式，这个独特模式包含了一个人区别于他人的稳定而统一的心理品质。亦指一个人整个的精神风貌，即具有一定倾向性的、稳定的心理特征的总和。

（二）人格的特征

1. 整体性　人格是由多种成分构成的有机整体，受自我意识的调控，人格的整体性也叫人格的统合性。人格是复杂的，人的行为表现出多元性、多层次的特点。各种人格结构的组合千变万化，因而使人格表现得色彩纷呈。在每个人的人格世界里，各种特征并非简单地堆积，而是如同宇宙世界一样，依据一定的内容、秩序与规则有机组合起来的动力系统。当一个人人格结构的各方面彼此和谐一致时，人们就会呈现出健康的人格特征，否则就会出现各种心理冲突，导致“人格分裂”。

2. 独特性　也可以称为个体差异性。正如“世界上没有两片完全相同的树叶”一样，也没有两个完全个性相同的人。一个人的人格是在遗传、环境、教育等先天和后天因素的交互作用下形成的，不同的遗传、生存及教育环境，形成了各自独特的心理特点。人与人没有完全一样的人格特点，如有的人开放自然，有的人顽固自守，有的人沉默寡言，有的人热情豪爽，有的人严谨慎重等。尽管人格具有独特性，但也应承认生活在同一社会群体的人会具有一些共同的特质，比如中华民族具有勤劳、勇敢的优良品质。

3. 稳定性　个体的人格特征具有跨时间的持续性和跨情境的一致性。如一个性格内向的人，在不同的场合都会表现出沉默寡言的特点。正所谓“江山易改，秉性难移”，这里的“秉性”就是指人格，而个体在行为中偶然表现出来的一时的心理特性并不能称为人格。当然，这也并不意味着它在人的一生中是一成不变的，随着生理的成熟和环境的改变，人格也可能产生或多或少的变化，这是人格可塑性的一面。正是因为人格具有可塑性，才能培养和发展人格。

4. 功能性 外界环境的刺激是通过人格的中介才起作用的，即人格对个人的行为具有调节作用。人格是一个人事业成败、喜怒哀乐的根源。正如有句话说的“态度决定行为，行为决定习惯，习惯决定性格，性格决定命运”，人格在很大程度上决定了我们做事情时的态度、结果和成败。面对挫折与失败，有志者认真总结经验教训，在失败的废墟上重建人生的辉煌；而怯懦者一蹶不振，失去了奋斗的目标。当人格功能发挥正常时，表现为健康而有力，支配着人的生活与成败；当人格功能失调时，就会表现出懦弱、无力、失控甚至变态。

5. 社会性 人的人格不仅受生物因素的制约，而且受社会因素的制约。生物因素为人格发展提供了可能性，社会因素将此可能性转化为现实。如果离开了人类的社会生活，人的正常心理就无法形成和发展。人类的婴儿不同于其他动物的幼崽，具有一种与生俱来的对社会生活的需要和适应此种社会生活的能力，如学会使用语言，用概念进行思维，将学得的经验加以抽象、沟通和传递的能力等。社会化与个人所处的文化传统、社会制度、种族、民族、阶级地位、家庭有密切的关系。通过社会化，个人获得了从风俗到价值观和自我概念等人格特征。人格既是社会化的对象，也是社会化的结果。

练一练2-1

“人心不同，各如其面”，这句俗语为人格的（ ）做出了最好的诠释。

A. 稳定性　　B. 独特性　　C. 整合性

D. 功能性　　E. 社会性

答案解析

（三）人格形成与发展的影响因素

人格的形成与发展离不开先天遗传因素与后天环境因素的交互作用。心理学家们普遍认为，在人格的形成与发展过程中，各个因素都起到了不同的作用，先天遗传因素为人格的形成和发展提供了一种可能性，后天环境因素是人格形成与发展的决定因素。

1. 生物遗传因素 是人格形成和发展的物质基础。为人格的发展提供了前提条件，个体的性别、神经系统、内分泌系统和体型等因素都是由遗传因素决定的。没有与生俱来的生物实体的存在，人格便无从产生。

遗传对人格具有一定的影响。但是遗传作用有多大，目前尚无定论。根据当前研究的结果，心理学家认为，遗传是人格不可缺少的影响因素，遗传因素对人格的作用程度因人格特征的不同而异，通常在智力、气质这些与生物因素相关较大的特质上，遗传因素较为重要；而在价值观、信念、性格等与社会因素关系紧密的特征上，后天环境因素更重要。

2. 社会文化因素 每个人一出生就置身于社会文化之中，并受到所处的社会文化的熏陶与影响，社会文化对人格的影响伴随人的一生。社会文化对社会成员的人格塑造具有重要的作用，特别是后天形成的一些人格特征。社会文化因素决定了人格的共同性特征，它使同一社会背景的人在人格上具有一定程度的相似性，这种相似性又具有维系社会稳定的功能，可以使每个人能稳固地“嵌入”该文化形态里。社会因素对个体人格的影响主要通过社会风尚、大众传媒等得以实现，通过电脑、电视、电影、报纸杂志、文学作品等途径进行传播。

3. 家庭环境因素　家庭是儿童出生以后接触到的第一个教育场所，研究人格的家庭环境成因，重点在于探讨家庭间的差异和不同的教养方式的影响。研究表明，父母的爱抚尤其是母爱，是儿童人格正常发展的必要条件。例如，婴儿 3～4 个月后会有“天真快乐”反应，若父母与婴儿接触很少且缺乏爱抚，或对婴儿采取冷漠态度，这种快乐情绪的反应就会延缓出现。缺乏母爱的儿童就会形成孤僻、情绪反应迟钝、不易合群等不良人格特征。家庭教养方式一般分为 3 类：权威型教养方式、放纵型教养方式、民主型教养方式。

另外，家庭的差异，包括家庭结构、经济条件、居住环境、家庭氛围、家长的价值观、人生观等人格特征，甚至对工作、学习和生活的态度，都会对子女人格的形成与发展产生潜移默化的影响。

4. 早期童年经历　人生童年所发生的事情对人格的影响，一直被人格心理学案所重视。人格心理学家之所以如此看重早期经历对人格的影响，是因为西方一些国家的调查发现，“母爱丧失”的儿童（包括受父母虐待的儿童），在婴儿早期往往会出现神经性呕吐、厌食、慢性腹泻、阵发性绞痛、不明原因的消瘦和反复感染等问题，同时还表现出胆小、呆板、迟钝、不愿与人交往、敌对情绪、攻击和破坏行为等人格特征，这些特征会影响他们一生的发展，或者出现情绪障碍、社会适应不良等问题。

研究表明，人格发展的确会受到童年经历的影响，幸福的童年有利于儿童向健康人格发展，不幸的童年也会引发儿童不良人格的形成，但二者之间不存在一一对应的关系。早期经历并不单独对人格起决定作用，而是与其他因素共同影响人格的形成与发展。早期童年经验是否对人格造成永久性影响也因人而异。对于正常人来说，随年龄的增长、心理的成熟、童年的影响会逐渐缩小、减弱。

5. 学校教育因素　学校不仅为学生传授文化科学知识，进行政治思想教育，还促进学生人格的形成与发展。学校教育是系统的、有目的的、有计划的，包括学校领导、老师提出的要求和方向，课堂上传授的知识内容，学校环境和班集体的影响，同学之间的相互交往，还有老师对学生的态度等。学生通过课堂教学可接受系统的科学知识，可发展学生的主动性、自制力和独立性等良好的人格特征。集体生活有利于培养学生组织性、纪律性、合群、利他、勇敢和顽强的人格特征，也有利于克服孤独、自私等不良人格特征。而教师言传身教对学生的人格同样会产生潜移默化的影响。

6. 自然地理因素　生态环境、气候条件、空间拥挤程度等物理因素都会影响人格的形成与发展。比如，气温的升高会提高某些人格特征的出现频率，三伏天的高温天气使人烦躁不安。自然环境对人格的影响是潜移默化的，如住在高山与海边的人，性格会表现出很大的差异性。关于自然地理环境对人格的影响作用，心理学家认为，自然环境对人格不起决定性影响作用，而更多地表现为暂时性影响。自然地理环境对特定行为具有一定的解释作用，在不同的地理环境中，人可以表现出不同的行为特点。

7. 个人主观因素　在人格的培育过程中，各种因素对人格的形成与发展起到不同的作用。虽然遗传决定了人格发展的可能性，环境决定了人格发展的现实性，但我们不能忽略人格形成的个人主观因素。个人主观因素主要体现在人格具有自我调控系统，人格调控系统是以自我意识为核心的。自我意识通过自我认知、自我体验和自我控制 3 个方面来对个体进行调控的，使个体心理的各个方面和谐统一，使人格达到统合与完善。社会上各种影响因素，首先要为个人接受和理解，才能转化为个体的需要、动机和兴趣，才能推动它去思考与行动。另外，个体已有的心理发展水平对人格特征形成的作用会随着年龄的增加而日益增强。

护爱生命

人与动物最本质的区别就是人有主观能动性，有自我调控能力，因此，每个人都可以通过自我教育塑造自己良好的性格。教育家乌申斯基认为，人的自我教育是人格形成的基本条件之一，因为一切外来的影响都要通过自我调节而起作用。从这个意义上讲，每个人都在自己塑造自己的人格。自我教育是良好性格形成与发展的内在动力。

人格是遗传与环境交互作用的结果。在人格的形成过程中，遗传决定了人格发展的可能性，环境决定了人格发展的现实性，教育起到了关键性作用，个人主观因素是人格发展的内部决定因素。

二、人格心理特征

人格心理特征是指在心理活动过程中表现出来的比较稳定的特点，它集中地反映了人的心理面貌的独特性。人格心理特征主要包括能力、气质和性格。

（一）能力

1. 概念 能力是个体在活动中表现出来的直接影响活动效率，并使人顺利完成某种活动所需具备的人格心理特征。它包括两层含义：①已经表现出来的实际能力；②潜在的、尚未表现出来的能力，它表现了个体潜在的可能性。能力总是和人完成一定的活动相联系的，离开了具体活动，既不能表现人的能力，也不能发展人的能力。

2. 分类

（1）一般能力和特殊能力

1）一般能力 指在不同活动中表现出来的能力，如观察力、记忆力、注意力、抽象概括能力、想象力等。人们在从事任何实际活动时，都和这些能力分不开。平时我们所说的智力，就是指一般能力。

2）特殊能力 又称专门能力，指在某种专业活动中表现出来的能力。它是顺利完成某种专业活动的心理条件。例如，画家的色彩鉴别力、形象记忆力，音乐家区别旋律的能力、感受音乐节奏的能力等，均属于特殊能力。

一般能力和特殊能力的关系十分密切。一般能力是特殊能力的基础，而特殊能力的形成和发展又有助于一般能力的完善。如听觉能力属于人的一般能力，这一能力会表现在音乐能力和言语能力中。音乐能力的发展又会提高听觉能力，进而影响言语听觉能力的发展。

（2）模仿能力和创造能力

1）模仿能力 指人们通过观察别人的行为、活动来学习各种知识，然后以相同的方式做出反应的能力。模仿是动物和人类最主要的学习方式。

2）创造能力 指人们产生新思想和新产品的能力。人的模仿能力和创造能力相互联系、密不可分。人们先有模仿行为，后有创造行为，模仿为创造提供了前提条件和基础。

（3）认知能力、操作能力和社交能力

1）认知能力 是指人脑加工、储存、提取信息的能力。人们认识客观世界、获得各种知识，都是通过认知能力来实现的。

2）操作能力 是指人们以操作技能为基础，以自己的肢体来完成各项活动的能力。

3）社交能力 是人们在社交过程中所表现出来的各种能力。

3. 发展趋势与个体差异

（1）能力发展的一般趋势 ①童年期和青少年期是某些能力发展最重要的时期，以后随着年龄的增长，智力发展趋于缓和；②人的智力在18～25岁间达到顶峰，不同的智力成分达到顶峰的时间是不同的；③根据对人的智力毕生发展研究，人的流体智力在成年中期之后有下降的趋势，而人的晶体智力在人的一生中却是稳步上升的；④成年期是人生最漫长的时期，也是能力发展最稳定的时期。

（2）能力发展的个体差异

1）能力结构的差异　能力由各种各样的成分构成，可以按不同方式结合起来，由此构成能力类型上的差异，因而人们在能力方面表现出各有所长，各有所短。如有的人擅长记忆，有的人擅长想象等。

2）能力发展水平的差异　人的能力有大有小，各种能力都有高低的差异。若以智力来衡量，一般来说，智力在全人口中呈正态分布，两头小，中间大，即大多数人的智力处于中等水平，只有少数人的能力处于极高或极低的范围。

3）能力表现早晚的差异　人的能力发挥有早有晚。有些人在儿童时期就显露出卓越的才华，称为人才早熟。而有些人能力表现较晚，即所谓的“大器晚成”。例如，我国著名画家齐白石在40岁时才表现出绘画才能；我国著名医生李时珍在61岁时才写成巨著《本草纲目》。

（二）气质 e 微课

1. 概念　气质是指表现在人心理活动的强度、速度、灵活性与指向性等方面的一种稳定的心理特征。气质相当于我们日常生活中所说的“脾气”“秉性”。

2. 气质类型学说

（1）体液说　古希腊医生希波克拉底提出了体液说，认为人体内有4种体液：血液、黏液、黄胆汁、黑胆汁。4种体液所占比例的不同，决定了人的心理活动和行为表现。后来，罗马医生盖伦发展了希波克拉底的思想，将人的体液与人的气质联系起来，进一步确定了气质类型，按照他的对应方法，气质可以分成4种典型的类型，即多血质、黏液质、胆汁质、抑郁质。尽管在现代看来，这种以体液来解释人的气质缺乏科学的依据，但这种分类方法仍被沿用至今。

1）多血质　表现为活泼好动、反应迅速、动作灵活、思维敏锐、善于交际、适应性强、感情丰富外露，但往往粗心大意、情绪多变、注意力容易转移、兴趣易转移、轻率散漫。

2）黏液质　表现为安静稳重、坚韧谨慎、有主见、善于克制、沉默寡言、反应缓慢、情绪不易外露，但注意力稳定难于转移，往往固执、保守。

3）胆汁质　表现为直率热情、精力旺盛、敏捷果断、反应迅速强烈、情绪兴奋性高，但心境变化激烈、脾气暴躁、容易冲动、易感情用事。

4）抑郁质　表现为敏感多疑、自卑孤僻、悲观忧郁、多愁善感、行动迟缓、不善交际，但感受性强，善于觉察他人不易觉察的事物，情绪体验深刻持久，富于同情心。

现实生活中，属于某种单一气质类型的人并不多，大多数人属于混合型。

（2）高级神经活动类型学说　巴甫洛夫关于条件反射的实验研究发现，不同动物在形成条件反射时存在差异，其高级神经活动的兴奋和抑制特性有独特的、稳定的结合，构成动物神经系统类型，也叫作动物高级神经活动类型。

神经系统最基本的过程是兴奋和抑制过程。神经过程有3种基本特性：①强度，即兴奋或抑制过程的工作能力；②均衡性，即兴奋和抑制过程的相对关系；③灵活性，即兴奋与抑制两种神经过程相互转化的速度。

巴甫洛夫根据神经过程的3种基本特性的不同组合，把人的高级神经活动分为4种类型，即活泼型（强、平衡、灵活型）、安静型（强、平衡、不灵活型）、兴奋型（强、不平衡型）和抑制型（弱型），认为气质是大脑高级神经活动类型的外在表现，高级神经活动4种类型就是气质的生理基础。这与希波克拉底提出的体液学说的4种气质类型有相对应的关系。

1）强、平衡、灵活型　兴奋和抑制过程都较强，两种过程容易转换。表现为反应灵敏、外表活泼，能很快适应迅速变化的外界环境，也称作“活泼型”。

2）强、不平衡型　兴奋过程强于抑制过程。这是一种易兴奋、奔放不羁的类型，也称作“兴奋型”。

3）强、平衡、不灵活型　兴奋和抑制过程都较强，但两种过程不易转换。表现为稳重、谨慎、迟缓，是一种坚毅而行动迟缓的类型，也称作“安静型”。

4）弱型　兴奋和抑制都很弱，而且弱的抑制过程占优势。表现为安静、不善社交为特征，也称作“抑制型”。

3. 意义　气质是个人心理活动的稳定的动力特征，并表现在外部行为上。个人的各种心理活动，如认识活动、情绪活动和意志行动中都会表现出其固有的气质特点，使其个性具有一定的色彩。

（1）气质具有双重性　气质本身无好坏之分，不能把某些气质类型评定为积极的，而把另一些类型评定为消极的，每一种气质类型都具有积极和消极的方面，也就是说，气质具有双重性。例如，多血质的人情感丰富，反应灵活，易接受新事物，但是情绪不稳定，精力分散。胆汁质的人直率热情，精力旺盛，反应迅速而有力，但脾气急躁，易于冲动，准确性差。黏液质的人安静稳重，善于自制、忍耐，但对周围事物冷淡，反应缓慢。抑郁质的人情感体验深刻而稳定，观察敏锐，办事细致、认真，但过于多愁善感，行为孤僻，反应迟缓。气质的这种双重性在某种情况下可能具有积极意义，在另一种情况下可能具有消极意义。例如，胆汁质的人兴奋性强，易冲动，当别人遇到困境时，常会见义勇为，拔刀相助，但是在遇到纠纷的场合，常会首先出面阻止，进而不自觉地加入一方攻击另一方，由旁观者变成参与者。所以我们要正确对待自己的气质类型，要注意克制自己气质的消极方面，发扬积极方面，扬长避短，发挥自己的气质优势。

（2）气质与职业选择　气质对择业和人才选拔有一定意义，每种气质类型的人都有适合从事的工作，只有人与职业匹配的时候，其能力、主动性、创造性才能得到最大限度的发挥，工作的效果和绩效也最佳。一般来说，那种要求反应迅速、灵活的工作，对于多血质和胆汁质较为合适；而那些要求细致、持久的工作，对于黏液质和抑郁质比较适合。根据气质特征进行职业选择，可以扬长避短，充分发挥人员的气质优势，同时也能克服气质特征中的不利影响。

（3）气质与人际关系　人际关系的协调受多种因素的制约，气质类型就是其中之一。研究和实践表明，外向型气质的人，善于社交，适应环境的能力较强，内向型气质的人不善于交往，适应性较弱。气质类型相同的人容易有共同的语言，同质吸引作用，交往可能协调，但同时也有可能出现对立现象，如同是急性子的人有可能经常发生冲突。不同气质类型的人组成团体，可以产生互补作用，人际关系较为和谐。

由于气质的特性会表现在各种社会行为之中，了解自己的气质特点，显然利于人际交往。胆汁质的人知道自己有爱激动的弱点，在需要冷静的场合，能够有意识地控制自己。在平时的交往中，相互了解对方的气质特点，能够避免很多不必要的矛盾或冲突。

（4）气质与心理健康　人的气质与人的心身健康关系密切。情绪不稳定、易伤感、性急、易冲动等特征不利于心身健康，有些可成为心身疾病的易感因素。临床研究也表明，胆汁质和抑郁质气质的人，往往容易出现心理健康问题。超强的精神刺激或过度紧张，往往使胆汁质的人抑制过程更弱，兴奋过程更强，从而导致神经衰弱、躁郁性精神病或心身疾病。而对抑郁质的人，巨大的挫折、不顺的社会环境或个人的极大不幸，都会使脆弱的神经无法忍受，导致癔症、强迫症或心身疾病。

（三）性格

1. 概念　是一个人对现实稳定的态度和与之相适应的习惯化了的行为方式的总和。性格表现了人们对现实与周围世界的态度，包括对自己、对别人和对事物的态度。性格是个性心理特征中的核心部分，人与人的个性差别，首先表现在性格上。性格是在社会生活实践过程中逐步形成的。由于个体所处的客观环境不一样，先天的素质不同，于是形成各种各样类型的性格。

2. 分类　由于性格的复杂性，对于性格的分类目前还未达成共识。下面简要介绍几种性格类型。

（1）外倾型与内倾型　根据人的心理活动倾向于外部还是内部，把人们的性格分为外倾型和内倾型。

1）外倾型　兴趣和关注点指向外部客体，表现为活泼开朗、自由奔放、爱交际、独立性强、容易适应环境变化。

2）内倾型　兴趣和关注点指向主体自身，表现为感情深沉、处事谨慎、缺乏决断力、交际面窄、适应环境能力差。

（2）独立型与顺从型　根据个体独立性程度，把人们的性格划分为独立型和顺从型。

1）独立型　倾向于利用内在的、自身的参照系，具有独立判断事物、发现问题、解决问题的能力，关心抽象的概念和理论，在认知中具有优势。但不善于社交，与人交往时也很少能体察入微。

2）顺从型　要依靠外在参照物进行信息加工，因而容易受到环境或附加物的干扰，易受他人意见左右，过分注意、依赖他人提供的社会线索。但好社交，与别人交往的时候能够较多地考虑对方的感受，在人际交往中具有优势。

（3）理智型、情绪型与意志型　根据理智、情绪、意志三者在心理功能方面的优势情况，可把人的性格分为理智型、情绪型和意志型。

1）理智型　通常用理智来衡量一切，并支配自己的活动。他们观察事物认真仔细，思维活动占优势，很少受情绪波动影响。

2）情绪型　内心体验深刻且外显，情绪不稳定。他们有时欢乐愉快，有时抑郁低沉，有时安乐宁静，有时烦躁不安，言行举止易受情绪影响，缺乏理智感，处理问题常感情用事。

3）意志型　行为目标明确，积极主动，勇敢、坚定、果断，自制力强，不易为外界因素干扰，但有的人会显得任性或轻率、鲁莽。

除上述3种类型外，还有中间类型，如理智－意志型、情绪－意志型等。现实生活中大多数人属于混合型。

3. 特征

（1）态度特征　个体在对现实生活各个方面的态度中表现出来的一般特征。主要表现在对社会、集体和他人的态度；对待工作、学习和生活的态度；对待事物的态度以及对待自己的态度。在态度方面，积极的性格特征有勤奋、乐观、刚强、慷慨、坦诚、谦逊和热情等；消极的性格特征有懒惰、阴郁、懦弱、悭吝、自私、狂妄和冷酷等。

（2）认知特征　个体在认知活动中表现出来的心理特征。主要体现在感知觉、记忆、思维和想象等方面。如在感知方面，有的人观察仔细，有的人观察粗略；在记忆方面，有的人记忆很快，有的人记忆较慢。

（3）情绪特征　个体在情绪表现方面的心理特征。主要体现在情绪活动的强度、稳定性、持久性和主导心境等方面。如强度方面，有的人情绪强烈，难以控制；有的人情绪冷静，易于控制。稳定性和持久性方面，有人情绪波动性大；有人则情绪稳定；有的人情绪持续时间长，有人则稍纵即逝。在主导心境方面，有的人经常处于愉快的情绪状态；有的人则经常郁郁寡欢。

（4）意志特征　个体在对自己行为的自觉调节方式和水平方面表现出的心理特征。自觉性、坚定性、果断性、自制力等是主要的意志特征。

4. 性格与气质的关系

（1）性格与气质的区别

1）从起源方面看　气质是先天形成的，一般产生于个体发育的早期阶段，主要体现为神经类型的自然表现。性格是后天形成的，在个体生命的早期，并没有性格的表现。性格是行为主体与社会环境相互作用的产物，反映了人的社会属性。

2）从可塑性方面看　气质变化较慢，可塑性较小，即使可能改变，也很困难；性格的可塑性较大，环境对性格的塑造作用是明显的，即使已经形成的性格是较稳定的，改变起来也要比气质容易。

3）从社会评价方面看　气质无好坏善恶之分，不能做社会评价；性格有好坏善恶之分，可以做社会评价。因为气质所指的典型行为特征，如胆汁质的暴烈，多血质的活泼、灵巧，指的是一个人心理活动动力方面的特征，与个人行为的内容无关。而性格特征主要是指一个人行为的内容，反映了行为主体与社会环境的关系，如一个人对集体、对他人、对工作的态度，有好坏善恶之分。

（2）性格与气质的联系　气质可按自己的动力方式渲染性格，使性格具有独特的色彩，例如同样是乐于助人的性格特征，多血质气质类型的人，在帮助别人时表现为动作敏捷、情感外露、热情；而黏液质气质类型的人，在帮助别人时则表现为动作沉着，情感含蓄、深沉。

气质会影响性格形成与发展的速度，例如，要形成严谨自律的性格，胆汁质类型的人往往需要极大的努力和克制；而抑郁质类型的人，则比较容易形成，不用特别地控制和努力。而要形成勇敢、果断的性格特征，胆汁质的人容易形成，而黏液质的人就较困难。

性格对气质有掩蔽作用，可以在一定程度上掩盖或改变气质，使气质服从于生活实践的要求。例如，领导者必须具备冷静、沉着、稳重等性格特征，在长期从事领导实践活动的锻炼中，这种性格特征的形成，有可能掩盖或改造胆汁质类型的人易冲动和不可遏制的气质特征，使其更像是黏液质的气质类型。

5. 性格与能力的关系　性格与能力在一个人统一实践过程中发展起来，二者之间相互影响、相互联系。首先，性格制约着能力的形成与发展。一方面，性格影响能力的发展水平；另一方面，优良的性格特征又往往能够补偿能力的某种缺陷，“勤能补拙”就是说性格对能力的补偿作用。但不良的性格特征也会阻碍能力的发展，甚至使能力衰退。另外，能力的形成与发展也会促使相应性格特征随之发展。

6. 护理人员的性格品质　性格是个性的核心内容，护理人员应具备良好的性格品质。护理人员的性格，首先表现在对工作、对患者、对自己3方面的现实态度上。

（1）对工作的态度　对工作应当是满腔热情、认真负责、机智果断、沉着冷静、作风严谨、干净利落。

（2）对患者的态度　对患者应当诚恳正直、热情有礼、乐于助人。

（3）对自己的态度　对自己应当开朗稳重、自信自尊、自爱自强、严于律己、宽以待人。

一般来说，开朗、乐观、平易近人的护理人员较受患者的欢迎。但开朗性格中还应保持沉着、冷静，活泼中要带庄重，严肃中又表现出浓浓的感情，才能在患者的心目中树立起威信。

三、人格心理倾向性

人格心理倾向性是一个人对现实的态度和积极行动的动力系统，它决定着人对认识活动对象的趋向和选择，主要包括需要、动机、兴趣、信念等。

（一）需要

1. 概念 需要是个体对自身生存和发展所必需条件的渴望和需求。需要是人一切行为积极性的源泉，是个体活动的基本动力，没有需要就没有活动的动力。

需要激发人去行动，并使人朝着一定的方向去追求，以求得到自身的满足。同时，人的需要又是在活动中不断产生与发展的。当人通过活动满足了原有的需要时，人和周围现实的关系就发生了变化，又会产生新的需要。

2. 分类

（1）根据需要的起源分类 分为生理性需要和社会性需要。

1）生理性需要 也称自然需要，是指人维持自身生存和种族延续必需的欲求，包括呼吸、饮食、运动、休息、生育等，是由人的生物属性决定的。生理性需要是人和动物共有的，但人类的生理性需要与动物的本能需要有本质区别。一方面，人能按自己的意愿，通过创造性劳动来满足需要，而动物只能依靠生存环境中现有的自然条件来满足需要；另一方面，在满足需要的方式上，人受到社会制度、道德规范、社会环境及人类文明等条件的制约，而动物则表现出随心所欲。

2）社会性需要 社会性需要是人类特有的需要，是在生物性需要的基础上，在后天社会环境等因素的影响下形成的。如劳动的需要、交往的需要、荣誉的需要、成就的需要等。这些需要反映了人类社会的需要，对维系人类社会生活、推动社会进步具有突出作用。

（2）根据需要的对象分类 分为物质需要和精神需要。

1）物质需要 是对物质生活条件的需要，它指向社会的物质产品，并以占有这些产品而获得满足，如对劳动工具的需要、对日常生活必需品的需要等。物质需要是人生存的基础性需要，它随着社会生产力的发展、社会的进步而不断发展。

2）精神需要 是人对社会精神生活及其产品的需要，包括对爱、审美、求知、娱乐等精神产品的需要，是人所特有的需要。这种需要如长时间得不到满足，将会影响心理的正常发展。

物质需要与精神需要相互间密切联系，人们在追求美好的物质产品时，同时也会表现出对精神的需要，而满足精神需要的同时又离不开物质产品。

3. 马斯洛的需要层次理论 美国心理学家马斯洛把人类的需要分为5个层次，由低到高分别为生理需要、安全需要、归属和爱的需要、尊重需要和自我实现需要。

（1）生理需要 是人类生存最基本的需要，如人对食物、水分、睡眠、性等的需要。生理需要在人类各种需要中占有最强的优势，必须首先给予满足。当一个人被生理需要所支配时，其他的需要就会处于次要地位。

（2）安全需要 是指个体对避免危险和生活保障的需求，这种安全需要体现在社会生活中，是多方面的，如生命安全、财产安全、职业安全、劳动安全等。当生理需要获得满足后，就会产生安全需要。

（3）归属和爱的需要 是指个体渴望归属于某个团体，得到团体成员的认同，与他人建立和谐的人际关系，需要朋友，渴望拥有爱情和家庭。归属和爱的需要不仅指需要他人对自己的爱，也指自己对他人的爱也需要得到满足。如果这种需要得不到满足，个体就会产生孤独感、疏离感。

（4）尊重需要 是指个人对自己的尊重与价值的追求，包括自我尊重和被人尊重。前者指自信、自爱；后者指希望得到别人的认可、理解、赞扬。尊重需要得到满足，能使人对自己充满信心，可以激发个人潜力，在生活中变得更有能力和创造力。

（5）自我实现需要 个人成长与发展，发挥自身潜能、实现理想的需要，这是最高层次的需要，但人们达到自我实现的途径和方式各不相同。

马斯洛认为，需要层次是发展的，当较低层次的需要获得满足后，才向上一个较高层次的需要发展，但各个层次的需要是相互依赖、彼此重叠的，并不是必须等到低层次需要得到完全满足后才会出现，较低一层的需要高峰过后，较高一层的需要就会产生优势作用。并且任何一种需要都不会因为更高层次需要的发展而消失，而是高层次的需要发展后，低层次的需要仍然存在，只是对行为影响的程度大大减小。

此外，各层次需要的产生与个体发育发展紧密相连。在婴儿期，生理需要在其行为活动中占主导地位，随后会产生安全、归属与爱的需要；自尊需要在青少年和青年初期开始占优势，并日益强烈和迫切；到青年中、晚期后，自我实现的需要则占主导地位，并能够把个人的需要与社会需要相结合，使自己的行为活动内容更加丰富，而且更具有社会意义。

练一练2-2

马斯洛的需要层次理论中，最低层次的是（　）。

A. 安全需要　　B. 生理需要　　C. 自我实现需要

D. 归属和爱的需要　　E. 尊重需要

答案解析

（二）动机

1. 概念　动机是指引起和维持个体活动，并使活动朝向某一目标的内部动力。动机是一种内部心理过程，而不是心理活动的结果。动机和人们的需要有着密切的联系，需要是动机产生的基础，而诱因则是引起动机的外在条件。凡是能够诱发个体动机的刺激或情境称为诱因。如果仅仅有需要而没有诱因，是不会产生动机的。

2. 分类

（1）根据动机的性质分类　可分为生理性动机和社会性动机。

1）生理性动机　也叫驱力，它以有机体自身的生物学需要为基础。饥饿、干渴、性、睡眠、排泄、疼痛等都属于生理性动机。生理性动机是人与动物都具有的，但人的生理性动机往往受社会生活的影响。

2）社会性动机　是与人的社会性需要相联系的，是后天习得的，如交往动机、学习动机、成就动机等。

（2）根据动机的来源分类　可分为外在动机和内在动机。

1）外在动机　由活动外部因素引起，例如学生为了获得奖学金而努力学习。

2）内在动机　由活动本身产生的快乐和满足所引起，例如学生意识到自己知识与能力的不足而努力学习。内在动机的强度大，时间持续长；外在动机持续时间短，往往带有一定的强制性。事实上，这两种动机缺一不可，必须结合起来才能对个人行为产生更大的推动作用。

（3）根据动机的影响范围和持续时间分类　可分为近景动机和远景动机。

1）近景动机　与近期目标相联系的动机。

2）远景动机　与长远目标相联系的动机。

在一定条件下，两者可以相互转化。“千里之行，始于足下”，就是对近景与远景动机辩证关系的描述。

3. 动机的功能

（1）激活功能　动机是个体能动性的一个主要方面，它能够发动、促进行为，推动个体产生某种活动。动机是引起行为的原动力。

（2）指向功能　动机不仅能够激发个体进行活动，还能将行为指向一定的对象或目标。例如，医生在学习动机的支配下选择去进修培训。

（3）维持功能　动机具有维持功能，它表现为行为的坚持性。当活动开始后，动机能使个体的行为坚持一段时间，保证行为能够持续连贯地进行。

（4）调整功能　当活动指向个体所追求的目标时，活动得以维持；相反，当活动偏离了个体原有追求的目标时，活动的积极性就会下降，或完全停止下来。正是由于动机对个体活动的不断调节，才使得行为能够达到既定的目标。

4. 动机冲突

（1）双趋冲突　两种对个体都具有吸引力的目标同时出现，而由于条件限制，个体无法同时实现，只能选择其中一种目标时，人们往往会出现难于取舍的心理冲突。例如，“鱼我所欲也，熊掌亦我所欲也”，但“鱼和熊掌不可兼得”就是典型的双趋冲突。

（2）双避冲突　指同时有两个对象对个体产生威胁，而个体只能躲避其一而接受另一种威胁时，个体进入进退两难的境地。例如，“前有悬崖，后有追兵”，患者既不想吃药也不想打针，都是这种冲突的表现。

（3）趋避冲突　指一个人对同一目的同时产生两种对立的动机，一方面好而趋之，另一方面恶而避之的矛盾冲突。例如，减肥的人既想吃美食又怕长胖，想吃鱼又怕鱼刺。

（4）多重趋避冲突　个体面对两个或两个以上的目标，且每个目标又分别具有趋避两方面的不同好恶情感。例如，毕业找工作，有两份工作，其中一份工资高但工作很辛苦；另一份工作轻松但工资低。

在现实生活中，人们常常会遇到各种动机冲突。如果对动机冲突不能很好地处理，就会产生不良情绪，陷入困惑和苦闷之中，甚至颓废和绝望，无力自拔。动机冲突不但影响人的正常工作和学习的积极性，还会给人的身心健康带来严重的威胁，甚至使人的精神状态趋于崩溃，乃至行为失常。

（三）兴趣

1. 概念　是个体力求认识、探索某种事物或从事某种活动，并伴有积极情绪色彩的心理倾向。兴趣是动机系统的重要因素，对人的行为具有巨大的促进作用。

2. 分类

（1）物质兴趣和精神兴趣

1）物质兴趣　主要指人们对舒适的物质生活的兴趣和追求。

2）精神兴趣　主要指人们对精神生活的兴趣和追求。

（2）直接兴趣和间接兴趣

1）直接兴趣　指由事物、活动本身所引起的兴趣，如旅游、运动、听音乐、看电影等。

2）间接兴趣　是指由事物未来的结果、意义所产生的兴趣。间接兴趣往往与个人的目标相联系，有较强的目的性，如护理人员对护理操作本身并不感兴趣，而对其结果，即患者在什么条件下能够更顺利地康复感兴趣。

直接兴趣和间接兴趣是相互联系、相互促进的。如果没有直接兴趣，某些认知活动的过程就很乏味、枯燥；而没有间接兴趣的支持，也就没有目标，过程就很难持久下去。因此，只有把直接兴趣和间接兴趣有机地结合起来，才能充分发挥一个人的积极性和创造性，才能持之以恒，目标明确，取得成功。

3. 兴趣品质的培养

（1）从自身的兴趣特点出发　由于人们的遗传、所处的环境、所受的教育、身体条件等条件各不相同，每个人的兴趣都带有个性特点，因而要从自身的兴趣特点出发进行兴趣的培养。

（2）明确活动的目的和意义　这样可以提高某些活动的间接兴趣。如果护理人员认识到学习的意义和价值而引起了求学的状态，那么这种状态既有理智色彩，又与个人的指向密切联系，有持久的定向作用，且不会因为偶遇挫折而轻易悔改，这就是直接兴趣与间接兴趣最大的区别点。

（3）参加趣味性的活动　这样可以培养对某些活动的直接兴趣。

（4）增加知识储备　知识是兴趣产生的基础条件，因而要培养某种兴趣，就应有某种知识的积累。

想一想

我们应该如何利用心理学基础知识开展临床护理工作？

答案解析

目标检测

答案解析

选择题

1. 人的心理实质是（　）。

A. 心脏的功能　B. 气质的反映　C. 脑的机能
D. 个性的反映　E. 思维的结果

2. “入芝兰之室久而不闻其香，入鲍鱼之肆久而不闻其臭”是由于人嗅觉的感受性（　）。

A. 提高了　B. 敏锐了　C. 适应了　D. 迟钝了　E. 保持了

3. 皑皑白雪，在晚霞的映照下，显现出一片红色，但我们对雪地的知觉仍然是白色，这是因为人的知觉具有（　）。

A. 理解性　B. 整体性　C. 对比性　D. 恒常性　E. 选择性

4. 在记忆过程中不包括的环节为（　）。

A. 验证　B. 保持　C. 回忆　D. 识记　E. 再认

5. 人脑对同类事物的本质属性和事物内在规律性的反映是思维的（　）。

A. 概括性　B. 抽象性　C. 间接性　D. 逻辑性　E. 深刻性

6. 注意的两个特征是（　）。

A. 广泛性与集中性　B. 指向性与稳定性　C. 广泛性与稳定性
D. 指向性与集中性　E. 间接性与概括性

7. 按照现代心理学界的标准，四项基本情绪是（　）。

A. 忧虑、快乐、悲哀和愤怒　B. 忧虑、快乐、悲哀和恐惧
C. 忧虑、快乐、恐惧和愤怒　D. 快乐、悲哀、恐惧和愤怒
E. 高兴、悲伤、害怕和愤怒

8. 自觉地确定目的，并根据目的支配自己的行为，克服困难以实现目的的心理过程是（　）。

A. 认识　B. 意志　C. 情感　D. 感知　E. 思维

9. 精力充沛，情绪发生快而强，言语动作急速而难以控制，热情，显得直爽或胆大，易怒，急躁。这属于（　）。
A. 胆汁质　B. 多血质　C. 黏液质　D. 抑郁质　E. 混合质
10. 能力分为一般能力和特殊能力，属于一般能力的是（　）。
A. 色彩辨别力　B. 音色分辨力　C. 手指敲击速度
D. 记忆力　E. 绘画能力
11. 患者既不想吃药也不想打针，此时的心理冲突属于（　）。
A. 双驱冲突　B. 双避冲突　C. 趋避冲突
D. 双重趋避冲突　E. 多重趋避冲突

（任佳伟）

书网融合……

重点回顾　微课　习题

第三章　心理健康与心理障碍

学习目标

知识目标：

1. **掌握**　健康与心理健康的概念；心理健康与异常心理的判断标准。
2. **熟悉**　不同年龄段心理健康的维护及注意事项；常见心理障碍的特征及表现。
3. **了解**　护士心理健康的现状、影响因素及自我维护的策略。

技能目标：

具有保持和维护自身心理健康，并应用心理调节方法帮助和维护患者处于良好心理状态，促进疾病康复的基本技能。

素质目标：

理解、关爱患者，树立科学的健康观和心理健康观。

导学情景

情景描述：护士小吴，女，26岁，已婚，在某三甲医院心内科工作5年，期间她从未请过一次假，还常帮科室其他护士值班。小吴性格内向，对工作追求完美，因其在工作中认真负责、任劳任怨、友善体谅，多次荣获优秀护士表彰。近期她因紧张地准备职称考试，2岁的女儿生病又整夜陪护，加之某患者家属认为她工作懈怠，将其投诉至医院，医院要求她在大会上做检查。从那以后，小吴变得情绪低落，注意力不集中，工作效率也有所下降，食欲下降，睡眠变差，人变得消瘦，但尚能维持正常的工作和生活。由于持续了1个多月也未改善，小吴向科室领导提出休假请求，科室领导认为她很健康，身体素质好，过一阵就没事儿了，而且现在科室人手少，患者多，因而拒绝了她的请求。

情景分析：从案例描述中可以看到，护士小吴面临职称考试、女儿生病住院、被患者家属投诉等多个现实问题，加之其性格内向，追求完美的个性特征，产生了饮食、睡眠、注意力、情绪等方面的问题。

讨论：1. 科室领导为什么认为小吴很健康？

2. 你认为目前小吴是健康的吗？

3. 小吴应如何进行自我调节？

学前导语：健康不仅是身体素质好、不生病，还包括心理健康、道德健康、社会适应良好等多个方面。医护工作者需要认识到生理、心理、社会因素在健康与疾病及其相互转化过程中不容忽视的重要作用，进而树立身心统一的健康观，正确认识健康和心理健康，并能对心理健康问题的严重程度进行初步判断，以针对性地给予患者帮助，同时也要关注自身心理健康状况，及时进行心理调适，提高自身心理素质，从而更好地开展护理工作。

第一节　心理健康概述

PPT

一、健康

健康是一个随着社会发展不断变化的概念，在不同时期、不同医学模式影响下，人类对健康的理解不尽相同。在传统生物医学模式中，健康被理解为“无病、无伤、无残，身体上没有疾病的状态”。当代生物－心理－社会医学模式认为，健康是在身体、心理和社会功能3个方面的完善和谐状态。1946年，世界卫生组织（WHO）提出“健康不仅仅是没有疾病和衰弱的表现，而是身体、心理和社会适应方面良好而完满的状态。”1989年，世界卫生组织对健康的定义做了进一步补充，提出健康还应包括道德健康，即健康是生理、心理、社会适应和道德品质的良好状态。健康的内涵已经从关注生理1个方面逐步扩展到关注生理、心理、社会和道德4个方面，这是目前对健康较为全面的认识。

看一看

钟南山院士谈健康

84岁的钟南山院士，早已成为全中国人的偶像。他分享了自己保持健康的三要素：首先，要加强自身身体的锻炼，“健康是一个人干事情的本钱”。其次，要保持一个良好的心态，“健康的一半是心理健康，疾病的一半是心理疾病”。钟南山院士还强调，不要吃太饱，早餐非常重要，不能忘记早餐。

二、心理健康

1946年，国际心理卫生大会曾就心理健康提出如下定义：心理健康是指身体、智能以及情感在与他人的心理不相矛盾的范围内，将个人心境发展成最佳的状态。这是一种积极、丰富而持续的状态，而不仅仅是没有心理疾病的状态。在这种状态下，个人具有生命的活力、积极的内心体验、良好的社会适应，能够有效发挥个人的身心潜力与积极的社会功能。

看一看

关注儿童青少年心理健康

2019年，国家卫生健康委员会、中共中央宣传部、教育部等12个部委印发《健康中国行动——儿童青少年心理健康行动方案（2019—2022年）》，提出到2022年底各级各类学校要建立心理服务平台或依托校医等人员开展学生心理健康服务，学前教育、特殊教育机构要配备专兼职心理健康教育教师。根据这一行动方案，到2022年底，50%的家长学校或家庭教育指导服务站点应开展心理健康教育；60%的二级以上精神专科医院设立儿童青少年心理门诊；30%的儿童专科医院、妇幼保健院、二级以上综合医院开设精神（心理）门诊；各地市设立或接入心理援助热线；儿童青少年心理健康核心知识知晓率要达到80%。帮助各级政府部门、学校、医疗卫生机构、社区、社会组织等多方力量加强合作，提高对儿童青少年心理常见精神障碍和心理行为问题的认识，帮助孩子正确认识、处理碰到的情绪问题，共同创造更有利于青少年心理健康的外部环境。

三、心理健康的标准

微课

由于到目前为止，对于心理健康仍然没有一个全面而确定的定义，不同的理论学派、不同的专家从不同角度给予心理健康的定义也不完全相同，因此，判断心理健康的标准也各不相同。但总体来说，基本都包括以下内容。

1. 智力正常 智力是心理健康的首要标准，是观察力、注意力、记忆力、想象力、思维力的综合能力。这是人们正常生活的最基本的条件。心理健康者的智力应在人群的正常范围之内，也包括能对日常生活做出正常反应的智力超常者。

2. 情绪良好 是心理健康的核心指标。心理健康的人能够经常保持愉快的心情，善于从生活中寻找乐趣，对生活充满希望。同时善于调整负性情绪，保持稳定的情绪状态。

3. 意志健全 是指意志的自觉性、果断性、坚持性和自制性的协调统一。意志健全的个体，其生活目的明确，既能独立思考，不盲目服从，也能根据现实的需要调整行动的目标，尊重听取他人的意见。能在活动中克服各种困难，坚持不懈地为实现目标奋斗，能为实现目标自觉地约束自己，抑制自己不合理的欲望，抵制各种外部诱惑。

4. 人格完整 塑造健全的人格和保持人格的完整是心理健康的重要目标。健全的人格包括人格的各个结构要素不存在明显的偏差与缺陷，具有清醒的自我意识和完整的自我同一性，具有积极进取的人生观，有相对完整的心理特征等。

5. 自我评价恰当 心理健康的人能对自己做出恰当的自我评价，他们能体验到自我存在的价值；同时能接受自己，对自己抱有正确的态度，不骄傲也不自卑。因而，心理健康的人总能面对客观现实正确评价自我。而心理不健康的人常缺乏自知之明，他们对自己的优缺点缺乏正确的评价，要么看得十全十美而自高自大、自我欣赏，要么把自己看得一无是处而与自己过不去，结果心理总是不平衡。

6. 人际关系和谐 和谐的人际关系是心理健康的重要指标，也是获得心理健康的重要途径。人际和谐的特征如下：①乐于与人交往，既有稳定而广泛的人际关系，又有知己的朋友；②在与他人的交往中既能保持独立而完整的人格，又能取人之长补己之短；③以积极的态度处理人际交往中的问题，能与他人构成良好的沟通氛围。

7. 社会适应良好 是否能适应变化的社会环境是心理健康的重要特征。社会适应良好者有积极的处世态度，与社会接触广泛，具有顺应社会变化的能力，勇于改造现实环境，达到自我实现与社会奉献的协调统一，能避免因社会适应不良而引起的心身疾病和心理障碍。

练一练3-1

心理健康的标准不包括（　）。

A. 人格完美　　B. 智力正常　　C. 情绪良好

D. 人际关系和谐　　E. 心理行为符合年龄特征

答案解析

想一想

根据心理健康的标准，结合自身情况，谈一谈你的认识。

答案解析

第二节　不同年龄段的心理健康及维护

PPT

一、婴儿期心理健康及维护

婴儿期是指从出生至3岁的时期，是个体生理发育和心理发展最迅速的时期。这一时期的心理发展状况对以后阶段甚至一生都有重要的影响。

（一）婴儿期常见心理问题

1. 皮肤饥渴　通过皮肤接收到的信息不仅能带动整个感知能力的提升，还在婴儿的心理发育中起着非常重要的作用。可是许多抚养者由于身体、工作原因，甚至是观念原因，觉得“不能多抱，抱了就放不下了”，于是与婴儿的肢体接触非常少，这就容易导致婴儿出现皮肤饥渴。

2. 陌生人焦虑和分离焦虑

（1）陌生人焦虑　是指婴儿面对陌生人时出现的恐惧、焦虑。

（2）分离焦虑　是指与熟悉的抚养者分开后的痛苦。精神分析理论认为，这种内部情感的体验和不安全感对个体心理发展的各个方面都会产生影响。

（二）婴儿期心理健康维护

1. 母乳喂养　对婴儿应采取母乳喂养，以此来加强母婴之间的情感联结。同时，母亲要在喂养过程中多对婴儿微笑，对其身体进行轻柔的抚摸。其他抚养者也要多与婴儿进行皮肤接触，如抚摸、拥抱等。

2. 建立安全型依恋　我们将母婴安全型依恋看作积极的、良好的依恋类型。这不仅要求母亲要满足婴儿的需要，还要“高质量”地与婴儿在一起，即婴儿发出信号时，母亲能及时、准确地反馈，如此婴儿就能发展出对母亲的信任，进而与母亲建立安全型依恋。

3. 促进认知活动　婴儿最初的认知活动主要体现在感知觉和动作发展两方面，要为婴儿提供适宜的刺激，如色彩多样的玩具、优美的音乐。还可组织适合的活动，让婴儿在活动中发展自己的动作。

4. 培养良好的习惯　培养个体养成良好的饮食、卫生习惯，规律的睡眠习惯，好的习惯可以为将来各方面的发展奠定良好的基础。

二、幼儿期心理健康及维护

幼儿期是指3～6岁这一阶段，是个体成长的重要时期。这一时期的心理发展为其开始学校生活奠定了基础。

（一）幼儿期常见心理问题

1. 第一反抗期　儿童在3～4岁时开始表现出独立的愿望，不希望得到成人的帮助，而是希望自己去独立完成。当对成人的命令和要求不满时，常用反抗和拒绝来回应。这是自我意识发展的表现，是具有积极意义的。

2. 情绪问题　焦虑和恐惧是幼儿常见的负性情绪，具体表现为烦躁、喜欢哭闹、无故生气、食欲下降、夜惊、尿床和腹痛等。这些负性情绪若持续存在，会影响幼儿的正常生活，甚至对其个性发展产生严重的影响。

（二）幼儿期心理健康维护

1. 重视第一反抗期　我们了解了幼儿在第一反抗期的特点后，既不能采用强硬的态度，也不能一味地满足。如采取高压、强制的方式，会使幼儿出现情绪和行为问题，阻碍幼儿的心理发展。如处处迁就，容易使得幼儿有自我中心等状况出现，成为幼儿心理健康发展的隐患。所以我们要重视第一反抗期，科学地引导和教育幼儿，使之顺利度过此时期。

2. 重视游戏的作用 在游戏中，幼儿的认知、解决问题能力可以得到发展，运动器官也可以得到锻炼。幼儿还可以通过游戏学会更好地表达和调控情绪，学会与人相处。游戏也是促进幼儿人格发展的最好途径。所以我们要积极引导幼儿开展游戏活动。

3. 性别意识强化 从各方面入手强化幼儿的性别意识，如可以从着装、举止、游戏活动等方面进行强化。

4. 营造温馨、民主的家庭氛围 温馨、民主的家庭，不只为幼儿提供了舒适的生活环境，还为其提供了良好的心理环境。在这种环境下成长的孩子，在调控情绪、应对挫折、协调人际关系、处理婚恋问题等方面都会表现出更强的能力。

三、儿童期心理健康及维护

儿童期又称学龄期，是智力发展最快的时期。儿童期是指 6～12 岁这一阶段，个体在低年龄段具有明显的幼儿心理特点，到高年龄段时青春期心理特征开始出现，是个体心理发展的转折时期。

（一）儿童期常见心理问题

1. 入学适应问题 对于初进入小学的儿童，面对陌生的环境和学习方式，会出现入学适应困难问题。适应困难的表现有焦虑、恐惧、不愿上学、情绪低落、注意力不集中、腹痛、皮疹等。

2. 学习问题 由于学校和家庭的原因，小学生通常有如下学习问题：学习动机太强、学习动机不足和学习兴趣下降。

（二）儿童期心理健康维护

1. 协助适应学校环境 要协助儿童尽快适应学校的规章制度、小学生行为规范、课程设置、小学生学习内容、学习方式、任课教师和班级同学。当发现儿童出现与入学适应相关的情绪、行为、身体问题时，不可恐吓、打骂、羞辱，而是要及时给予支持和帮助。如情况较为严重，可向专业人士求助。

2. 学习动机要适中 学习动机是引起、推动和维持学生进行学习活动的内部动力。要特别注意的是：动机过强，容易出现过分紧张、焦虑、担忧、恐惧等情绪，进而抑制思维，会导致学习效率低、考试失常等结果；学习动机不足，容易出现注意力不集中、满不在乎、厌学等状况，学习效果也非常糟糕。科学研究表明，动机在中等程度时能产生最佳的学习效果。因此，在面对学习动机过强的学生时，要引导儿童正确评价自己，设立合理目标，淡化结果；面对学习动机不足的学生，要注重培养儿童的求知欲和学习兴趣，要合理奖赏，提倡适度竞争。

3. 善用期待效应 即心理学上所说的皮格马利翁效应。要多给予儿童赞美、信任和期待，这种期待有非常强大的能量，能改变个体的行为。因为当个体获得他人的赞美、信任时，就获得了推动自己积极向上的动力，在这种推动力下，儿童不仅会变得自尊、自信，还会尽力去达到对方的期待。

4. 帮助形成积极的自我概念 自我概念是指个体对自己的认识和评价，它是一个人个性特征的核心。儿童期是个性形成的重要时期。这一时期的儿童，由于受其认识能力的局限，常常还不能客观地认识和评价自己，他们往往是根据他人对自己的态度和评价来认识和评价自己的。因此，成人在对待儿童时所采取的态度以及对儿童所做的评价，都需要十分慎重。成人一方面应该尊重儿童，把儿童当成一个平等的个体来对待，不能随便地批评、指责或是训斥，这也是培养儿童自尊心的关键；另一方面，成人在对儿童进行评价的时候，要考虑评价的客观性和准确性，切忌因为儿童的某一件事或某一行为而简单地下结论。这不仅不能使儿童对自己形成正确的认识和评价，还有可能导致儿童形成消极的自我概念。

四、青少年期心理健康及维护

青少年期是指 12～18 岁这一阶段，是人生最美好、最奇妙的一个时期。此阶段身体迅速发育并达到成熟，心理则相对缓慢地由不成熟状态向成熟状态过渡。

（一）青少年期常见心理问题

1. 自我意识问题　青少年容易出现自我评价偏高或偏低的倾向。他们往往不愿意听取别人的意见和建议，导致自负和做事鲁莽；或是有强烈的自卑，导致放弃、逃避，做事缺乏积极性。

2. 第二反抗期　由于生理和心理发展急剧变化，青少年开始要求全面的独立自主，对父母的管教深为反感，甚至在行为上发生反抗，出现第二反抗期。

3. 情绪问题　青春期个体在生理、心理、社会的诸多变化和影响下，极易出现焦虑、抑郁等情绪问题。加之青少年情绪稳定性差，调控情绪能力不强，极易陷入消极情绪中不能自拔。

4. 人际关系问题　青少年的人际关系主要是亲子关系、师生关系和同伴关系，这些关系如果能够处理好，对青少年的心理健康会有促进作用。反之，将会影响个体的心理健康水平。

5. 不良习惯问题　青春期个体面对复杂的社会环境和自身的压力，容易沾染不良的生活习惯，如吸烟、喝酒、沉迷网络等，如果得不到正确的引导，可能会出现成瘾行为。

（二）青少年期心理健康维护

1. 发展良好的自我意识　通过自我意识教育帮助青少年正确、全面地认识自己，客观地评价自己。

2. 学会调控情绪　在现实生活中，青少年难免会遇到不良刺激而出现负性情绪。要及时了解青少年的情绪状况，找出产生消极情绪的原因。要多关心他们，站在青少年的角度理解他们，同时通过心理课堂、团体活动、个体辅导等手段，引导其学会调控情绪。

3. 引导形成健康的性心理和性行为　受传统思想的影响，我们对青少年的性教育常采取回避或一带而过的方式，使得青少年常迷失在性困惑中。作为父母，应该适时、适当地向他们讲解性知识。作为学校教师，可以通过生理、心理健康课程、性知识讲座等形式进行青春期性教育，多方面配合，使青少年形成健康的性心理和性行为。

4. 帮助顺利度过反抗期　第二反抗期的出现是青少年自我意识发展的表现，是非常正常的现象，他们已经不再依从父母，而成为独立的自我。要帮助青少年顺利度过反抗期，成年人就要做到多商量、多倾听、多沟通、多引导、少干涉。

5. 纠正不良行为　要宣传不良行为的危害，时常敲响警钟，引起青少年的重视。为避免不良行为的出现，我们要教会青少年运用积极、有效的方法来缓解压力和释放情绪，同时引导个体培养多样、健康的兴趣爱好。

五、青年期心理健康及维护

青年期是指 18～35 岁这一阶段，也称为成年初期，是个体逐步走向一个相对平静、相对成熟的发展时期，个体由此进入责任和义务共同承担的社会人阶段。

（一）青年期常见心理问题

1. 情绪、人际关系问题　青年人自我意识迅速增长，希望自己的观点被社会和他人认可和接纳，但其社会成熟又相对迟缓，由此会出现情绪、人际关系等问题。

2. 性的问题　青年期的性生理相对成熟，而性心理发展缓慢，加之性知识缺乏，是性心理问题较多的阶段。

3. 择业问题 面对就业竞争日益激烈的局面，大部分青年急于工作，没有对自己的事业发展做科学、全面和理性的思考，进而影响了其择业取向。

（二）青年期心理健康维护

1. 发展自我意识 运用多种心理学手段，引导青年不再以成败和别人的评价来认识和评判自己，协助其建立内在的判断标准。个体的认识自我、评价自我、调控自我的能力发展后，就能正确地分析挫折和多样复杂的人际关系，从中总结经验，汲取教训，得到进一步成长。

2. 合理调控情绪 面对负性情绪，可以运用降低期望值、转移注意力、合理宣泄、理智控制、调整不合理信念等方法来进行调控。调整不合理信念这种方法是以认知疗法为理论依据的，一般情况下，我们认为是诱发事件直接引起了个体的情绪和行为反应。认知疗法的观点：诱发事件背后有一个个体对这一事件的信念，是信念直接引起了个体的情绪和行为反应。所以我们可以通过调整不合理信念来达到调控情绪的目的。

3. 提高人际交往能力 青年人开始步入社会，会面临更加复杂的人际关系，如能掌握人际关系技巧，必会为其更好地适应社会提供有力的帮助。人际关系的技巧如下：留下良好的第一印象；主动热情地与人交往；真诚地赞美别人；认真地倾听对方；有技术地拒绝别人；有技术地批评别人。

4. 科学地面对性 面对性不能讳莫如深，也不能肆意放纵。对于性冲动，要接受它是自然并合理的表达。

5. 学会处理与异性的关系 在与异性交往时，要树立正确的恋爱观和择偶观。择偶的标准包括外在和内在，青年人在择偶时应多考虑内在标准，因为只有内在标准才是相对持久的。在与异性交往时，个体会遭遇许多挫折，这时自己要积极调节，还可向心理学专业人士求助。

6. 科学择业 首先要指导青年人全面评价自我，对自己的兴趣爱好、所学专业、工作能力、适合从事职业有一个全面的认识，这样才能找到理想的工作。其次要对职业及单位的发展前景有准确认识，有前瞻心理，不能只盯着眼前利益。

六、中年期心理健康及维护

中年期是指35～60岁这一阶段，也称为成年中期。是个体生理和心理的成熟期和稳定期，是一生中各方面的鼎盛时期。

（一）中年期常见心理问题

1. 心理疲劳 中年人在事业上成为各行各业的能手和中坚力量，同时也面对着巨大的工作压力和复杂的人际关系，于是他们常处于焦虑、心境不佳等心理疲劳状态中，持续时间过长会损害个体的心身健康。

2. 更年期综合征 更年期是指生殖、生理功能进入衰退的时期，是生命的变更时期。更年期的年龄男性是45～60岁，女性是40～60岁。更年期综合征有明显的个体差异，严重程度也有所差异，但通常会有情绪不稳定、唠叨、急躁、无端的心烦意乱、潮热、出汗、失眠多梦、烦躁易怒、体力下降、记忆力减退等表现。

3. 不良生活习惯 许多中年人饮食、睡眠不规律，运动少，吸烟、喝酒无节制。

4. 夫妻、亲子关系紧张 中年人将更多的精力放在工作上，对于家庭关注较少，容易造成夫妻关系岌岌可危，亲子关系日益紧张。

（二）中年期心理健康维护

1. 消除心理疲劳 中年人多种社会角色集于一身，他们又想把每种角色都扮演得出色，想事事都做到最好，就是这种思想把他们压得喘不过气来。所以中年人要懂得取舍，要懂得放弃自己能力所不能及的事情。学会树立恰当的目标，在实现目标的过程中要缓解自己的压力，如找朋友诉说、运动等方式，切莫将一切负性情绪压抑起来。要保留自己的时间和空间，适当参加娱乐活动。

2. 积极面对更年期综合征　首先，要接受更年期的心身反应，减轻心理负担，用积极乐观的心态去面对。其次，饮食起居要有规律，劳逸结合。再次，社会、家庭、单位要对处于更年期的中年人给予关心、理解和支持。最后，可以学习简单的心理调适方法，如状况严重可以向专业人员求助。

3. 化解夫妻、亲子矛盾　面对相处多年的配偶，绝对不可忽视沟通和激情的重要性。夫妻之间要常常沟通，要将误会和不满消除在萌芽阶段。中年夫妻在一起生活多年，日子慢慢归于平淡，如能经常制造些小浪漫，可以使夫妻关系更加和谐。面对日益长大的孩子，中年家长切忌独断专行，要用适合孩子的方式去沟通和交流，避免产生或加剧亲子矛盾。

七、老年期心理健康及维护

老年期是指60岁到死亡这一阶段，也称为成年晚期。这是一个生理、心理等方面都在不断变化、不断衰退的时期。

（一）老年期常见心理问题

1. 失落、孤独　老年人最重要的社会角色转变就是从在岗变为退休在家，很多老年人从有序的工作状态一下转向自由松散状态，从权威转向无人问津，难以适应，会出现失落、孤独等消极情绪。

2. 恐惧　老年人操劳一生，多数患有一种或几种慢性疾病，他们往往害怕疾病恶化；害怕给家属带来经济和精神负担；害怕会走向死亡。

3. 多疑　老年人的视角从社会完全转向家庭，他们会过分关注家庭成员对自己的情绪和行为，往往就会多疑，给自己和家属带来压力。

（二）老年期心理健康维护

1. 正确看待退休　认识到退休是每个人的必经之路，退休之后老年人可以找回或培养兴趣和爱好。要多走出家门，与外界保持联系，加强人际交往，去体验丰富精彩的人生。

2. 珍惜生命　对于疾病要及时诊治，对于死亡要有思想准备，不回避、不幻想。老年人要珍惜时间，要开心地度过每一刻时光。

3. 坚持学习　老年人要坚持用脑，要不断接受新事物，才能减缓衰老的进程。

4. 保持良好的人际关系　正确处理好家庭内部的各种关系，如夫妻之间要互相照顾，对子女的生活不要过多干涉。老年人还要多参加集体活动，与同龄人保持接触，相处中既能释放压力，又能丰富生活，对身心健康十分有利。

5. 给予更多关爱　家属要对老年人多关心、多照顾，对于老年人的变化要用宽容的心去包容。经济上要给予老年人保障，以减轻老年人的心理压力。

第三节　护士心理健康及与维护

PPT

一、护士心理健康状况

护士，是美丽的“白衣天使”，是健康的忠实守护者，然而护士自身也面临着许多健康问题，尤其是心理健康问题。高强度的临床护理工作，繁杂的护理书写，频繁的夜班，患者及家属的高要求和不理解等，都会给护士造成生理和心理上的压力。2019年2月发布的《中国国民心理健康发展报告

(2017—2018年)》中指出，医务工作者的心理健康水平普遍偏低，焦虑、抑郁、偏执等心理问题突出，护士的心理健康状况也不容乐观，显著低于全国平均心理健康水平。同年3月发布的《北京市12家医院临床护士心理关怀调查报告》中显示，40%的护士存在焦虑情绪，其中重度焦虑人员达到6%，焦虑群体80%为初级护师和主管护师，二者是护士群体的主力，只有不到30%的护士对现有生活和工作感到满意。

二、影响护士心理健康的因素

随着生物医学模式向生物－心理－社会医学模式的转变，实施优质护理对护士的心理健康提出了挑战，同时社会生活节奏加快，给护士造成日益沉重的心理负担。当前影响护士心理健康的因素有以下几个方面。

1. 社会压力 长期以来，社会上重医轻护现象普遍。我国的护理教育发展相对缓慢，护理学科发展滞后，导致护士的社会地位不高。人们受传统观念的影响，认为护理工作只不过是一些打针、发药之类的简单机械劳动，而把疾病的康复归功于医生。对护士和医生的态度判若两人，这种现象在病房常能看到。每当此时，护士的精心护理、严密观察、亲切问候都化为乌有。护士的自尊心受到极大的伤害，心理上失去平衡，从而产生失落感。此外，护士的工作价值缺乏相应的社会肯定，薪酬待遇方面的回报欠缺也会降低护士的职业价值感，这也会对其心理健康产生消极影响。

2. 工作压力 由于护理工作具有连续性，使得护士24小时轮流值班，遇到急诊、抢救患者更不能按时下班，有可能连轴转。这种不规律的工作时间，导致人体生物钟紊乱。此外，临床工作中患者病情变化多端，不确定因素多，护士在工作中还要经常面临危急重症患者的抢救，工作任务重，工作压力大，不仅需要及时观察患者的病情，迅速做出反应，同时还要满足患者的各种合理需要。工作中稍不留意，就会威胁到患者的身心健康甚至生命，有时还得面对患者死亡和生离死别的场景。由于职业的特殊性，临床工作中会有诸多职业暴露因素，如锐器伤，化学性、生物性伤害等。因此，护士特殊的工作性质带来的高压力、高风险是十分显著的。

3. 竞争压力 护理知识不断更新，技能要求日益提高，对护士提出了越来越高的要求。新技术、新业务、新设备应用于临床，要求护士必须掌握；各级医院对护士学历层次的要求，也迫使护士必须在繁重的工作之余，参加各种各样的学历文凭继续教育。再加上“三基”训练、晋升考试、进修学习等各种形式的考核，使护士一生中都在接受各种形式的考核。护士既要完成日常繁重的护理工作，还要利用休息时间参加培训和自学，长期处于高压的状态，使护士有一种力不从心的焦虑感。

4. 家庭压力 护士进入家庭，负担多重角色。本来应该关心老人、体贴伴侣、教育孩子，但“夜班”还需伴侣接来送去，繁忙的工作使护士筋疲力尽，与他人交流时间少，人际关系淡漠，亲情减少，偶尔的家庭矛盾更是避免不了的，护士会感到无所适从，苦闷难言，引发忧愁、烦恼等负性情绪。

5. 人际关系的压力 护理工作中的人际关系主要包括护患关系、护士与患者家属关系、护护关系以及护士与其他医务人员的关系等。随着社会发展，人们对健康的需求日益提高，患者及其家属都认为自身是最需要照顾的，一旦护士工作出现误差，就会导致护患冲突，它直接或间接地涉及护患双方的权益、健康、经济、人格、道德、法律等问题。因此，在原则上护士即使遇到歪曲现实、情绪激动，甚至打骂护士的患者及其家属，也必须保持平和冷静、包容的心情，并帮助解决问题，从而压抑了自身感受，做出精神妥协。此外，在工作中，还需要其他医务人员和同行的配合，所以护士还需处理好同其他医务人员的关系。而现实工作中，由于工作忙碌和沟通不及时，经常发生同事间不能很好地配合或误解而引发矛盾的现象，这些矛盾和冲突都是诱发护士心理问题的原因。

护士角色迫使护士一再压抑消极情绪，往往造成“零存整取”的效果 护士应以愉快的心情和热情的态度走进病房去“微笑服务”。但护士有自己的喜怒哀乐，消极的情绪再压抑，日积月累形成了潜在的能量，即“感情势能”，这种能量一旦超过了个体所能承受限度，就会出现“零存整取”的后果，直接影响护士的身心健康。

三、护士心理健康的维护

护士，作为一个特殊的群体，在临床医疗工作中起着非常重要的作用。他们的心理健康状况直接影响医疗服务质量。积极维护和调节护士的身心健康关系到护理组织中的每一位成员，应从个人层面和组织层面综合考虑和维护护士心理健康的措施。

（一）个人层面

1. 加强职业认同感　护理行业的性质特殊，既具有挑战也充满了压力，护士应把工作的性质、特点与自身条件（包括知识水平、智力水平、能力、个性等）相结合，以此来进行人生定位和分析，不仅仅以工作地位的高低或待遇的优劣去评价职业，更应该从精神层面，从心理的感同身受去理解患者的苦痛，去体验捍卫生命、守护健康的神圣感和价值感，才能促进自身工作上的进步，并把职业的成功和成就感作为调适心理的良药。护士要加强自身的学习，提升工作能力，树立良好的职业形象。研究表明，那些取得突出成就的优秀护士，都是把所从事的职业当作一项崇高而神圣的事业，以积极和热爱的心态去对待工作。

2. 学会评估自身工作应激状况　国内一些学者的研究表明，护士对工作应激的应激源、影响因素、后果等缺乏系统认识，所以不能很好地选择适合个体的应对方式来有效应对。因此，护士应该学习工作应激的相关理论知识，学会对工作应激和心理健康的自我评估，以便做到出现问题时早发现、早诊断、早处理。

3. 保持积极乐观的情绪　要热爱护理工作，热爱生活，热爱自然，向往美好未来。有上进心，激发健康情绪。正确认识自我、人生和社会，接受现实的自我，适应规律，心胸豁达，乐观。

4. 培养健全的人格　要正确地认识和评价自己，接受自己与别人的差异。懂得每个人在学习、生活、工作、人际关系中都不可能事事如意，避免完美主义倾向，要经得起挫折和磨难，身处逆境时能进行自我安慰、自我解脱，不钻“牛角尖”，自我减压，降低标准。注意培养踏实、克制、有涵养、坚韧、热心、勇敢的个性，要树立自尊、自强、自爱意识。

5. 建立良好的人际关系　护理是助人的职业，护士的大部分工作都涉及人际交往，若无法与他人愉快相处，就会阻碍工作顺利进行，同时增加工作应激水平。而在人际交往中首先要理解、宽容、尊重他人，真诚相待。以积极的心理、和蔼的态度对待患者和同事。创造团结友爱、和谐愉快的工作环境。有计划地安排业余时间，赡养老人，培养子女，主动承担家庭责任。适当的家务劳动也是一种放松心理压力的方式，与亲友和睦相处，争取他们对护理工作的理解和支持，将自己的不良情绪及时向他们倾诉，合理宣泄，在他们的劝慰和开导下，不良情绪便会逐渐消失，以保持心理平衡和健康。

6. 增强适应能力　护士要努力调节自我，学会对各种现象做客观的分析，进行正确的判断。在工作、生活中遇到困难不退缩、不沮丧，树立战胜困难的信心和勇气。努力学习专业及边缘学科知识，适应现代护理模式的转变和发展。不断提高工作能力，体现自我价值，克服来自社会、同行不尊重护士的偏见。

7. 养成健康的生活方式　生活单调是形成许多疾病的原因。护士应改变从家庭到医院，又从医院回到家庭这种两点一线的单一生活方式。合理安排生活节奏，使工作、生活、人际关系能正确定位。学会在繁忙中求得休息，下夜班要保证充足的睡眠和丰富的营养摄入，以满足身体能量的消耗。培养广泛的爱好兴趣，业余时间可以养花、养鱼、种草、种树、听音乐、散步、参加文体娱乐活动，可以调节情感、调和气血，利于身心健康。

（二）组织层面

护士的心理健康状况不仅与个体因素密切相关，其发生发展在很大程度上也是由组织的特点决定的，因此，维护护士心理健康最有效的措施是把组织干预和个体干预相结合。从医院层面，要加强医院文化建设，为护士营造宽松和谐的工作环境，尊重、关爱护士，优化护士人力资源配备，注重护士的职业操守和敬业精神的培养和业务培训。

1. 加强组织的社会支持功能 护理组织机构与护士的工作活动是直接相关的，对于护士职业上的问题也最具影响力，所以护理管理者应认识到重要性，在精神层面和物质层面均给予护士积极影响。管理部门应制定公正的管理制度和奖惩政策，为护士提供外出培训、参观学习和交流的机会，鼓励各种形式的学历提升和职称的晋升，通过优化绩效考核方案，合理改善薪酬分配，对优秀护士进行表彰和宣传，激发护士的工作积极性和内在动力。

2. 明确工作职责，减轻工作负荷 研究表明，护士的工作责任感是影响工作应激的因素之一。如护士在职业工作中，对自身的角色和职责不清楚，将会导致角色混乱，增加其应激的程度，损害心理健康。因此，相关部门应明确界定护士的工作职责，配备符合标准的人力资源，合理安排工作，降低工作强度，实行护士休假制度，保证合理的休息。通过有效措施降低护士工作负荷，可有效提高医疗护理质量，防止工作倦怠的发生。

3. 提供专业的心理干预 根据2017年《中国护士群体发展现状调查报告》的数据显示：41.2%的护士在近一年内，遭受过患者或患者家属的过激行为。在受到的职业伤害类型中，她们的心理创伤比例最高，81.9%的护士希望在感到紧张和压力时能及时得到心理援助。为此，管理部门可设置供护士消除身心紧张的放松场所，让护士有机会宣泄情绪、交流情感，提高心理调适能力，组织压力管理培训，帮助护士丰富其内外资源。设立专门的心理咨询室，建立和完善心理健康辅导机制，把心理健康教育作为护士培训的一项重要内容，有针对性地对存在工作应激和工作倦怠的护理人员进行心理咨询与辅导，通过建立心理档案，进行定期的评估、咨询，帮助护士缓解工作压力和紧张情绪，增强心理健康保健意识，积极应对工作应激，提高心理健康水平。

第四节 心理障碍

PPT

一、概述

（一）心理障碍的概念

心理障碍（mental disorder），又称心理异常或心理变态，是指个体无法按照社会行为规范或适宜的方式来适应社会和日常生活要求，而表现出的感知觉、记忆、思维、情绪、行为、意识及人格等一方面或多方面的异常。心理障碍是对许多不同种类的心理、情绪和行为异常的统称，主要表现为适应社会和（或）适应自我不良。适应社会不良可表现为人际关系紧张，工作和生活能力明显下降等；适应自我不良可表现为不能有效地自我控制，长期处于痛苦状态等。

（二）心理障碍的判断原则与标准

心理现象的产生和表现方式是相当复杂的，所以心理正常与否的判断也是相当困难的。首先，由于异常心理与正常心理之间的差别常常是相对的，两者之间更多的是程度的不同；其次，主观与客观等许多因素对异常心理活动的表现都有很大影响，所取的角度不同，标准也不同。再次，单纯的心理问题目前并没有什么仪器可以检查化验，全靠专业人员的临床经验进行主观判断，而医师本身的思维方法和对这些因素的认识也不同，这就很难有一个绝对统一的标准。

1. 判断原则　判断一个人心理及行为是否异常，只有把他的心理状态和行为表现置于当时的客观环境和社会文化背景中加以考虑，并和社会认可的行为常模比较，就能判断他有无心理与行为障碍。人们在区别正常与异常心理及行为时可以先做一下原则性的区分，这里采用我国学者郭念锋教授提出的区分心理正常与异常的 3 个原则。

（1）主观世界与客观世界的统一原则　当人的精神或行为一旦与外界环境失去统一性，就必然会出现认知性的偏差，其言行也不能被别人理解，其心理和行为就很难被认为是正常的了。

（2）心理活动的内在一致性原则　心理活动是一个完整的统一体，各种心理过程之间具有协调一致的关系，这种协调一致性，保证人在反映客观世界过程中的完整性和高效，心理过程一旦失去协调一致性，心理的部分功能就必然处于异常状态。

（3）个性特征的相对稳定性原则　个性特征的相对稳定性突然改变，大多是由于病理性的原因，也可以认为心理活动已偏离常态，属于心理障碍的表现之一。按照这样的参照原则，一般是能够分辨出心理障碍的。

2. 判断标准　在实际操作中，判别正常与异常心理及行为时，通常按以下 4 条标准进行判断。

（1）经验标准　以经验作为判断标准主要根据两方面进行。

1）患者的主观体验，即患者自己觉得有焦虑、抑郁或没有明显原因的不适感，或者自己无法控制自己的行为，因而寻求他人的支持与帮助，就可以认为不正常。但并不是说正性情绪就是正常的，负性情绪就是有障碍的，而是看其主观体验是否基本符合所遇到的外界事件的性质和强度，如亲人去世却一点都没有悲伤、痛苦的情绪，这就是不正常的。

2）观察者根据自己的经验对被观察者的心理与行为状态的判断，即医生根据对正常人的了解和自身心理活动的体验来判断他人的心理是正常还是异常，此方法是目前精神科医师最常用的方法。这种方法有很大的主观性，虽然医生接受过专业教育，并通过积累的临床经验，形成了大致相近的判断标准，但对少数患者的判断仍会有分歧，甚至截然相反。

（2）社会适应性标准　该标准是以社会常模为标准来衡量一个人心理是否正常，所谓社会常模是指正常人符合社会准则的心理和行为。正常情况下，人能依照社会生活的需要适应环境和改造环境，人的行为是符合社会准则的，即能根据社会要求和道德规范行事，达到人与社会生活环境的协调一致。如果因为器质性损害或功能的缺陷，或两者兼而有之使个体能力受损，不能按照社会认可的方式行事，其行为后果对社会不适应的时候，则认为其心理是异常的。但是，这种方法的缺点是人的社会适应行为受不同地区、时间、文化程度、社会习俗等多种因素的影响，难以标准化。因此，对于同一心理与行为，由于所处环境不同，其评价结论可能不同。

（3）医学标准　也称症状学标准。心理的物质基础是大脑，任何大脑的损伤都会不同程度地影响心理现象的正常功能，任何心理障碍也都应该在大脑中找到相应的变化。这一标准将心理障碍当作躯体疾病一样看待，如果一个人身上表现出的某种心理现象或行为可以找到病理解剖或病理生理变化的依据，就可以判断为心理障碍。这一标准比较客观，但由于心理障碍的原因不是单一的，而是多因素共同作用的结果，故该法适应范围较窄。

（4）统计学标准　该标准是通过在普通人群中，对人们的心理特征进行测量，结果常常呈正态分布，居中间的大多数人属于心理正常，而远离中间的两端被认为是心理障碍。因此，决定一个人心理正常或异常，是以其心理特征是否偏离均值及偏离的程度来决定的。这一标准提供了心理特征的数量资料，结果比较客观，便于比较，操作简便，故较易推广。但这种标准也存在明显的缺陷，有些心理特征不一定是呈正态分布，并且心理测验的内容受很多因素的制约，难以精确把握复杂的心理现象。

（三）心理障碍的分类

心理障碍的表现千奇百怪，将心理障碍按一定的规则纳入各个类目，形成系统，可以为心理障碍的识别、诊断和防治提供依据，也可以方便研究者之间相互交流。对于心理障碍的分类，有不同观点与方法，心理学一般主张现象学分类，而精神病学则主张病因与症状学分类。

1. 心理学分类

（1）认知过程障碍

1）感觉障碍　包括感觉过敏、减退、倒错和内感不适等。

2）知觉障碍　包括错觉、幻觉和感知综合障碍。

3）思维障碍　包括思维形式障碍（思维奔逸、思维迟缓、思维贫乏、思维散漫、思维破裂、思维中断、思维插入、强制性思维、病理性赘述等）和思维内容障碍（妄想、强迫观念、超价观念）。

4）注意障碍　包括注意增强、减弱、涣散、狭窄、固定等。

5）记忆障碍　包括记忆增强、减退、遗忘症（顺行性遗忘、逆行性遗忘、进行性遗忘、心因性遗忘）、错构症、虚构症（想象性虚构症和睡梦性虚构症）、潜隐记忆、似曾相识（熟悉感）和旧事如新（生疏感）。

6）智能障碍　包括智能低下（精神发育迟滞）和痴呆。

7）自知力障碍　对自身疾病无认识或不能正确认识。

8）定向力障碍　包括周围定向障碍（时间、地点、人物定向障碍）和自我定向障碍。

（2）情感过程障碍　包括情感高涨、欣快、情感低落、焦虑、情感脆弱、情感爆发、易激惹、情感迟钝、情感淡漠、情感倒错、表情倒错、恐惧、病理性激情、矛盾情感和病理性心境恶劣等。

（3）意志行为障碍

1）意志障碍　包括意志增强、意志减退、意志缺乏、意向倒错和矛盾意向等。

2）行为障碍　包括兴奋状态、木僵状态、违拗症、被动性服从、刻板动作、模仿症、矫饰症、离奇行为、持续动作、强制性动作和强迫性动作。

（4）意识障碍

1）周围环境的意识障碍　包括以意识清晰度降低为主的意识障碍（嗜睡状态、混浊状态、昏睡状态、昏迷状态），以意识范围改变为主的意识障碍（意识蒙眬、神游症）和以意识内容改变为主的意识障碍（谵妄、精神错乱状态、梦幻状态）。

2）自我意识障碍　包括人格解体、交替人格、双重人格和人格转换等。

2. 精神病学分类　目前国际上影响较大心理障碍分类系统有 2 个：①由 WHO 颁布的《国际疾病分类》（International Classification of Diseases，ICD），最新版本是第 11 版（ICD－11）；②美国精神医学会编的《精神障碍诊断和统计手册》（Diagnostic and Statistical Manual of Mental Disorders，DSM），现已颁布第 5 版，即 DSM－5，见表 3－1。中华医学会于 2001 年制定了我国精神障碍诊断与分类系统，称为《中国精神障碍分类方案与诊断标准》（第 3 版）（Chinese Classification and Diagnostic Criteria of Mental Disorders，CCMD－3），见表 3－2。这 3 种分类系统可供精神病学和心理学等相关学科共同使用。

表 3－1　DSM－5 分类要目

1	神经发育障碍 Neurodevelopmental disorders	2	精神分裂症谱系及其他精神病性障碍 Neurodevelopmental disorders
3	双相及相关障碍 Neurodevelopmental disorders	4	抑郁障碍 Depressive disorders
5	焦虑障碍 Anxiety disorders	6	强迫及相关障碍 Obsessive－compulsive and related disorders
7	创伤及应激相关障碍 Trauma－and Stressor－related disorders	8	分离障碍 Dissociative disorders
9	躯体症状及相关障碍 Somatic symptom and related disorders	10	喂食及进食障碍 Feeding and Eating disorders
11	排泄障碍 Elimination disorders	12	睡眠－觉醒障碍 Sleep－Wake disorders
13	性功能失调 Sexual dysfunction	14	性别烦躁 Gender dysphoria
15	破坏性、冲动控制及品行障碍 Disruptive，Impulse－control，and Conduct disorders	16	物质相关及成瘾障碍 Substance－related and Addictive disorders
17	神经认知障碍 Neurocognitive disorders	18	人格障碍 Personality disorders
19	性欲倒错障碍 Paraphilic disorders	20	其他精神障碍 Other Mental disorders
21	药物所致的运动障碍及其他不良反应 Medication－induced movement disorders and other adverse effects of medication	22	可能成为临床关注焦点的其他状况 Other conditions that may be a focus of clinical attention

表 3－2　CCMD－3 分类要目

0	器质性精神障碍 Organic mental disorders
1	精神活性物质所致精神障碍或非成瘾物质所致精神障碍 Mental disorders due to psychoactive substances or Non－addictive substances
2	精神分裂症（分裂症）和其他精神病性障碍 Schizophrenia and other psychotic disorders
3	心境障碍（情感性精神障碍） Mood disorders（Affective disorders）
4	癔症、应激相关障碍、神经症 Hysteria，Stress－related disorders，Neurosis
5	心理因素相关生理障碍 Physiological disorders related to psychological factors
6	人格障碍、习惯和冲动控制障碍、性心理障碍 Personality disorders，Habit and impulse disorders，Psychosexual disorders
7	精神发育迟滞与童年和少年期心理发育障碍 Mental retardation，and disorders of psychological development with onset usually occurring in childhood and adolescence
8	童年和少年期的多动障碍、品行障碍和情绪障碍 Hyper kinetic，Conduct，and Emotional disorders with onset usually occurring in childhood and adolescence
9	其他精神障碍和心理卫生情况 Other mental disorders and psychological health conditions

护爱生命

说到心理障碍或精神障碍，很多人就有畏惧心理，甚至会歧视有这样障碍的患者和家属。相应地，若自己出现时也会觉得很丢人，对别人隐瞒实情。其实在现代社会，心理障碍已经成为我们无法回避的问题。随着社会经济的快速发展，人们不断经历着各种变迁，感受着各种压力，心理障碍的患病率也有增高的趋势。作为护理人员，应该正确看待心理障碍和心理障碍的患者，给予心理障碍患者及其家属以理解、关怀和心理护理。南丁格尔曾经说过："护士其实是没有翅膀的天使，是真善美的化身。"这既是对护理工作的赞誉，也是对护士工作的要求。为此，护理人员需要以仁心仁术照顾患者，用温和的态度传递关爱。

二、常见的心理障碍

（一）人格障碍

1. 概念 人格障碍（personality disorder）又称变态人格或人格异常，是指人格发展的畸形与偏离状态，表现为固定持久的适应不良行为，患者因此遭受痛苦或使他人遭受痛苦，并给个人或社会带来不良影响。

2. 特征 人格障碍的表现十分复杂，不同时期的研究者对人格障碍特征的描述也有所不同。人格障碍的共同特征如下。

（1）人格严重偏离常态 表现为情绪不稳、自制力差、与人合作能力差，行为目的不明确，易冲动，经常与周围人发生冲突，常对他人冷漠无情，法律观念差等与众不同的心理行为模式，该模式稳定持久，且缺乏变通性。

（2）对自身人格障碍缺乏自知力 患者做事不注意后果，常与外界发生冲突，虽深受其害，却难以从失败中吸取教训，屡犯同样的错误，以致害人害己，但自己却泰然自若，不觉得后悔，反为自己的行为辩护，故难以与人相处。

（3）智力正常 认知能力完整：表现为对事物的辨别能力正常，一般能应付日常工作和生活，能理解自己的行为后果及社会对这些行为的评价标准，具有责任能力。没有幻觉和妄想，可与精神病性障碍相鉴别。因此，由人格障碍引起的违法行为，应负法律责任。

（4）人格障碍开始于童年、青少年或成年早期 人格障碍是从儿童期或青春期之前开始逐渐形成的，没有明确的起病时间，不具备疾病发生发展的一般过程。在临床上区分人格障碍和患病是很重要的，关键在于确定行为异常的病程。如一个人的行为以往和现在一样反常，即可能是人格障碍；如以前行为正常，后来出现了行为异常，则可能是患病。当然也有少数患者是在人格障碍的基础上患病的。

（5）人格障碍一旦形成，一般很难矫正 人格障碍可能持续终生，具有相对稳定性。只有少数人，在中年以后，由于经验与教训和精力不足等原因而自动缓解。

练一练3-2

以下关于人格障碍的表述，错误的是（ ）。

A. 从童年或青少年始发　　B. 往往持续终生

C. 人格显著偏离常态　　D. 存在智力障碍

E. 对自身的人格障碍缺乏自知力

答案解析

3. 形成原因 人格障碍的形成的原因比较复杂，大量的研究资料和临床实践表明，生物、心理、社会环境等方面因素是人格障碍的病因。

（1）生物遗传因素　与人格的形成和发展关系密切。根据对人格障碍患者的家系调查、双生子及染色体研究发现，人格障碍与遗传是有关的，例如 Cadoret 研究 190 例寄养子，出生后即与经常有反社会型人格的父母分离，在其他正常家庭中长期寄养，其中 42 例诊断为反社会型人格，证明了反社会型人格病因中遗传因素的作用。

（2）神经系统发育因素　神经系统疾病如脑炎、颞叶癫痫及脑外伤等可为人格障碍的促发因素。攻击性人格障碍患者，睡眠脑电图颞叶常有阵发 6～14/s 高波脑波。脑电图检查发现一半受检者常有慢波出现，与儿童脑电图相似，故有学者认为人格障碍是大脑发育成熟延迟的表现，人格障碍者到中年以后情况有所改善，可能是大脑皮质成熟程度增加的结果。

（3）童年经历及教养方式　童年生活的经历和不当的教养方式也是形成人格障碍的重要因素，如父母离异、父爱或母爱的剥夺、父母过度的溺爱、父母教育态度的不一致、父母的不良榜样作用等。有资料表明，母爱剥夺可能是反社会型人格的重要成因；父母教育态度的不一致，使小孩在矛盾的牵制之中，则会形成不诚实的习惯。

（4）社会因素　结交有品行障碍的伙伴，混迹于充满恶习的圈子，接受不同于大多数人的社会意识与价值观念，接触包含淫秽、暴力等内容的书刊、影视作品等，这些都会对人格障碍的形成产生一定的作用。

4. 常见类型

（1）偏执型人格障碍（paranoid personality disorder）　以猜疑和偏执为主要特点，始于成年早期，男性多于女性。临床表现：①对挫折和遭遇过度敏感；②对侮辱和伤害不能宽容，长期耿耿于怀；③多疑，容易将别人的中性或友好行为误解为敌意或轻视；④明显超过实际情况所需的好斗，对个人权利执意追求；⑤易有病理性嫉妒，过分怀疑恋人有新欢或伴侣不忠，但不是妄想；⑥过分自负和自我中心的倾向，总感觉受压制、被迫害，甚至上告、上访，不达目的不肯罢休；⑦具有将其周围或外界事件解释为“阴谋”等的非现实性优势观念，因此过分警惕和抱有敌意。

（2）分裂样人格障碍（schizoid personality disorder）　是一种以观念、外貌和行为奇特，以及人际关系有明显缺陷，且情感冷淡为主要特点的人格障碍，比较常见，约占所有人格障碍类型的 1/3。这类人一般较孤独、沉默、隐匿，不爱人际交往，不合群。男性多于女性。临床表现：①性格明显内向（孤独、被动、退缩），与家庭和社会疏远，除生活或工作中必须接触的人外，基本不与他人主动交往，也很少参加社会活动，显得与世隔绝，过分沉湎于幻想和内省；②表情呆板，情感冷淡，甚至不通人情，不能表达对他人的关心、体贴及愤怒等；③对赞扬和批评反应差或无动于衷；④缺乏愉快感；⑤缺乏亲密、信任的人际关系；⑥在遵循社会规范方面存在困难，常不修边幅，服饰奇特，行为怪异。

（3）反社会型人格障碍（antisocial personality disorder）　以行为不符合社会规范、经常违法乱纪、对人冷酷无情为特点，男性多于女性。临床表现：①不顾社会准则、法律规范、义务等，如不能维持长久的工作（或学习），经常旷工（或旷课），多次无计划地变换工作；有违反社会规范的行为，且这些行为已构成拘捕的理由（不管拘捕与否）；②行动无计划或有冲动性；③不尊重事实，如经常撒谎、欺骗他人，以获得个人利益；④对社会和他人冷酷、仇视，缺乏同情心、责任感和羞愧心，如经常不承担经济义务、拖欠债务、不赡养子女或父母；⑤不能维持与他人的长久关系，如不能维持长久的（1 年以上）夫妻关系；⑥很容易责怪他人，或对其与社会相冲突的行为进行无理辩解；⑦对挫折的耐受性低，微小刺激便可引起冲动，甚至暴力行为；⑧易激惹，并有暴力行为，如反复斗殴或攻击别人，包括无故殴打配偶或子女；⑨危害别人时缺少内疚感，不能从挫折和惩罚中吸取教训，缺乏罪恶感。

（4）冲动型人格障碍（impulsive personality disorder） 以情绪易激惹、情感爆发和行为冲动为主要特点，男性明显多于女性。临床表现：①情绪不稳定，易激惹，易与他人发生争执和冲突，冲动后对自己的行为虽懊恼，但不能防止再犯，间歇期正常；②情感爆发时对他人有暴力攻击，也可能有自杀、自伤行为；③在日常生活和工作中同样表现出冲动性，缺乏目的性和计划性，做事虎头蛇尾，很难坚持需长时间才能完成的某件事。

（5）表演型人格障碍（histrionic personality disorder） 以过分感情化和夸张、做作的言行吸引他人的注意为主要特点。患者情绪不稳定，暗示性、依赖性强。临床表现：①自我戏剧化，做作、夸张的情绪表达，表情丰富，但矫揉造作；②暗示性强，容易受他人或环境的影响；③情感体验肤浅，情感反应强烈，常感情用事，喜怒哀乐皆形于色，爱发脾气；④不停地追求刺激、为他人赞赏及以自己为注意中心的活动，渴望别人的注意；⑤外表及行为显出不恰当的挑逗性，甚至卖弄风情，给人以轻浮的感觉；⑥对自己外观容貌过分计较，行事夸张做作，其隐忍注意的动机非常明显；⑦以自我为中心，感情易受伤害，为满足自己的需要，常常不择手段。

（6）强迫型人格障碍（obsessive - compulsive personality disorder） 以过分的谨小慎微、严格要求与完美主义及内心的不安全感为特征，男性多于女性 2 倍，约 70% 的强迫症患者患有强迫型人格障碍。临床表现：①过分疑虑及谨慎，常有不安全感，往往穷思竭虑，对实施的计划反复检查核对，唯恐疏忽和差错；②对细节、规则、条目、秩序、组织或表格过分关注；③完美主义，以致影响了工作的完成；④道德感过强，谨小慎微，过分看重工作成效而不顾乐趣和人际关系；⑤过分迂腐，拘泥于社会习俗，缺乏创新和冒险精神；⑥刻板和固执，不合情理地要求他人必须严格按自己的方式行事，或即使允许他人行事也极不情愿，对别人做事很不放心，往往事必躬亲；⑦有强加的、令人讨厌的思想或冲动闯入。

（7）回避型人格障碍（avoidant personality disorder） 又称焦虑型人格障碍。以行为退缩、心理自卑、面对挑战多采取回避态度或无能应付为主要特点。临床表现：①持续和广泛的紧张感与忧虑；②对遭排斥和批评过分敏感；③不断追求被人接受和受到欢迎；④除非得到保证被他人所接受和不会受到批评，否则拒绝与他人建立人际关系；⑤惯于夸大生活中潜在的危险因素，达到回避某种活动的程度，但无恐惧性回避；⑥因“稳定”和“安全”的需要，生活方式受到限制。

（8）依赖型人格障碍（dependent personality disorder） 以过分依赖、害怕被抛弃、不能独立解决问题为主要特点，多源于个体发育的早期。由于将自己依附于他人，这类患者也容易因受批评和不理会而被伤害。有时他们明知道别人是错误的，也要迎合别人的意思。这种情形导致他们的社会关系局限于他们依赖的少数人，如果从事高度独立性的工作，对他们而言就非常困难。临床表现：①要求他人为自己生活中大多数重要事情做决定；②将自己的需求附属于所依赖的人，过分顺从他人的意志；③不愿意对所依赖的人提出合理的要求；④在独处时总感到不舒服或无助；⑤沉陷于被关系亲密的人所抛弃的恐惧中；⑥在没有别人的建议和保证时，做出日常决定的能力非常有限；⑦总认为自己无依无靠、无能为力。

（二）心境障碍

1. 概述 心境障碍（mood disorder）又称情感性精神障碍（affective disorder）。是指由各种因素引起的，以显著而持久的心境或情感改变为主要特征的精神障碍。此类精神障碍在临床上主要表现为情感的高涨或低落，同时有相应的思维和意志行为改变，表现明显者可伴有精神症状，有反复发作倾向，缓解期精神症状基本正常，部分可有残留症状或转为慢性病程。心境障碍的病因和发病机制尚不清楚，大量研究资料提示和遗传因素、神经生化因素和心理社会因素等关系较为密切。

按 CCMD - 3 分类，心境障碍包括躁狂症、双相情感性精神障碍、抑郁症等类型，每个类型根据症状又分为若干个亚型，所有类型都主要是以心境的过度变化的体验并与环境的不相匹配为主要特征。而在感知觉、思维等方面的症状则是次要表现，患者的认知损害较轻。

2. 常见类型

（1）躁狂发作（manic episode）　其典型症状是“三高”，即情感高涨、思维奔逸和活动增多，发作应至少持续1周，并有不同程度的社会功能损害，或给别人造成危险或不良后果。若躁狂反复发作，按ICD－10则归类于双相情感障碍。

1）情感高涨　是躁狂发作的基本症状。典型表现：患者自我感觉良好，心境轻松愉快，整日兴高采烈，洋洋得意，具有一定的感染力，语言诙谐风趣，常博得周围人的共鸣，引起阵阵欢笑。患者可表现为易激惹，愤怒，敌意，动辄暴跳如雷，怒不可遏，甚至出现破坏及攻击行为，但持续时间较短，易转怒为喜或赔礼道歉。症状轻时可能被人忽视，但了解的人则可看出表现异常。

2）思维奔逸　患者联想速度明显加快，思维内容丰富多变，自觉脑子聪明，反应敏捷。语量大，语速快，口若悬河，自感语言表达跟不上思维速度，联想丰富，信口开河。严重时出现“音联”和“意联”。患者讲话时眉飞色舞和手舞足蹈，常因说话过多，口干舌燥，甚至声音嘶哑，所谈内容常随周围环境变化而频繁转移，呈现随境转移现象。

3）活动增多　表现为协调性神经运动兴奋，活动增多，患者自觉精力旺盛，能力强，喜欢交往，爱凑热闹，想有所作为。因而活动明显增加，整日忙碌不停，但多虎头蛇尾。有的表现为爱管闲事，爱打抱不平，爱与人开玩笑，爱接近异性，注重打扮，行为轻率、鲁莽。自控力差，患者无倦怠感，感觉全身有使不完的力量，严重者可出现攻击和破坏行为。

（2）抑郁发作（depressive episode）　其核心症状是“三低”，即情绪低落、思维迟缓、意志活动减少，可伴有躯体症状，自杀观念和行为等，发作应至少持续2周，并有不同程度的损害社会功能，或给本人造成痛苦或不良后果。若抑郁反复发作，按ICD－11则归类于复发性抑郁障碍。

1）情绪低落　患者体验到明显而持久的情感低落，终日忧心忡忡、郁郁寡欢，愁眉苦脸，长吁短叹。有度日如年，生不如死之感，自称高兴不起来，情感从轻度的闷闷不乐到明显的悲痛欲绝。少数患者内心虽然痛苦悲伤，会谈时却强颜欢笑，称为“微笑性抑郁”。典型病例常有晨重夜轻节律改变的特点。部分患者有深深的内疚甚至罪恶感，严重时可出现罪恶妄想。

2）思维迟缓　患者思维联想速度缓慢、反应迟钝、思路闭塞，自觉愚笨，思考问题困难，注意力难以集中，甚至是记忆力减退。通常患者回答别人问题的时候需要思考很长的时间，应答及交流困难。

3）意志活动减少　言语明显减少，言语低沉、缓慢，书写也同样困难、缓慢，活动减少，不愿意去做任何事情，包括自己的生活自理，也渐渐变得懒得去做。不与他人交际，独自坐卧，精力衰减，即便什么也没干也依然觉得疲乏，动作缓慢。严重者可表现为木僵和亚木僵状态。

此外，患者还可能存在自责自罪，自我评价过低，认为自己成为家人的累赘，什么事都做不好，活着没有价值，严重者可达到罪恶妄想，回顾过去自感一无是处，罪孽深重；兴趣减退或丧失，过去自己非常喜爱的事物也慢慢变得兴趣索然；对前途悲观失望，严重者可感到绝望。自杀企图和自杀行为是患者最为严重的精神障碍表现之一，患者感到生活中的一切都没有意义，认为死是最好的归宿。可有自杀的计划及行动，反复寻求自杀。睡眠障碍可能成为早期开始就伴随并延续伴随的症状，睡眠一般多从失眠或早醒开始，或睡眠时间明显减少。有的患者还有食欲不振、性欲减退、体重下降、便秘、躯体疼痛不适、自主神经功能失调等躯体症状。

抑郁发作依据症状的数量、类型以及严重度，分为轻度、中度、重度抑郁。不同程度之间的区分有赖于复杂的临床判断，包括在日常工作和社交活动中的表现。轻度和中度抑郁通常不会出现幻觉和妄想等精神病性症状，但常伴有躯体症状，工作、生活、社交有一定困难。重度抑郁常伴有精神病性症状，严重影响社会功能。

（3）双相障碍（bipolar disorder） 临床特点是反复（至少2次）出现心境和活动水平的明显改变，有时表现为心情高涨、精力充沛和活动增强；有时表现为心情低落、精力减退和活动减少。最典型的形式是躁狂和抑郁交替发作。

躁狂症状和抑郁症状可在一次发作中同时出现，如抑郁心境伴以连续数日至数周的活动过度和言语迫切，躁狂心境伴有激越、精力和本能活动降低等。抑郁症状和躁狂症状也可快速转换，因日而异，甚至因时而异。如果在目前的疾病发作中，两类症状在大部分时间里都很突出，则应归为混合性发作。

双相障碍是一类临床常见且危害严重的重性精神疾病，多起病于成年早期，该病有明显的家族聚集性，其遗传倾向较精神分裂症、抑郁症等更为突出，遗传度高达85%。双相情感障碍的发病机制尚不清楚，目前认为是遗传、神经生化、神经内分泌、神经免疫、社会心理因素等共同作用的结果。

（三）神经症

1. 概述 神经症（neurosis）又称神经症性障碍，由苏格兰精神病学家库伦（Cullen W）首次提出。从历史发展来看，神经症的概念处在不断的变化之中，对其内涵和外延的理解也很不一致。在DSM－5和ICD－11中取消了神经症这一概念，但是保留了神经症及其亚类疾病，在CCMD－3中仍保留了神经症这一疾病单元。在CCMD－3中将神经症描述为“神经症是一组主要表现为焦虑、抑郁、恐惧、强迫、疑病疾病，或神经衰弱症状的精神障碍，有一定的人格基础，起病常受心理社会（环境）因素影响。症状没有可证实的器质性病变作基础，与患者的现实处境不相称，但患者对存在的症状感到痛苦和无能为力，自知力完整或基本完整，病程多迁延”。

2. 常见类型

（1）恐怖症（phobia） 是以恐怖症状为主要临床表现的一种神经症。患者对某些特定的对象或处境产生强烈和不必要的恐惧情绪，而且伴有明显的焦虑及自主神经症状，并主动采取回避的方式来解除这种不安。恐怖症以青年期与老年期发病者居多，女性更多见。因恐怖对象的不同可分为3种类型。

1）社交恐怖症（social phobia） 对社交场合和人际接触恐惧，如不敢在公众场合讲话，害怕与人对视等；害怕他人看出自己的笨拙，从而出现回避行为。

2）特定恐怖症（simple phobia） 又称单纯恐怖症，是对某一特定物体或情景恐惧，如害怕动物（如蜘蛛、蛇）、自然环境（如打雷、闪电）、血、注射或高度特定的情境（如高处、密闭空间、飞行），患者会因此产生回避行为。这种恐惧始于童年或成年初期。

3）广场恐怖症（agora phobia） 又称场所恐怖症。是恐怖症中最常见的，约占60%。多起病于25岁左右，35岁左右是另一发病高峰，女性多于男性。主要表现为对某些特定环境恐惧，如广场、高处、人群密集的场所、交通工具等；害怕没有离开的出口而对特定环境极力回避。

（2）焦虑症（anxiety disorder） 以广泛和持久性焦虑或反复发作的惊恐不安为主要特征，常伴有自主神经功能紊乱、肌肉紧张及运动性不安，包括广泛性焦虑障碍和惊恐障碍两种临床相。焦虑症是神经症这一大类疾病中最常见的一种，根据2019年数据显示，我国焦虑障碍的患病率是4.98%。

1）广泛性焦虑症 又称慢性焦虑症。表现为对未来可能发生的，难以预料的某种危险或不幸事件经常担心，患者担心往往是非现实的威胁，是患者自己难以理解的主观过虑；运动性不安、坐立不安、搓手顿足、来回走动、肌肉紧张和震颤；自主神经功能兴奋，表现为心悸、气促、出汗、尿频、尿急、腹泻、腹痛等。

2）惊恐发作 又称急性焦虑症。是焦虑的急性发作，表现为在没有明显诱因或危险情景下发作，不可预测；发作时出现强烈恐惧，伴有濒死感和失控感；会出现心悸、胸闷、气喘、头晕、四肢发麻、震颤等症状；发作不超过 1 小时，可自行缓解；发作时意识清晰，之后担心再次发作而常常紧张不安。

(3) 强迫症 (obsessive - compulsive disorder, OCD)　是一组以强迫症状为主要临床表现的神经症。全球强迫症的终生患病率为 0.8% ~3.0%，中国精神卫生调查数据显示强迫症的年患病率为 1.63%。强迫症致残率高，就诊率低，逐渐受到公共卫生部门及精神科专业人员的重视。DSM - 5 诊断标准中，将强迫症与“躯体变形障碍、拔毛症、抓痕障碍、囤积障碍、物质/药物所致强迫及相关障碍 (obsessive - compulsive and related disorders, OCRD)、由于其他医学状况导致的 OCRD、其他特定的 OCRD”一同被命名为强迫及相关障碍。

1) 特点　是有意识的自我强迫与反强迫同时存在，两者的尖锐冲突使患者焦虑和痛苦，患者体验到冲突和观念来自自我，意识到强迫症状是异常的，但无法摆脱。病程迁延的患者表现为以仪式化动作为主，而精神痛苦减少，但此时社会功能明显受损。

2) 基本症状　为强迫观念和强迫行为，多数患者有多种强迫观念和强迫行为。以强迫观念多见，常见的强迫观念有强迫思维、强迫性穷思竭虑、强迫怀疑、强迫联想、强迫回忆和强迫意向；强迫行为多为减轻强迫观念引起的焦虑，而不得不采取的顺应行为，常见的有强迫检查、强迫计数、强迫仪式动作、强迫清洗等。

(4) 疑病症 (hypochondria)　是一种以持久的担心或相信各种躯体症状的优势观念为特征的一组神经症。患者因这些症状反复就医，各种医学检查阴性和医生的解释均不能打消其疑虑；有时患者确实存在某种躯体障碍，但其严重程度并不足以解释患者的痛苦与焦虑；即使症状与应激性生活事件或心理冲突密切相关，他们也拒绝探讨心理病因的可能。临床表现：①对身体健康的过分关注；②对身体外部感觉和内脏感觉的过分注意和关注；③有疑病的强迫观念，坚信不疑地认为自己某一脏器已患癌症，并有强迫自己四处求医的行为表现，但经检查无任何疾病后，仍不能消除其强迫观念；④有焦虑、恐惧、抑郁、强迫思维等神经症症状。

(5) 癔症 (hysteria)　又称歇斯底里。是一类由精神因素作用于易感个体引起的精神障碍。较为常见。发病常与生活事件、情感矛盾、内心冲突、暗示或自我暗示有关。主要临床表现：感觉障碍、运动障碍、意识改变、情感爆发等心理特征，但不能查出相应的器质性疾病基础。其症状可表现为做作、夸大或富有情感色彩，有时可由暗示诱发，也可由暗示而消失，有反复发作的倾向。该疾病共同特点是丧失了对过去的记忆、身份意识、即刻感觉以及身体运动控制 4 个方面的正常整合。

在 ICD - 11 中，癔症的概念已经被废弃，取而代之的是分离转换性障碍。根据我国的实际情况，目前仍采用癔症这个概念，但与以往不同的是，CCMD - 3 已经将其从神经症中独立出来。一般认为癔症的预后较好，60% ~80% 的患者可在 1 年内自行缓解。

（四）应激相关障碍

1. 概述　应激相关障碍 (stress related disorders)，也称反应性精神障碍或心因性精神障碍。是一组由心理、社会、环境因素引起的异常心理反应。它的发生、发展、病程及临床表现受以下因素影响：①生活事件和生活处境，如剧烈的、超强的精神创伤，或生活事件、持续的困难处境，均可成为直接病因；②社会文化背景；③人格特点、教育程度、智力水平、生活态度和信念等。

2. 常见类型

(1) 急性应激障碍 (acute stress disorders)　又称为急性应激反应 (acute stress reaction)，由 DSM - 4 在 1994 年首先描述，指由急剧、严重的精神刺激、生活事件或持续困境引发的精神障碍。剧烈的精神创伤或重大的生活事件及持续存在的困难、处境等因素是本病发生的直接原因，患者在受刺激后数分钟或数小时之内突然发病。严重程度和个体的易感性、教育程度、认知水平、应对方式、当时身体健康状态等密切相关，还与社会文化背景有关。临床表现：①焦虑反应，如激动、愤怒、恐惧性焦虑、抑郁、绝望等，以及自主神经系统亢奋症状，如心动过速、震颤、出汗、面色潮红，甚至晕厥等；②不同程度的意识障碍，以意识清晰度下降、注意范围狭窄、定向困难、对外界的刺激无反应为特点，有自发性言语，但语句散乱，无条理性，难理解；③有强烈恐惧体验，或为精神运动性兴奋，行为有一定的盲目性；或为精神运动性抑制，甚至木僵。

如果应激源被消除，症状可在1周内恢复，缓解完全，预后良好。有时患者不能回忆应激性事件。这些症状往往在24～48小时后开始减轻，一般持续时间不超过3天。如果症状存在时间超过4周，应该考虑诊断为“创伤后应激障碍”。急性应激障碍还有一种临床亚型，称为“急性应激性精神病”，是由强烈并持续一定时间的心理创伤性事件直接引起的精神病性障碍。以妄想、严重情感障碍为主，症状内容与应激源密切相关，较易被人理解，而与个人素质因素关系较小。急性或亚急性起病，一般病程时间不超过1个月。经适当治疗，预后良好，恢复后精神正常，一般无人格缺陷。

（2）创伤后应激障碍（post－traumatic stress disorder，PTSD） 是由于受到异乎寻常的突发性、威胁性或灾难性心理创伤，导致延迟出现和长期持续的精神障碍，又称延迟性心因性反应。患者精神障碍在创伤后数天至半年内出现，一般在1年内恢复正常，少数患者可持续多年，甚至终生不愈。临床表现以再度体验创伤情景为特征，并伴有情绪的易激惹和回避行为。创伤后应激障碍可为生活和工作中的重大事件，如地震、被强暴、遇到恐怖行为等所引发。临床表现：①在重大创伤性事件发生后，患者有各种形式的反复发生、闯入性的创伤性体验重现，反复出现错觉、幻觉甚至幻想；②频繁出现内容清晰的、与创伤性事件关联的梦境或噩梦；③回避与创伤有关的事物，包括具体的场景、有关的想法、感受和话题；④有“选择性失忆”，害怕和避免想起遭受创伤的心情，把相关事件从自己的记忆中“抹去”；⑤淡漠、与人疏远、不愿意与人交流，对任何事物不感兴趣，甚至产生消极念头，严重的则采取自杀行为；⑥有些患者表现为睡眠障碍、易激惹、易受惊吓等症状。

（3）适应障碍（adjustment disorder） 是指在易感个性的基础上，遭遇到明显的生活改变或环境变化时，产生短期、轻度的烦恼状态和情绪失调，常有一定程度的行为变化，可出现社会功能受损，但并不出现精神病性症状。典型的生活事件有丧偶、离异、失业或职务升迁、迁居、转学、入伍、患重病、经济危机、退休等。发病通常在遭遇生活事件后1个月内，病程大多不超过6个月。在事过境迁后，随着刺激的消除或者经过调整形成了新的适应，精神障碍随之缓解。临床表现多种多样，主要表现为情绪障碍，包括抑郁心境、焦虑或烦恼，无能力感、对当前的生活不知所措、胆小害怕、失眠；有应激相关的躯体功能障碍，如头疼、腹部不适、胸闷、心慌；可出现不良行为而影响日常活动，使社会功能或工作受到损害。

常见临床类型如下。

1）以情绪障碍为突出表现的适应障碍 多见于抑郁者，表现为情绪低落、沮丧、对日常生活丧失兴趣、失望、自责，伴有睡眠障碍、食欲变化和体重减轻；也可见于以焦虑情绪为主者，表现为焦虑不安、心烦意乱、心悸、呼吸急促、窒息感等；也可出现混合情绪表现的适应性障碍，患者表现为抑郁和焦虑心境共存及其他情绪异常。

2）以品行障碍为突出表现的适应障碍 多见于青少年，表现为侵犯他人的权益或违反社会道德规范，或蔑视社会准则和规章制度，如逃学、斗殴、破坏公物、说谎、盗窃、滥用药物、酗酒、吸毒、离家出走、过早开始性行为、性滥交等。

3）以躯体不适为突出表现的适应障碍 患者主诉为乏力，头、腰背或其他部位疼痛，以及恶心、呕吐、便秘、腹泻等胃肠道症状，或其他不适，而临床和实验室检查不能发现器质性疾病。

4）以工作、学习能力下降为突出表现的适应障碍 患者工作能力改变，原来工作学习能力良好者，出现工作能力下降、学习困难。患者在情绪上并无抑郁或焦虑症状，亦无恐惧症状。

5）以社会退缩为主要表现的适应障碍 患者以社会性退缩为主要表现，但不伴抑郁或焦虑。如不愿参加社交活动、不愿上学或上班、常闭门在家。儿童适应障碍主要表现为退行性行为，如尿床、吸吮手指。

目标检测

答案解析

一、选择题

1. 下列关于心理障碍的描述，不正确的是（ ）。

A. 由于某种原因致使心理功能不能正常发挥作用，从而影响社会功能

B. 又称精神障碍

C. 使人际关系紧张，工作和生活能力明显下降

D. 自己有能力按社会认为适宜的方式行动

E. 使自己长期处于痛苦状态

2. 临床实践中，判断心理正常与否的标准不包括（ ）。

A. 经验标准　B. 社会适应性标准　C. 统计学标准

D. 医学标准　E. 检验标准

3. 按心理学分类，心理障碍不包括（ ）。

A. 认知过程障碍　B. 情感过程障碍　C. 吞咽障碍

D. 意识障碍　E. 意志行为障碍

4. 人格障碍的特征不包括（ ）。

A. 智力正常　B. 难以矫正

C. 人格严重偏离常态、不协调　D. 对自身人格障碍缺乏自省力

E. 意识障碍

5. 下列属于躁狂症发作的临床表现的是（ ）。

A. 躁狂症患者自我感觉不良，整日无精打采

B. 躁狂症患者思维散漫、有幻觉，感觉全身无力

C. 躁狂症患者情感高涨、联想丰富、活动增多

D. 躁狂症患者有时精力减退，有时精力充沛

E. 躁狂症患者的生活、工作和学习常受到病态的明显影响

6. 人格障碍的主要表现除适应不良外，还应该有（ ）。

A. 缺乏自省力和控制力　B. 智力障碍，缺乏言语表达能力

C. 缺乏学习和模仿能力　D. 缺乏记忆和分析能力

E. 缺乏逻辑思维能力

7. 下列关于惊恐发作的描述，错误的是（ ）。

A. 惊恐发作又称急性焦虑症　B. 惊恐发作与某一刺激因素有关

C. 惊恐发作期间患者始终意识清醒　D. 惊恐发作患者会产生预期焦虑

E. 惊恐发作患者会出现回避行为

8. 广泛性焦虑的主要表现是（ ）。

A. 对实际上并不存在的威胁过分担心

B. 躯体疾病继发的恐惧和担心

C. 对生活中所有已经或可能发生的事情担心或不安

D. 所有突然遭受到的事件的刺激

E. 精神疾病伴发的恐惧和担心

二、思考题

1. 王某，男，18 岁，某高校大一新生。由于新生班级同学间尚互不认识，老师指定由他暂任班长。半学期后由于与同学关系不和，被撤换班长之职。于是，该生就疑心是某同学嫉妒他的才干，在老师那里故意说他坏话，认为自己受到了排挤和压制，对班长撤换一事耿耿于怀，愤愤不平，认为同学与老师这样对他不公平，而指责、埋怨他们。后常与同学、老师为此发生冲突，有时还状告到校长那里，并要求恢复他的班长之职，否则扬言要上告到市教委。老师、同学都耐心细致地劝他，可他总是不等大家把话说完，就急于申辩，始终把大家对他的好言相劝理解为是恶意、敌意。这样无理取闹，与同学、老师的关系日益恶化，直到大学毕业时，仍无根本性的变化，他也不能从中吸取经验教训而加以改正。

思考：该案例中学生王某的表现是哪种人格障碍？

2. 杨某，男，28 岁，未婚。近半月来自觉聪明过人，能力非凡，精力旺盛，逢人打招呼，整天喜气洋洋。每天早起出门，很晚回家。乱买东西送人，喜欢唱歌、跳舞，喜欢结交朋友，尤其喜欢接近异性。交谈时，滔滔不绝，自觉思维加快，脑子里一个念头接着一个念头出现，写文章一挥而就。好管闲事，做事虎头蛇尾，举止轻浮，不顾后果，情绪不稳，常为小事而勃然大怒。

思考：该患者的诊断可能是什么？

（李明芳）

书网融合……

重点回顾　　微课　　习题

第四章　心理应激

学习目标

知识目标：

1. 掌握　心理应激、应激源、应激反应、心理防御机制的概念；心理应激的过程模型及常见形式。

2. 熟悉　应激源的分类；应激中介；应激结果；常见的心理防御机制。

3. 了解　应激的基本理论；挫折产生的原因及影响因素。

技能目标：

具有在临床护理实践中运用心理应激知识的能力。

素质目标：

建立正确的心理应激观，以积极的心态面对心理应激。

导学情景

情景描述：患者，女，29 岁，大学毕业，某公司职员。平时性格内向，很要强。前一段时间公司晋升，该患者自认为平时工作积极认真，以为很有把握能晋升，但事与愿违，这让她感到很不公平，整日闷闷不乐，与朋友、同事渐渐疏远，渐渐感觉全身不适，睡眠、食欲欠佳，感觉活着没有意思，在工作中的表现也越来越差。

情景分析：从案例描述中可以看到，该患者处于应激状态，诱发因素就是在工作中晋升失败引起的挫折。

讨论：1. 请运用心理应激的过程模型解释该案例中应激对疾病与健康的影响。

2. 运用心理应激相关知识能够给予患者提供哪些专业帮助？

学前导语：人与环境相互影响，护生应学会心理应激理论，对患者及其家属实施心理护理，体现护理的人文关怀精神。

从 20 世纪中期开始，人们逐渐认识到许多健康问题与应激的效应相关。人与环境相互影响，环境既能提供资源条件，又能给人带来压力和应激。应用应激和适应理论，减轻或避免应激对患者的影响，对维护心身健康、预防和治疗疾病，有重要的理论和实践意义。

第一节　心理应激概述

PPT

一、应激与心理应激

（一）应激的概念

20 世纪 20 年代，生理学家坎农提出了稳态学说和应激概念，成为应激研究的起点；1936 年，加拿大生理学家、医学家塞里提出“一般适应综合征”和应激概念，标志着现代应激研究的开始。应激是指机体对紧张性刺激物的一系列非特异性的适应性反应，这种反应与刺激物的性质无关。在医学心理学领域中对应激概念的理解有 3 个方面：①把应激看成一种反应；②把应激看成一种刺激物；③把应激看成机体与外界环境之间的一种相互作用或不协调状态。

（二）心理应激的概念

心理应激（psychological stress）是个体在认识到需求与满足需求的能力不平衡时，倾向于通过整体生理和心理反应表现出来的多因素作用的适应过程。心理应激是一个多因素的作用过程，包括应激源、中介机制、应激反应和应激结果。心理应激的结果可以是适应或适应不良。

二、应激的基本理论

（一）坎农的“稳态”学说与应激

坎农认为，机体在面对环境变化时保持内外环境稳定，这一过程称为内稳态或自稳态。当机体受到严重刺激时，自稳态被打破，机体会出现应激反应，如交感 - 肾上腺髓质系统激活，交感神经兴奋性增高；心率加快，血压升高，心肌收缩力增强，心输出量增加；呼吸频率加快，潮气量增加；脑和骨骼肌血流量增加，而皮肤、黏膜和消化道血流量减少；脂肪动员，肝糖原分解；凝血时间缩短等。

（二）塞里的“一般适应综合征”与应激

塞里发现不同性质的刺激因素都可以产生相同的应激症状群。塞里将这一反应称为一般适应综合征（general adaptation syndrome，GAS)，其作用在于维持机体功能的完整，可划分为警戒期、抵抗期和衰竭期 3 个阶段。

1. 警戒期 是指机体为了应对环境刺激而唤起体内整体防御能力的阶段。表现为体重减轻，肾上腺皮质变小，主要生理变化为肾上腺素分泌增加、血压升高、呼吸心率加快，全身的血液集中供应到心、脑、肺和骨骼肌系统，此期机体处于最好的准备阶段。

2. 抵抗期 如果持续暴露在应激环境中，机体就会通过增加合成代谢，以增强对应激源的抵抗程度。表现为体重恢复正常，肾上腺皮质变小，淋巴结恢复正常，激素水平恒定；这个阶段警戒期的反应发生改变或逆转。

3. 衰竭期 机体如继续处于应激环境中或应激程度过重，机体的抵抗力则会丧失，警戒期的症状会再次出现，表现为肾上腺素分泌增加，淋巴系统功能紊乱等，当抵抗能力衰竭时，可造成疾病状态甚至死亡。

（三）拉扎勒斯的应激、认知评价与应对

20 世纪 60～80 年代，拉扎勒斯认为在应激源作用下，应激反应是否出现以及如何出现，决定于当事人对事件的认知。此后，拉扎勒斯等人进一步研究了应对方式在应激中的中介作用，逐渐将应激研究引向认知评价和应对方式等多因素的关系方面。

PPT

第二节 心理应激模型

心理应激模型有两类。一是应激系统模型，该模型认为应激是多因素相互作用的系统，各因素相互影响，可互为因果；各因素之间动态的平衡或失衡，决定个体的健康或疾病；认知因素在平衡和失衡中起关键作用，人格因素起核心作用。二是应激过程模型，该模型反映了应激各因素之间的相互作用关系，认为应激是由应激源到应激反应的多因素作用的过程，是个体对环境威胁或挑战的一种适应过程；应激的原因是生活事件；应激的结果是适应或适应不良的心身反应；从生活事件到应激反应的过程受个体的

认知评价、应对方式、社会支持、人格特征等多种因素的影响。本节主要介绍应激过程模型。

一、应激源

（一）应激源的概念

应激源（stressor）是指能够引起应激的各种刺激因素，从应激过程模型角度来看，应激源包括来自生物的、心理的、社会的和文化的各种生活事件。刺激因素是否能够成为刺激源，关键在于机体是否察觉到威胁。

（二）应激源的分类

根据内容和性质，应激源可分为以下几类。

1. 躯体性应激源　指直接作用于躯体而产生应激的刺激物，包括理化因素、生物因素和疾病因素等。如气候、噪声、外伤、细菌、病毒和放射性物质等。

2. 心理性应激源　指导致个体产生焦虑、恐惧和抑郁等情绪反应的各种心理困境，如过高期望、工作压力、人际矛盾、心理冲突和各种挫折。其中，心理挫折和心理冲突是最重要的两种。心理冲突是指个体在有目的的行为活动中，存在着两个或两个以上相反或相互排斥的动机时所产生的一种矛盾心理状态；心理挫折指是个体在从事有目的的活动中，遇到无法克服的障碍或干扰，导致个人动机无法实现、个人需要不能满足的一种情绪状态。

3. 社会性应激源　指个体在生活中遇到的不可避免的重大事件或生活事件。社会性应激源范围极广，如地震、海啸、动乱、战争，以及家庭冲突、子女生病、家人去世等均属于此类，其与许多心身疾病的发生有着密切的联系。

4. 文化性应激源　指生活方式、语言环境、价值观念和风俗习惯等变化引起的心理应激的刺激或情境。个体从熟悉的环境到陌生环境，常需面对不同环境的冲突和挑战，文化性应激源对个体的影响持久而且深刻。

（三）应激源的评价

应激源的评价通常使用社会再适应评定量表（SRRS）进行量化（表 4－1）。该量表由霍尔姆斯（Holmes）和雷切尔（Rahe）编制。量表列出了 43 种生活事件，每种生活事件标以不同的生活变化单位（life change units，LCU）来定量，用以表示其对个体的心理刺激强度。其中配偶死亡事件的 LCU 分值最高，为 100，表示个人去重新适应时所需要付出的努力最大。研究发现，若一年内 LCU 累计不超过 150，则第二年感到严重不适或患病的可能性只有 33%；若一年内的 LCU 为 150～300，则第二年患病的可能性为 50%；若一年内 LCU 累计超过 300，则第二年患病的可能性高达 70%。需注意的是，这些生活事件只是社会性应激源的一部分，且在应用中还应考虑个体生理和心理素质等因素的影响。

表 4－1　社会再适应量表（单位：LCU）

序号	生活事件	压力指数	序号	生活事件	压力指数
1	配偶死亡	100	23	子女离家	29
2	离婚	73	24	吃官司	29
3	婚姻失败（分居）	65	25	个人杰出的成就	28
4	监禁	63	26	配偶开始或停止工作	26
5	家庭亲密成员死亡	63	27	学业的开始或结束	26
6	受到伤害或疾病	53	28	生活水平的改变	25

续表

序号	生活事件	压力指数	序号	生活事件	压力指数
7	结婚	50	29	个人习惯上的修正	24
8	被解雇	47	30	和上司相处不好	23
9	与配偶重修旧好	45	31	工作时数或工作条件的改变	20
10	退休	45	32	搬家	20
11	家庭成员健康状况改变	44	33	转校	19
12	怀孕	40	34	娱乐的转变	19
13	性生活障碍	39	35	教堂活动的改变	19
14	家庭中新成员的增加	39	36	社交活动的改变	18
15	职务重新调整	39	37	贷款（少于1万美元）	17
16	收入状况的改变	38	38	睡眠习惯的改变	16
17	亲密朋友死亡	37	39	家庭联欢时人数的改变	15
18	改行	36	40	饮食习惯的改变	15
19	与配偶争吵次数改变	35	41	度假	13
20	负债超过1万美元	31	42	过圣诞节	12
21	贷款或契据取消	30	43	轻微犯法	11
22	工作中职责变化	29			

二、应激中介

应激源是否引起心理应激，引起什么样的应激反应，在很大程度上取决于中介机制。

（一）认知评价

认知评价是个体对应激源的性质、程度和危害性的认识和判断。个体因需要、人格特征、生活经历、适应性、应对能力、社会支持程度、身体素质、功能状态等不同，对应激源产生不同的认知评价，因此出现应激反应的强弱也不同。如事件虽有威胁性，但未被觉察，或被理解为积极意义，个体就不会产生现实性威胁的判断，机体就不会进入应激状态；当事件不具有威胁性或虽具有积极意义，但由于错误判断为有伤害性时，也会引发机体的应激反应。同样的应激源，有人甚至不出现反应。那些不可控制或不可预见的事件会引起较强的心理应激。所以，在临床实践中，护士应尽量给患者提供较全面的信息，以减轻心理应激。

美国应激理论的代表人物拉扎勒斯，将个体对生活事件的认知评价过程分为初级评价、次级评价和再评价。初级评价是指个体在某一事件发生时，立即通过认知活动判断自己是否受到事件威胁。如果判断事件与自己无关，则不采取任何行为；如与自己相关，则进入次级评价。次级评价是指个体评价和选择对事件威胁的应对方式和适应能力。经过次级评价，如果认识到某种应对策略能够有效地控制威胁，那么初级评价的结果就会改变。反之，则威胁感就会极大增强。认知性再评价是指随着事件的发展，人与环境之间的关系会发生一些变化，人们根据这些变化，再次评价应激源的性质与强度。

（二）应对方式

1. 应对的概念 应对（coping）是指个体为消除或减轻应激源对自身造成的压力和影响所采取的各种策略或措施。

2. 应对方式的分类

（1）根据应对表现形式分类

1）积极的应对 包括认知应对和行为应对。认知应对是指改变认知，重新评价，合理认知。行为应对是指采取有效行动或调整行动，以解决问题。

2）回避应对 是指采取回避行为来缓解与应激有关的情绪紧张，如过度饮食、药物麻痹等。

（2）根据应对指向目标分类

1）问题指向性应对 是指直接指向应激源，降低应激源发生的可能性或改变应激源的强度，适用于应激源明确的应激情境。包括事先应对和寻求社会支持。

2）情绪指向性应对 是指改变个体对应激源的反应。适用于不可控应激源产生的应激情境。包括心理防御机制、重新评价情境和减轻紧张。

（三）社会支持

社会支持（social support）指个体与社会各方面（包括亲属、朋友、同事等人，以及家庭、单位、社会团体等组织）所产生的精神上和物质上的联系程度。包括客观存在的社会支持和主观体验的社会支持。前者是指一个人与社会其他人或组织存在的客观或实际的联系，如物质上、精神上的直接援助，社会网络、团体关系的存在和参与；后者是个体体验到的在社会中被尊重、被支持、被理解的情感和满意程度。研究表明，社会支持对应激带来的伤害效应有缓冲作用。社会支持的积极效果不仅有助于应激事件的心理调节，还可以促进个体从已确诊的疾病中康复，减少死亡的危险。

（四）人格特征

在应激过程中，人格特征与认知评价、应对方式、社会支持和应激反应等因素之间相互联系，相互作用，与个体的健康与疾病紧密联系。如 A 型行为类型的个体易表现为高应激反应状态，其特征为“时间紧迫感和竞争敌意倾向”，更易发生心理障碍和心身疾病。B 型行为类型是与 A 型行为类型相反的一种人格特征，是不易发生冠心病的抗应激人格。C 型行为类型的个体因过度压抑、焦虑和克制等，易发生恶性肿瘤。

看一看

A、B、C 型性格的特点

A 型性格的人脾气比较火爆、有闯劲、遇事容易急躁、不善克制、喜欢竞争、好斗、爱显示自己才华，对人常存戒心等。

B 型性格是一种典型的中庸性格，不争强好胜、不贪图名利、甘居中游，少有时间上的紧迫感以及其他类似的不适感。

C 型性格指那种情绪受压抑的抑郁性格，表现为害怕竞争、逆来顺受、有气往肚子里咽、爱生闷气。C 就是“Cancer”（癌）的第一个字母，预示具有这种性格特征的人易患癌症。

三、应激反应

应激反应（stress reaction）是指个体经认知评价而察觉到有应激源威胁时所产生的各种心理、生理、社会、行为方面的变化。应激反应是一种综合的反应，涉及个体的身、心两方面，所以又被称为应激的心身反应。

（一）生理反应

应激状态下，个体为了应对紧张和压力，会产生生理适应性反应。这些生理反应主要是大脑通过神经系统、内分泌系统和免疫系统进行调节的。同时，这些生理反应又反馈作用于三大系统。通过相互调节，构成人体的神经－内分泌－免疫网络，这既是机体对应激的适应过程，也是异常情况下应激导致心身疾病的发生机制。

1. 心理－神经机制 当机体处于强烈应激状态时，经过大脑皮质的认知评价，中枢神经系统兴奋，激活交感－肾上腺髓质系统，使交感神经活动增强，同时肾上腺髓质分泌儿茶酚胺增加，导致心排血量增加，血压升高，血糖升高，反应速度提高，为机体应对应激源提供了充足准备。短时间内这些反应有利于机体适应环境的急剧变化，但持久或强烈的应激反应可使机体内部的能量耗竭，并可引起自主神经功能紊乱，导致多种心身疾病。

2. 心理－神经－内分泌机制 心理应激时，可激活下丘脑－垂体－肾上腺轴。神经冲动作用下，丘脑分泌促肾上腺皮质激素释放激素，通过脑垂体门脉系统作用于腺垂体，腺垂体释放促肾上腺皮质激素，促进肾上腺皮质激素（包括糖皮质激素和盐皮质激素等）的合成与分泌，从而引起一系列的生理变化，如糖原异生加强、血糖升高、抑制炎症和抑制蛋白质合成等，以增加机体对有害刺激的耐受性。

3. 心理－神经－免疫机制 应激状态下，通过激活下丘脑－垂体－肾上腺皮质轴，分泌糖皮质激素，其对包括淋巴细胞、巨噬细胞、中性粒细胞和肥大细胞在内的几乎所有的免疫细胞都有抑制作用。这是急性应激时抑制免疫功能的主要途径之一。短暂而不太强烈的应激不影响或略增加免疫功能，强烈的应激则显著抑制细胞免疫功能。持久或强烈的应激造成肾上腺皮质激素分泌过多，引起胸腺和淋巴组织退化、萎缩，抗体反应抑制，巨噬细胞活动能力下降，最终导致机体免疫功能低下。

（二）心理反应

个体的心理反应从形式上可分为情绪反应、认知反应，其中情绪反应与健康和疾病的联系最为密切。

1. 情绪反应 个体在心理应激时，产生什么样的情绪反应及其强度如何，受很多因素的影响且差异很大。一般情况下，应激源消除，这些情绪即可消失。

（1）焦虑（anxiety） 是指个体预期将要发生危险或不良后果时所表现出的紧张和担心等情绪状态，是心理应激与反应中最常见的情绪反应。伴随焦虑产生，交感神经系统活动增强，因此，适度的焦虑可提高人的警觉水平，提高人对环境的适应和应对能力，是一种保护性反应。但如果焦虑过度就是有害的心理反应。

（2）恐惧（fear） 是面临危险或即将受到伤害时，个体企图摆脱已经明确的有特定危险对象和情境的情绪反应。恐惧通常伴随着回避行为，并有厌恶情绪。适度的恐惧能促进个体产生积极的应对行为，过度或持久的恐惧会对人产生严重不利影响。

（3）愤怒（anger） 是个体在追求某一目标过程中遇到障碍或受到挫折时的情绪反应。人在愤怒时，生理、心理会随之发生变化。适度的愤怒有助于克服遇到的障碍或挫折。但是，过度愤怒可使人丧失理智或失去自控而导致不良后果。愤怒情绪经过适当疏导，在一定程度上可以化解，如果激化，则会导致攻击性行为的发生。

（4）抑郁（depression） 表现为悲哀、寂寞、孤独、丧失感和厌世等消极情绪状态，伴有失眠、食欲减退、性欲降低等。常由亲人丧亡、失恋、失学、失业和长期病痛等原因引起。

2. 认知反应 在应激情境中，心理社会文化性应激源通过情绪反应，干扰和影响逻辑思维、智力，造成认知能力下降，表现为注意力涣散、记忆力减退、刻板思维、偏激、感觉过敏、思维迟钝、语言混乱，自知力下降，自我评价降低等现象。

（三）行为反应

受到应激源刺激后，个体会有意识或无意识地在行为上发生变化，以恢复环境的稳定性。积极的行为反应，可减轻个体的压力，甚至可以激发个体的主观能动性，激励个体克服困难和挫折。而消极的行为反应会使个体出现逃避与回避、退缩等行为，阻碍个体的发展。常见的消极行为反应如下。

1. 逃避与回避

（1）逃避　是指受到应激源刺激后远离应激源的行动。如学生考试失败后转向沉迷于网络游戏，以逃避学习压力给自己带来的焦虑与不安。

（2）回避　是指在应激源出现之前，就采取行动远离应激源。

2. 退化与依赖

（1）退化　个体在应激源作用下，用与其年龄不符的不成熟方式应对，甚至退化至儿童阶段。退化行为是不自觉的、无意识的心理防御，目的是减轻个体心理上的压力和痛苦。

（2）依赖　退化的同时伴有依赖心理和行为，多见于病情危重经抢救脱险后的患者及遭受重大挫折的患者。

3. 敌对与攻击

（1）敌对　是在应激源刺激下个体有攻击的意向，但却没有具体行为。主要表现为不友好、憎恨等。

（2）攻击　是有具体行为，攻击对象可以是人或物，可以针对别人，也可以针对自己。

敌对与攻击共同的心理基础都是愤怒。

4. 无助与自怜

（1）无助　是一种消极被动、无能为力、无所适从、听天由命的行为状态，通常是在经过反复应对无效，对应激情境无法控制时产生的。无助使人不能主动摆脱不利的情境，必须加以引导和矫正。

（2）自怜　是遭遇心理应激时自己对自己怜悯惋惜，缺乏安全感和自尊心。多见于独居、对外界环境缺乏兴趣者，倾听他们的申诉并提供适当的社会支持可改善他们的自怜行为。

5. 物质滥用　某些个体在心理应激情况下会通过吸烟、喝酒或服用某些药物等方式来转移痛苦，用以摆脱烦恼和困境。这种不良的生活方式通过负强化机制，会逐渐成为个体的一种不良生活习惯。

四、应激结果

应激对个体的影响是双重的，适度的应激对个体的健康和功能活动有促进作用，但强烈而持久的应激，可能导致或加重心理异常或心身疾病的产生。

（一）适应良好

适应良好是指应激源作用于个体时，个体保持生理、心理环境平衡。适度的应激能提高个体对应激刺激的适应力，促进个体成长和发展、维持正常社会功能活动。

1. 有利于促进个体成长和心身发展　健全的人格和良好的适应能力是在社会生活与实践过程中，个体长期应对各种刺激而逐渐形成的。幼年期经历适度的心理应激可以提高个体在以后的生活中更好地对抗和耐受应激。在幼年期受到“过度呵护”的孩子，走向社会后，往往更易出现适应问题。

2. 有利于维持正常心理和生理功能活动　适当的刺激和应激，可帮助消除厌烦情绪，提高对学习、工作和生活的兴趣，在解决矛盾、应对挑战时既会有紧张、劳累和痛苦，也会带来成功的喜悦、轻松和欢乐，有助于维持人的生理、心理及社会功能。

（二）适应不良

持久、频繁、强烈、突发的心理应激，超出了心理耐受能力，可给人们带来身体不适和精神痛苦。由于应激反应存在个体差异，故临床表现也不尽相同。

1. 急性心理应激综合征　急剧严重的精神创伤体验会导致有些个体出现较强烈的心理与生理反应，主要表现为 3 种临床综合征。

（1）急性焦虑反应　表现为烦躁、过敏、厌食、腹部不适等症状，以及皮肤湿冷、瞳孔扩大、心动过速、血压升高等体征。

（2）血管迷走反应　表现为头晕、虚弱等症状，以及皮肤湿冷、面色苍白、出汗、心动过缓、血压下降等体征。

（3）过度换气综合征　表现为心悸、呼吸困难、窒息感、胸部压迫感、手足痉挛等症状与体征。

练一练4-1

当患者受到刺激后，出现头晕、虚弱等症状，以及皮肤湿冷、面色苍白等体征，意味着出现了（　）。

A. 急性焦虑反应　　B. 血管迷走反应

C. 过度换气综合征　　D. 慢性心理应激综合征

E. 一般综合征

答案解析

2. 慢性心理应激综合征　处于慢性心理应激下的个体，其典型综合征是“神经血管性虚弱”，常常感到疲劳，出现头痛、失眠和体重减轻等相应的躯体症状和体征。

3. 加重已有的身体或精神疾病　心理应激引起内环境紊乱，使人们处于对疾病的易感状态，可加重已有的疾病或导致疾病复发，如高血压患者情绪激动后易发生脑出血。个体经历应激事件后也可能出现反应性情绪障碍、适应不良行为障碍和社会功能受损，如焦虑、抑郁及相关躯体症状。

4. 导致或加重心身疾病　强烈持久的心理应激，可破坏人体的生物化学保护机制，导致或加重消化性溃疡等心身疾病。

想一想

如何应用心理应激知识来增强个体对应激的耐受力？

答案解析

第三节　心理挫折与心理防御机制

PPT

一、心理挫折 微课

（一）心理挫折的概念和内涵

1. 心理挫折的概念　心理挫折是指阻碍个体的需要、意志、愿望、能力施展等达成目标的一种心理体验情境。

2. 心理挫折的内涵　心理挫折包含了多方面的心理活动，其内涵主要体现在以下 3 个方面。

（1）挫折情境　是指当个体无法达成动机、目标时的一种情境状态，如考试不及格，求职不成。

（2）挫折认知　是指个体对挫折情境的认知、态度和评价。挫折情境能否导致情绪反应，在很大程度上取决于挫折认知。

（3）挫折反应　是指伴随着挫折认知而产生的情绪和行为反应，如愤怒、焦虑和攻击等。

当挫折情境、挫折认知和挫折反应三者同时具备时，便构成了典型的心理挫折。一般来说，挫折情境越严重，挫折反应就越强烈，两者呈正相关。挫折反应的性质、程度主要取决于个体对挫折情境的认知。

（二）心理挫折产生的原因

1. 主观原因 主要是指个体的生理、心理因素等带来的阻碍和限制。生理因素带来的挫折，如视力受限无法取得驾照；心理因素造成的挫折，如个体智力低下、能力差、知识经验不足等。

2. 客观原因 主要包括自然环境和社会环境因素。自然环境是指无法克服的自然条件的限制，如无法预料的自然灾害；社会环境是指个人在社会生活中受到的政治、经济、道德、风俗、习惯以及人际关系等因素的限制。

（三）影响心理挫折程度的因素

挫折是人的一种主观感受，受个体的抱负水平、承受能力、对挫折的认知和态度等多项内部因素影响。

1. 抱负水平 一个人为自己设定的预期目标高，抱负水平就高；反之，则低。抱负水平过高，容易因达不到目标而产生挫折感。

2. 承受能力 个体对挫折的承受力与个人的生理条件、个性特征和受挫经验有关。身体越强壮，对挫折的承受力相对越大；开朗豁达、意志坚定的人对挫折的承受力大，而内向孤僻、依赖软弱的人遇到挫折可能会感到备受打击；受挫经验越多、挫折情境下应对经验和技巧越丰富，对挫折的承受力就越强，而从小受到过多的保护，在以后生活中对挫折的承受力则相对较差。

3. 对挫折的认知和态度 同样的挫折情境，不同的个体认知和态度不同，如果认识到挫折是生活中不可避免的组成部分，对挫折有比较充分的心理准备，面对挫折时就不易出现灰心、后退，反而会成为前进和成功的动力。

（四）心理挫折的表现和反应

1. 情绪性反应 个体遭受挫折时，可出现紧张、愤怒、焦虑等情绪所产生的表情或行为反应。

2. 理智性反应 个体在遭受挫折后能保持冷静，采取积极进取的态度和反应面对现实，对待挫折。如将其转化为奋进的动力，继续实现预定目标，或者采取灵活的策略，如降低目标或寻找新的途径与方法，再做尝试等。

3. 个性改变 有些挫折是暂时的，但重大挫折或连续的挫折，由于其挫折情境和条件具有相对稳定性，会让个体感受到持续的紧张状态，使某些行为反应逐渐固定，习惯和个性特征发生变化，如原本开朗自信的人经过重大挫折后性格变得内向、沉稳。

（五）应对心理挫折策略

挫折在人们的生活中是不可避免的，学会如何面对挫折，有利于增强个体对挫折的承受力。

1. 正确对待挫折 首先要认识到挫折是客观存在的，是生活中不可避免的组成部分，面对挫折应该做好充分的心理准备，同时应该认识到挫折具有两重性，挫折不都是负面的，面对挫折不灰心、不后退，挫折则是前进的动力和阶梯，能使人对生活、对人生的认识更加深刻、更加成熟。

2. 改变不合理观念 一般来说，不合理的观念有 3 个特征：①绝对化的要求；②过分概括化；③糟糕至极。要认识到客观事物都有其自身的发展规律，周围的人或事物的表现及发展不会依个人的意愿来改变；不能以某一件或某几件事来评价自身或他人的整体价值，片面的自我否定往往导致自卑自弃、自罪自责等不良情绪。而这种评价一旦指向他人，就会一味地指责别人，产生怨怼、敌意等消极对抗情绪。“我没有获得晋升，一切都完了”“我没考好，人生不会快乐”等想法是非理性的，对任何一件事情来说，都会有比它更坏的情况发生，所以没有一件事情可被定义为糟糕至极。

3. 合理宣泄 个体遭到挫折时产生紧张、焦虑、愤怒等消极情绪，如得到合理宣泄，心理才能保持平衡。如果得不到妥善的宣泄，随着挫折的增多，消极情绪积累，往往会导致不良后果。运动宣泄是一种良好的宣泄方式，受挫者通过参加各种体育活动，可以加强新陈代谢过程，调节大脑神经活动，激发积极进取的精神。在体育运动中，通过接触自然环境和社会环境，能够加强人际交往等，有利于恢复受挫者的心理平衡和信心。

看一看

合理宣泄的十种有效方法

1. 运动法 如跑步、打球、游泳等，能让人感觉自信、有活力。

2. 日光法 柔和的阳光可以缓解烦闷的心情，而烦躁、郁闷常常是易被激惹的情绪基础。

3. 击打沙袋偶人 拼命击打沙袋偶人，能够有效宣泄，释放愤怒情绪。

4. 痛哭喊叫 哭喊可排出愤怒情绪。

5. 吃香蕉 香蕉可使人感到安静、愉快。

6. 睡好觉 睡眠不足，人容易烦躁，易被激惹而发脾气。

7. 听音乐 选择合适的音乐，能够平和情绪。

8. 赏花草 花草的颜色和气味会使情绪变得平和、愉快起来。

9. 观山水 青山绿水，美好的环境能够激活人的快乐情绪，消融烦躁、愤怒情绪。

10. 洗淋浴 淋浴能够安神，舒缓愤怒紧张的情绪。

4. 总结经验教训 冷静地分析产生挫折的主客观原因，经常自我反省和自我激励，提高自身的综合素养，培养良好的人格品质，主动、自觉地将自己置身于充满矛盾的、复杂的社会环境中去磨炼，使心理更趋于成熟，增强承受挫折、化解冲突的能力。

5. 建立和谐的人际关系 对于增强挫折承受力有积极作用。在遭受挫折时能向他人倾诉，有助于缓解不良的情绪，朋友的鼓励、信任、支持和安慰，可以帮助个体重新振作，战胜挫折。

护爱生命

医疗行业是一个高风险、高强度、高投入的行业，值班、手术、急诊、急重症患者抢救等工作使医护人员时刻处于一种紧张的战备状态。随着社会的发展进步，人民生活水平的提高，社会大众对医疗护理服务提出了更多更高的要求。当医护人员面对濒危或绝症患者痛苦的呻吟和求生的欲望时，同情、自责、无奈等情感强烈地冲击着他们的心灵，使得医护人员面临比其他职业更多的应激源。医护人员常面临各种不良情绪的冲击，对此，首先，要发扬中华民族顾全大局、互助友爱、扶贫济困和自尊自爱等优良传统，在思想上牢牢确立以患者为主体的服务理念，全心全意为患者服务；同时，自己要学会自我调节，通过合理休息、饮食、运动缓解这些不良情绪，以达到疏泄的目的。

二、心理防御机制

（一）心理防御机制的概念

心理防御机制（psychological defense mechanism）是指个体面临挫折或冲突时，其内部心理活动中具有的自觉或不自觉地解脱烦恼，减轻内心不安，以恢复心理平衡与稳定的一种适应性倾向。积极的心理防御机制有助于人们抵御焦虑、恐惧、嫉妒等消极情绪的伤害，维持心理的平衡。而消极的防御机制可以使自我形象、自我观念与现实中的自己差别更大，易导致心理疾病。

（二）心理防御机制的特征

一般来说，个体采用心理防御机制时具有 3 个特征。

（1）使用心理防御机制，可以回避或克服消极的情绪，如紧张、焦虑等。

（2）大多数心理防御机制是歪曲、掩盖或否认事实，因此，这种心理是暂时的、脆弱的。

（3）各种防御机制通常都是在自己未意识到的情况下，在不知不觉中运用的。

（三）常见的心理防御机制

心理防御机制的种类较多，按照对现实的扭曲程度以及与心理疾病的密切程度，常分为 4 类：①自恋型（精神病性）防御机制，包括否定、歪曲和投射；②不成熟型防御机制，包括退行、幻想和内射，出现于青春期，性格障碍者以及在心理治疗中的成人也常出现；③神经症型防御机制，包括合理化、反向、转移和隔离，是儿童的“自我”机制的进一步成熟；④成熟型防御机制，包括压抑、升华、幽默等，是自我发展成熟后表现的防御机制，此种机制不仅可以解除或处理现实的困难、满足自我的欲望与本能，也能为一般社会文化所接受。常见的心理防御机制如下。

1. 否定（denial） 指拒绝承认现实，特别是不愉快的、不幸的事件，从而减轻痛苦，获得心理上的安慰和平衡。如拒绝承认亲人离世；小孩打破东西闯了祸，往往用手把眼睛蒙起来。

2. 歪曲（distortion） 指对外界的现实加以曲解变化，以符合内心的要求，以妄想和幻觉最为常见。比如明明昨天和女朋友分手，却自以为要和女朋友结婚，甚至还到处向亲朋好友发喜帖。

3. 投射（projection） 又称外投（external projection），是指把自己不能接受的冲动、情绪或缺点妄加在别人身上，从而避免或减轻内心的不安与痛苦。一个对人经常有敌意的人，会说别人都不友好。

4. 退行（regression） 当个体遇到挫折与应激时，放弃已经学到的比较成熟的适应技巧或方式，而退行到早期生活阶段的某种行为方式，以原始、幼稚的方法来应付当前情景，降低自己的焦虑。例如，一个孩子本来已能控制大小便，但在母亲生下小弟弟后，又开始尿床。

5. 幻想（fantasy） 当人无力处理现实生活中的一些困难，或是无法忍受一些情绪的困扰时，暂时逃离现实，任意想象应如何处理困难，使自己处于幻想世界，在幻想的世界中得以实现内心的平衡，达到在现实生活中无法经历的满足。儿童的幻想大多是正常现象；正常成人偶尔为之，也可暂时缓解其紧张状态，但若成人经常采用幻想方式，特别是分不清幻想与现实时，即可能为病态心理。

6. 内射（introjection） 指个体（主体）广泛地、毫无选择地吸收外界事物（客体，如某位亲人的性格特质、行为方式等），而将它们内化为自己人格的一部分。由于摄入作用，有时候人们爱和恨的对象被象征地转化成自我的组成部分。古语“近朱者赤，近墨者黑”，就是这个机制。

7. 合理化（rationalization） 指个体无意识地用似乎合理的解释来为难以接受的情感、行为、动机辩护，以使其可以接受，以求得心理平衡。合理化常有 3 种表现：①酸葡萄心理，即把得不到的东西说成“不好的”；②甜柠檬心理，即当得不到甜葡萄而只有酸柠檬时，就说柠檬是甜的；③推诿，指将个人的缺点或失败，推诿于其他理由，找人担待其过错。如过度使用此机制，就会自欺欺人，很多强迫症和精神病患者就常用此种方法来处理问题。

8. 反向（reaction） 指个体的观念、情感、欲望冲动等不为自我的意识或社会接受时，以相反的外在态度或行为表现出来。反向机制如使用适当，可调节个体与环境的适应性；但如果过度使用，则会形成心理困扰。在很多精神病患者身上，常可见此种防御机制被过度使用。比如，某人需要某种东西，却表现为极力反对、推却或无所谓。

9. 转移（displacement） 指将对某个对象的情感、欲望或态度转移到另一较为安全的对象上，以减轻自己心理上的焦虑。如丧子的母亲全心全意地照护孤儿院的孤儿，迁怒于“替罪羊”的行为等，都属于转移机制。此外，心理咨询中的移情也属于转移机制的一种。

10. 隔离（isolation） 将一些不愉快的事实、情景或情感分隔于意识之外，不让自己意识到，以免引起心理上的尴尬、不愉快或焦虑。比如，向他人讲述自己创伤的故事，却说这是自己身旁朋友的案例，让自己觉得这件事不是发生在自己身上。

11. 压抑（repression） 指个体将意识中不可接受的欲望、思想、情感或记忆在不知不觉中压抑到其潜意识中，以至于个体不能察觉或回忆，以减轻痛苦。这是一种不自觉的选择性遗忘和主动抑制。被压抑的内容，人们平时虽然意识不到，但在特殊情况下会影响人们的日常行为，例如梦境、笔误、口误等。

12. 升华（sublimation） 指被压抑的不符合社会规范的原始冲动或欲望用符合社会认同的建设性方式表达出来，并得到本能性满足。升华是最积极、最富建设性的防御机制，如将挫折中的不满、怨恨转化为有意义的行动。

13. 幽默（humor） 指以幽默的语言或行为来应付紧张的情境或表达潜意识的欲望，以表面的开心欢乐来不知不觉地化解挫折困境、尴尬场面和内心的失落。幽默其实是智慧的象征。

练一练4-2

晋升失败后，说自己对职务不感兴趣，该心理防御机制属于（　）。

A. 否定　B. 歪曲　C. 合理化　D. 退行　E. 反向

答案解析

目标检测

答案解析

选择题

1. 以下有关“一般适应综合征”的说法，不正确的是（　）。
   A. 可划分为警戒期、抵抗期和衰竭期三个阶段
   B. 抵抗期主要生理变化为肾上腺素分泌增加、血压升高等
   C. 衰竭期表现为肾上腺素分泌增加、淋巴系统功能紊乱等
   D. 抵抗期表现为肾上腺皮质变小、淋巴结恢复正常、激素水平恒定
   E. 警戒期表现为全身的血液集中供应到心、脑、肺和骨骼肌系统
2. 以下有关心理防御机制的说法，正确的是（　）。
   A. 心理防御机制对个体是有益的　B. 大多数心理防御机制是自己主动运用的
   C. 心理防御机制是相对恒定的心理　D. 心理防御机制都是歪曲、掩盖或否认事实
   E. 心理防御机制通常都是自己未意识到的
3. 应激源的分类不包括（　）。
   A. 社会性应激源　B. 心理性应激源　C. 躯体性应激源
   D. 文化性应激源　E. 压力性应激源
4. 表示生活事件（应激源）的强度，最好选择（　）。
   A. 情绪焦虑程度　B. 累计 LCU 的值　C. 心身疾病发生率
   D. 转化为生物学指标　E. 影像学检查
5. 以下有关应对的说法，正确的是（　）。
   A. 根据应对表现形式分，为积极应对和回避应对
   B. 根据应对指向目标分，为问题指向性应对和结果指向性应对
   C. 根据应对表现形式分，为积极应对和情绪应对

D. 根据应对指向目标分，为问题指向性应对和目标指向性应对

E. 根据应对表现形式分，为情绪应对和回避应对

6. 以下有关应激反应的说法，正确的是（　）。

A. 包括心理反应和生理反应　　B. 包括心理、情绪、认知反应

C. 包括生理、情绪和行为反应　　D. 包括生理、心理和行为反应

E. 包括心理、情绪和生理反应

7. 下列不属于情绪反应的是（　）。

A. 回避　　B. 抑郁　　C. 愤怒　　D. 恐惧　　E. 焦虑

8. 下列不属于行为反应的是（　）。

A. 逃避与回避　　B. 退化与依赖　　C. 抑郁与愤怒

D. 敌对与攻击　　E. 无助与自怜

9. 下列属于合理化机制表现的是（　）。

A. 酸葡萄心理　　B. 否定　　C. 幽默　　D. 转移　　E. 升华

10. 所谓否定机制，是指（　）。

A. 调整认识，否定生活事件的消极方面　　B. 隐瞒事实，避免应激事件的产生

C. 隐瞒事实，避免应激反应的产生　　D. 否定事实，降低潜意识中的焦虑

E. 调整认识，否定焦虑情绪

（初晓艺）

书网融合……

重点回顾　　微课　　习题

第五章　心身疾病

学习目标

知识目标：

1. **掌握**　心身疾病的概念和特征；常见心身疾病及其心理护理。
2. **熟悉**　心身疾病的分类；心身疾病的诊断、治疗和预防。
3. **了解**　心身疾病的发病机制。

技能目标：

具有为心身疾病患者提供个性化心理护理的能力。

素质目标：

具有临床辩证思维，具有爱伤观念，理解患者、尊重患者。

导学情景

情景描述： 患者，男，45岁，已婚，某事业单位处级干部。平时性格争强好胜，容易激动，自我要求极其严格，事业成绩突出。近来，其母亲患宫颈癌住院，其父亲患病（心功能不全）在家，其妻子患胰腺炎住院手术，其女儿适值高考。因此，该患者压力巨大，每日除完成大量艰巨工作外，还奔波于医院照顾母亲及妻子，回家后还要关心和照顾女儿的高考复习，持续的高度紧张、忧虑状态导致了突发性的应激性消化性溃疡。

情景分析： 消化性溃疡是较早公认的常见心身疾病，包括胃、十二指肠溃疡及溃疡性结肠炎，严重生活事件的刺激、人格特征与消化道溃疡的发生密切相关。

讨论： 应对该患者应该遵循什么治疗原则？

学前导语： 健康不仅指人生理的健康，还包括心理健康和具备良好的社会适应能力。影响人健康的因素可以归纳为两大类，即生物性因素和心理社会因素。研究表明，由于心理社会因素而导致的心身疾病的发病率在逐年上升，心身疾病已成为威胁人类健康的重要疾病。

人的生命系统是一个有机的整体，心、身相互作用、相互影响，现代医学和心理学的研究证明，很多疾病都能找到其致病的心理因素。尤其是近半个世纪以来，人类的疾病谱和死亡顺位发生了明显改变，单纯由生物因素所致的躯体疾病逐渐减少，而由生物、心理、社会等综合因素所致的疾病明显增多，心身疾病对人类健康构成了严重威胁，是造成病死率升高的主要原因。在生物－心理－社会医学模式和多因素发病理论下，心理和社会因素对健康和疾病的影响作用也相应地得到重视，心身疾病已日益受到医学界的广泛关注。

第一节　心身疾病概述

PPT

一、心身疾病的概念

心身疾病（psychosomatic diseases），又称心理生理疾病（psychophysiological diseases），是介于躯体

疾病与神经症之间的一类疾病，目前有狭义和广义两种概念。狭义的心身疾病，是指心理社会因素在疾病的发生、发展、演变、转归及治疗预防过程中起重要作用的躯体器质性疾病，如原发性高血压、溃疡病等。心理社会因素在发病、发展过程中起重要作用的躯体功能性障碍则被称为心身障碍（psychosomatic disorders），例如神经性呕吐、偏头痛。广义的心身疾病，是指心理社会因素在发病、发展过程中起重要作用的躯体器质性疾病和躯体功能性障碍。显然，广义的心身疾病包括了狭义的心身疾病和狭义的心身障碍。

二、心身疾病的特征

（1）生物或躯体因素是心身疾病发生和发展的基础，心理社会应激往往起到“扳机”的作用。

（2）个性特征与某些心身疾病密切相关。

（3）心理社会因素在疾病的发生、发展及预后中起重要的作用。

（4）以躯体的功能性或器质性病变为主，一般有较明确的病理生理过程。

（5）心身疾病通常发生在自主神经系统支配的器官上。

（6）同一患者可有几种心身疾病存在或交替发生。

（7）患者常有相同或类似的家族史。

（8）疾病常有缓解和反复发作倾向。

（9）心身综合治疗比单纯的生物学治疗效果好。

练一练5-1

下列不属于心身疾病发病人群特征的是（ ）。

A. 总体上女性高于男性，两者比例为3:2

B. 冠心病、高血压发病率男高于女

C. 15岁以下或65岁以上患病率最低，从青年期到中年期，其患病率呈上升趋势

D. 心身疾病总体上农村高于城市

E. 脑力劳动者少于体力劳动者

答案解析

三、心身疾病的分类

传统的心身疾病包括消化性溃疡、溃疡性结肠炎、甲状腺功能亢进症、局限性肠炎、类风湿关节炎、原发性高血压及支气管哮喘。目前，糖尿病、肥胖症、癌症等疾病也被纳入心身疾病的范围。根据美国心理生理障碍学会制定的标准，心身疾病大致有如下分类。

1. 内科心身疾病

（1）心血管系统　原发性高血压、原发性低血压、冠状动脉粥样硬化性心脏病、神经性心绞痛、阵发性心动过速、心动过缓、期前收缩、雷诺病、神经性循环衰弱症等。

（2）消化系统　胃、十二指肠溃疡，神经性厌食、神经性呕吐、溃疡性结肠炎、过敏性结肠炎、贲门痉挛、幽门痉挛、习惯性便秘、直肠刺激综合征等。

（3）呼吸系统　支气管哮喘、过度换气综合征、神经性咳嗽等。

（4）神经系统　痉挛性疾病、紧张性头痛、睡眠障碍、自主神经功能失调症、心因性呼吸困难、心因性运动异常、慢性疲劳等。

（5）内分泌系统　甲状腺功能亢进症、垂体功能减退症、糖尿病、低血糖等。

2. 外科心身疾病　全身性肌肉痛、脊椎过敏症、书写痉挛、外伤性神经症、阳痿、过敏性膀胱炎、

类风湿关节炎等。

3. 妇科心身疾病 原发性痛经、月经紊乱、经前期紧张综合征、功能性子宫出血、功能性不孕症、性欲减退、更年期综合征、心因性闭经等。

4. 儿科心身疾病 小儿哮喘、站立性调节障碍、神经性腹痛、遗尿症、神经性尿频、夜惊症、口吃、假性贫血等。

5. 眼科心身疾病 原发性青光眼、中心性视网膜炎、飞蚊症、精神性大小变视症、眼部异物症、眼肌疲劳、癔症性视力障碍等。

6. 口腔科心身疾病 口腔黏膜溃疡、部分口腔炎、复发性慢性口腔溃疡、咀嚼肌痉挛、口腔异物感、心因性三叉神经痛等。

7. 耳鼻喉科心身疾病 梅尼埃综合征、过敏性鼻炎、慢性鼻窦炎、咽喉异物感、神经性耳鸣、神经性耳聋、晕动症、癔症性失音等。

8. 皮肤科心身疾病 神经性皮炎、原发性皮肤瘙痒症、斑秃、多汗症、慢性荨麻疹、银屑病、慢性湿疹、白癜风等。

9. 其他 癌症、肥胖症等。

随着心身医学研究的不断发展与深入，心理社会因素在疾病的发病、诊断、治疗和预后中的作用越来越受到重视，新的心身疾病也不断被提出。

四、心身疾病的发病机制

1. 心理动力理论 是由精神分析学家提出的。该理论强调潜意识心理冲突在各种心身疾病发生中的作用。该理论认为，个体特异的潜意识特征决定其特异的心理冲突，从而引起特定的心身疾病。

具体来说，心理动力学学者认为心身疾病的发病源于以下 3 种因素：①未解决的心理冲突；②身体器官的脆弱易感性；③自主神经系统的过度活动性。目前认为潜意识心理冲突是通过自主神经系统功能活动的改变，造成某些脆弱器官的病变而致病。例如，心理冲突在迷走神经功能亢进的基础上可造成哮喘、溃疡病等，在交感神经亢进的基础上则可造成原发性高血压、甲状腺功能亢进症等。心理动力理论在解释心身疾病发病机制时有一定道理，但它过分夸大了潜意识的作用。

2. 心理生物学理论 心理生理学的主要研究目的是阐明心身疾病的发病机制，揭示哪些心理社会因素，通过何种生物学机制作用于何种状态的个体，导致何种疾病的发生。该理论认为，心理神经中介机制、心理神经内分泌机制和心理神经免疫机制是心身疾病的重要发病机制。

该理论研究重视不同种类的心理社会因素，可能产生不同的心身反应过程，也重视心理社会因素在不同遗传素质个体上的致病性差异。

3. 学习理论 心身疾病的发病机制还可以用学习理论来解释。传统的学习理论，仅指条件反射的学习理论，不论是巴甫洛夫的经典条件反射或是斯金纳的操作条件反射，都对强化作为学习过程的要素加以说明。但人类心身疾病的发病机制，还应包括社会学习理论中的观察、学习以及模仿。行为学习理论认为，某些社会环境刺激引发个体习得性心理与生理反应，如情绪紧张、呼吸加快、血压升高等，由于个体素质的问题，或特殊环境因素的强化，或通过泛化作用，使得其习得性心理与生理反应被固定，从而演变为症状与疾病。紧张性头痛、过度换气综合征、高血压等心身疾病症状的形成，均可用此机制解释。

4. 综合发病机制 心身疾病被认为是多种因素相互作用的结果，既不可以忽视心理社会因素的影响，也不可以忽视遗传生物因素的重要性，必须从整体的角度来看待心身疾病。当外界刺激作用于机体时，机体在认知－情绪－躯体－行为多个层面上发生一系列的变化，这些变化相互制约、相互影响，最终引起心身疾病。

目前，心身疾病的研究是综合心理动力学、心理生理学和行为理论，互相补充，形成了综合的心身疾病发病机制理论，其主要内容可概括如下：①心理社会刺激物传入大脑；②大脑皮质联合区的信息加工；③传出信息触发应激系统引起生理反应；④心身疾病的发生。

五、心身疾病的诊断、治疗和预防

（一）心身疾病的诊断

1. 诊断要点 目前心身疾病的诊断标准和方法不尽相同，按照生物－心理－社会医学模式，人类任何疾病均受生物、心理和社会因素的影响，各疾病之间的诊断也需兼顾个体的躯体、心理和社会3个方面。主要体现如下。

（1）有明确的器质性病变。

（2）存在心理社会因素。在疾病的发生之前就存在某些心理社会因素，并且病情的变化与心理社会因素有关；某些个性特征成为某些心身疾病的易感因素。

（3）单纯的生物学疗法收效甚微。

2. 诊断程序 包括躯体性诊断和心理诊断，在心理诊断过程中，应注重心理社会因素的评估与分析。

（1）病史采集　对疑有心身疾病的病例，在采集病史的同时，应该注意收集患者的心理社会方面的有关信息，如患者个性或行为特点、社会事件及家庭或社会支持资源、个体认知评价模式等，分析这些因素与心身疾病发生、发展的关系。

（2）体格检查　注意患者在体检时的心理行为反应方式，分析患者的心理特点。

（3）心理行为检查　对疑有心身疾病的患者，应结合病史材料，采用行为观察、会谈、心理测验等心理评估方法，必要时采用心理生物学检查方法，以确定心理社会因素的内容、性质及其在疾病发生、发展和预后中的作用。

（4）综合分析　综合以上程序的资料和分析结果，同时结合心身疾病的基本理论，对是否患有心身疾病，患何种心身疾病，以及起主要作用的心理社会因素及其可能的作用机制做出综合的分析。

（二）心身疾病的治疗

1. 心身同治的原则 心身疾病应采取心、身相结合的治疗原则，但对于具体病例，则应各有侧重。对于急性发病而躯体症状又严重的患者，应以躯体对症治疗为主，辅之以心理治疗。例如，对于急性心肌梗死患者，综合的生物性救助措施是解决问题的关键，同时也应对那些有严重焦虑和恐惧反应的患者实施床前心理指导；又如，对于过度换气综合征患者，在症状发作期必须及时给予对症处理，以阻断恶性循环，否则将会使症状进一步恶化，使呼吸性碱中毒加重，出现头痛、恐惧甚至抽搐。

对于以心理症状为主、躯体症状为次，或虽然以躯体症状为主但已呈慢性经过的心身疾病，则可在实施常规躯体治疗的同时，重点安排心理治疗。例如，对于更年期综合征和慢性消化性溃疡患者，除了给予适当的药物治疗外，应重点做好心理和行为指导等各项工作。

2. 心理干预的目标

（1）消除心理社会刺激因素　通过心理支持、认知治疗、松弛训练或催眠疗法等，改变对事件的认识，减轻焦虑反应，缓解疾病发作。

（2）消除心理因素　根据疾病产生的原因，待疾病稳定后对其进行综合行为矫正，帮助其改变认知模式，改变生活环境以减少心理刺激，从根本上消除心理因素。

（3）消除生物学因素　运用心理学技术直接或间接改变患者的生物学过程，提高患者身体素质，促进疾病的康复。如采用长期松弛训练或生物反馈疗法治疗高血压患者，能有效改善循环系统功能，降低血压。

看一看

常用的心理治疗方法

在心身疾病的治疗中，心理治疗应作为一种主要的疗法贯穿始终，帮助患者改变对疾病的不正确态度，并动员家属和有关方面共同配合治疗。常用的心理治疗方法有行为治疗和认知行为治疗等。

行为治疗中较为知名的是系统脱敏法。即利用交互抑制和消退原理，将单个能引起明显焦虑的刺激，划分为若干由低到高的、不同等级的、只能引起微弱焦虑的刺激，将刺激反复暴露在患者面前，同时利用生物反馈训练患者放松，从而使刺激渐渐失去引起焦虑的作用。该方法可以用来治疗高血压、溃疡病、偏头痛、支气管哮喘等心身疾病。

认知行为治疗是消除患者不恰当的认知，重建合理认知，从而缓解或消除抑郁等不良情绪，适合各种心身疾病的治疗。

（三）心身疾病的预防

心身疾病是心理因素和生物因素综合作用的结果，因而，心身疾病的预防也应同时兼顾心、身两个方面。一般情况下，心理社会因素大多需要作用相当长的时间才引起心身疾病，所以，心身疾病的心理学预防应从早做起。

1. 培养健全的人格 是预防工作的重点，应重点关注以下内容。

（1）人格是从人生早期逐步发展形成的，以后的经历也起一定作用，但早年生活经历和教育环境的影响至关重要。

（2）家庭是人格形成的基础，个体总是从亲近的人那里学会自我的概念、价值观、动机、需要、兴趣等。

（3）剧烈的生活事件常可引起人格类型的急剧改变。

（4）社会和文化可对人格产生直接影响。

从个体方面来讲，需要个人培养健全的人格，保持良好的情绪，建立有效的心理防御机制，锻炼应对能力，形成良好的人际关系，增强自我保健意识，具有良好的求医行为。

2. 消除各种有害的心理社会刺激因素 对存在明确应激源的工作与生活环境，应及时发现并提出调整和预防建议，及时发现心理危机并进行干预。

3. 纠正不良行为 对有明显行为问题者，如吸烟、酗酒、A 型行为等，应运用心理学技巧指导其进行矫正。

4. 提高应对能力 对工作或生活环境中存在明显应激源者，应及时帮助其调整，使其采取积极的应对方式，以减少不必要的心理刺激；对应激源正确地认知评价，客观分析，提高心理承受能力。

5. 提高情绪控制能力 情绪是导致或加重心身疾病的重要心理因素，学习情绪管理，合理宣泄情绪是十分必要的。

6. 积极加强预防 积极加强对心身疾病的预防，特别是具有心身疾病遗传倾向或已有心身疾病的先兆者，则更应加强预防工作。

总之，心身疾病的预防工作是多层次、多侧面、多途径的，也是护理工作者非常重要的工作内容之一。

想一想

通过心身疾病的学习对你的工作和生活有何启示？

答案解析

第二节　临床常见心身疾病

PPT

一、原发性高血压

原发性高血压也称高血压病，是以动脉血压升高为特征，伴有血管、心、脑、肾等多脏器功能损害的全身性疾病，占全部高血压患者的90%以上，是危害人类健康的最严重的心身疾病之一，也是最早被列入心身疾病的疾病之一。

原发性高血压是一种高发病率、高致残率、高死亡率的疾病，是引起冠心病、脑出血和脑栓塞等疾病的常见诱因。目前，中国有3.3亿多高血压患者，每年新增300万人以上。脑卒中患者中，76%的人有高血压病史；冠心病患者中，65%有高血压病史。高血压是一种多因素疾病，除遗传因素外，应激、应对、生活事件、情绪、生活方式等心理因素与高血压的发生、发展关系密切，心理治疗对高血压患者的康复也起到重要的作用。

（一）心理社会因素与原发性高血压

微课

1. 心理行为因素

（1）情绪因素　紧张和焦虑导致大脑皮质兴奋和抑制过程失调、缩血管中枢冲动占优势，引起血压升高；经常处于压抑或敌意的人，血液中去甲肾上腺素水平比正常人高出30%以上。

（2）人格特征　一般认为原发性高血压患者的人格特征表现为求全责备、刻板主观、容易激动、具冲动性、过分谨慎、不善表达情绪、压抑情绪但又难以控制情绪。A型行为者的血浆肾上腺素活性较高，对应激呈现高反应性，可引起血压升高。

（3）生活事件与心理应激　应激性生活事件与高血压有关，例如失业者血压高，获得新的工作后血压下降；在预期要被解雇（最后未发生）期间血压也高。离婚、长期生活不稳定或长期生活在噪声环境中高血压发病率高。个体发生心理应激时，应激引起的神经内分泌或血流动力学反应的水平比普通人高，这可能会增加血管内壁损伤和动脉粥样硬化物质的积累，最终导致血压升高。持续的心理应激可加重高血压病情，影响治疗效果和预后。

（4）不良行为

1）高盐饮食行为　是诱发高血压的重要原因。每日食盐量大于6g，过多的Na^+可沉积在动脉管壁而发生动脉硬化，同时，过多的Na^+使水分潴留，血容量增加、血压升高。

2）肥胖行为　如高脂、高糖饮食及运动少，也导致高血压病的发生。肥胖者高血压发病率是正常人的2~6倍。

3）烟酒嗜好行为　烟酒嗜好者易患高血压，中等量以上的饮酒者，其发病率明显增高。

2. 社会因素

（1）职业应激　职业性质影响血压水平。需要注意力高度集中，过度紧张的脑力劳动，对视力、听觉过度刺激的工作环境，均易使血压升高，例如，公安系统工作人员、城市闹市区汽车司机等。

（2）社会应激　经济拮据、家庭不和睦、工作不顺心、事业受挫、人际关系紧张、个人需要得不到满足、社会动乱、战争等，均与高血压发病有关。

(3) 社会支持　社会孤独和缺乏社会支持的人容易发生焦虑、抑郁，与高血压的发病密切相关。

(4) 文化休克　不同民族和国家的风土人情、生活习俗、行为模式等有很大差异。当一个人从熟悉的文化环境到另一个陌生的文化环境时，常常会产生由于态度、信仰的差异而出现的危机与陌生感，严重影响个体的社会功能和正常生活秩序，产生所谓的“文化休克”。由此而引起的焦虑、恐惧、愤怒、敌意、无助、抑郁等负性情绪均与心血管疾病有关。

(5) 自然环境应激　自然灾害如地震、海啸、洪水、雪冻等造成的强烈应激，使人们惊恐万状、焦虑不安、精神崩溃，高血压发病率会明显升高。

(二) 原发性高血压患者的心理护理

1. 评估与诊断　原发性高血压除按常见病的诊断方法外，还可以通过晤谈法了解患者心理、行为特点，生活事件和应对方式。

2. 护理干预

(1) 心理支持　让患者倾诉内心矛盾冲突，发泄敌意、怨恨、焦虑、紧张和不满，找出患者被压抑的潜意识的矛盾冲突。给予疏导和心理支持，以减轻患者的心理压力。

(2) 放松训练　是目前配合治疗原发性高血压病常用的一种行为疗法。具体操作如下：患者自由安静地坐在舒适的椅子上，排除杂念，处于“无我”状态。全身肌肉放松，呼吸深慢平静。每日1~2次，每次15分钟。如此反复进行3~6个月，最终能达到“随意”控制血压至正常水平。

(3) 生物反馈训练　利用生物反馈原理使个体学会放松反应。将血压或脉搏用声音或屏幕显示出来，作为反馈信息。通过呼吸、放松、平静等调节，使血压得到控制，如此反复训练可以达到控制血压的目的。

(4) 运动训练　气功、太极拳、快步走、慢跑等有氧运动，能消耗过多的儿茶酚胺类物质，达到降压和减脂作用，减少并发症，增强体质和延年益寿。

(5) 不良行为矫正　针对因不健康生活方式（如高盐饮食、高热量饮食、肥胖、酗酒、缺乏运动等）而致病的患者进行行为矫正，是预防和治疗原发性高血压的有效途径；另外，矫正A型行为对高血压病的治疗也有一定的效果。

二、冠状动脉粥样硬化性心脏病

冠状动脉粥样硬化性心脏病（coronary atherosclerotic heart disease，CHD），指冠状动脉粥样硬化使血管腔狭窄或阻塞，和（或）因冠状动脉功能性改变（痉挛）导致心肌缺血缺氧或坏死而引起的心脏病，简称冠心病，亦称缺血性心脏病（ischemic heart disease）。冠心病是一种严重危害人类健康的常见病、多发病，是导致人类死亡的三大疾病之一。诸多研究结果表明，冠心病是多种致病因素综合作用的结果。其中，心理、社会因素起着重要作用。

(一) 心理社会因素与冠心病

单纯用遗传、高血压、高血脂等生物因素不能完全解释冠心病，吸烟、活动过少、心理社会压力、不良情绪以及A型行为等因素同样是冠心病的重要危险因素。

1. 人格特征　A型行为是冠心病的危险因素。A型行为具有以下特点：持续的进攻性、进取心和经常性的紧迫感、好急躁、专心致志追求事业目标，并且始终保持着警觉、易冲动、精力充沛等，在行动上表现出迅速、性急、果断而不沉着的特点。

2. 生活事件与心理应激　应激性生活事件常被作为冠心病发病的危险因素之一。与冠心病有关的心理应激因素一般包括社会低收入状况、恶劣工作环境、婚姻不幸等。当这些负性心理因素作用于人体后，一般表现为烦躁、争吵、愤怒、失控、悲痛、极度激动或惊恐发作等情绪改变。过分的焦虑、抑郁、持久高负荷的心理压力可诱发冠心病，引起胸闷、心绞痛、心律失常和气急等症状，甚至促发斑块形成和破裂，血栓形成，冠状动脉狭窄、痉挛，引发严重的心血管事件。一般认为，经历的生活事件越多，冠心病的发生、复发及死亡率越高。

3. 负性情绪　不仅加速冠心病发生、发展的进程，影响治疗、康复和生活质量，而且是引发猝死、心肌梗死的重要危险因素。冠心病患者受病前各种生活事件的影响，极易产生焦虑、抑郁、孤独等负性情绪。有研究应用焦虑自评量表和抑郁自评量表对冠心病患者进行情绪障碍调查显示，52%的患者有明显焦虑，80%以上的患者有不同程度的抑郁。

4. 社会环境与生活方式　冠心病发病率与社会结构、社会分工、经济条件、社会稳定程度有一定相关性。研究证实，社会发达程度高、脑力劳动强度大、社会稳定性差等均为冠心病的危险因素。另外，吸烟、酗酒、缺乏运动、高脂肪与高胆固醇饮食等因素已被公认为冠心病的危险因素。饮食与冠心病的关系主要集中在脂肪摄入，脂肪决定了血液中胆固醇的水平，后者是冠心病的重要危险因素。

（二）冠心病的心理护理

1. 评估与诊断　冠心病的诊断主要依据病史、临床表现和实验室检查等临床医学方法。心理评估则可通过晤谈，以了解患者情绪状态，日常对生活事件的处理方式、应对风格，观察患者的行为反应等。心理测验常用A型行为问卷调查表、生活事件量表、特质应对方式问卷、抑郁和焦虑症状评定量表等。

2. 护理干预

（1）心理支持和心理咨询　冠心病患者对病情过分关注、担心，因此对患者应热情和蔼、关心体贴，详细了解病情。认真做好各项检查，依据病情的特点，确定综合护理措施，对临床不同特点进行解释性心理咨询，消除紧张，稳定患者情绪，以增强战胜疾病的信心。

（2）矫正A型行为　A型行为不仅是冠心病发生的危险因素，也是冠心病预后的重要危险因素。改变A型行为可减轻机体对外界刺激的过强反应，降低交感神经张力，恢复良性负反馈调节。在医护人员指导下进行认知疗法、放松训练、想象治疗、配合气功、生物反馈及音乐治疗等效果更好。

（3）冠心病焦虑障碍、抑郁障碍　除心理护理外，临床上应用三环类或四环类抗抑郁药，近年来首选5-羟色胺再摄取抑制剂治疗，如帕罗西汀、氟西汀和舍曲林等，应做好患者的服药护理。

（4）不良行为矫正　对吸烟、酗酒、高脂肪和高胆固醇饮食、肥胖、缺乏运动及嗜盐等不良行为进行矫正。

看一看

矫正A型行为的方法

1. 针对匆忙感

（1）养成每天记录匆忙事件及其原因的习惯，每周一小结。

（2）当一个耐心的听众，不打断别人的谈话。

（3）放弃同时思考几个问题或做多种事情的习惯。

（4）等待时，可看书、看杂志，避免焦躁发脾气。

（5）不要超过前面走得快的人。

（6）时间短、任务多时，先易后难，一件一件解决，不要操之过急。

2. 针对争强好胜

（1）增加对他人的理解，减少敏感和不信任。

（2）对帮助过自己的人诚心说声“谢谢”。

（3）向自己认识的人自然微笑，主动热情地打招呼。

（4）当不能肯定自己对错时，说声“可能我错了”。

（5）在玩乐时，不必太过认真，学会愿意认输。

（6）面对焦虑时，深呼吸以放松自己，坦然平静；面对挫折、打击、不顺利时，学会安慰自己，退一步海阔天空。

三、糖尿病

糖尿病是一种以高血糖为特征的内分泌代谢性疾病，其基本病理特点是胰岛素分泌相对或绝对不足，以及靶细胞对胰岛素的敏感性降低，或胰岛素本身结构存在缺陷，引起以糖代谢紊乱为主，继发脂肪、蛋白质、水、电解质等代谢障碍，表现为高血糖、糖尿。糖尿病的病因大致可概括为遗传和环境两大方面。环境因素包括生物学和心理社会两大类：生物学因素有病毒感染、肥胖等；心理社会因素包括生活中的重大变故、挫折、心理冲突等。

（一）心理社会因素与糖尿病

1. 心理应激 应激包括生活与工作中的重大变故、挫折和心理冲突等。生活事件与糖尿病的代谢控制密切相关，一些糖尿病患者在饮食和治疗药物不变的情况下，由于生活事件的突然袭击，病情迅速加剧，甚至出现严重的并发症。糖尿病的发生与情绪也有密切关系，不良的情绪对糖尿病的代谢控制和病情转归会产生消极的影响。

2. 人格特征 糖尿病患者多具有被动、依赖、不成熟、适应不良、缺乏安全感、优柔寡断等行为特征。有研究者采用艾森克人格问卷对2型糖尿病患者进行调查，结果显示糖尿病患者多表现为内向和情绪不稳定。

3. 负性情绪 糖代谢紊乱可直接使患者产生抑郁、焦虑。糖尿病患者中具有临床意义的抑郁症状发生率高达21.8%～60.0%。抑郁、焦虑症状可能是糖尿病综合征的固有症状之一。

青少年糖尿病患者情绪更易波动，常见激动、愤怒、抑郁与失望的情绪反应。成年期患者也会出现失望、无所适从、悲哀、忧愁、苦闷，对生活失去信心，应对外界挑战和适应生活的能力下降，甚至出现自杀意念和行为。

（二）糖尿病患者的心理护理

1. 评估与诊断 糖尿病的诊断主要依据病史、临床表现和实验室检查等临床医学方法。心理评估则可通过晤谈，以了解患者情绪状态，日常对生活事件的处理方式、应对风格，观察患者的行为反应等。

2. 护理干预

（1）情绪疏导 护理人员可以根据患者疾病不同阶段的心理特点，真诚地与患者沟通交流，倾听他们心中的压力与烦恼，鼓励患者向其家人、朋友倾诉，以获得亲人的理解与支持，必要时也可以鼓励患者向专业心理咨询人员倾诉，以满足他们被爱、被关心、被尊重的心理需求，帮助其解除心理顾虑，消除负性情绪，充分调动其主观能动性。同时，护理人员可以在恰当的时机给患者提供效果明显好转的案例，告诉患者只要系统治疗就能控制血糖，预防并发症的发生，使患者心情舒畅，减轻心理负担，树立战胜疾病的信心。

（2）健康教育 积极开展健康教育，指导患者科学地安排生活、饮食和体力活动，帮助患者及其家属尽可能多地掌握糖尿病的基本知识、注射胰岛素技术和血糖测定技术。指导患者正确认识糖尿病，让其认识到虽然目前的医疗技术水平尚不能根治糖尿病，但是经过医患共同努力，糖尿病完全可以控制，患者完全可以像正常人一样生活、工作和学习，使患者有信心战胜疾病。

（3）鼓励参与活动　消除患者因患病而感觉孤独的最好方法是鼓励患者积极参与相关活动，如可鼓励其与病友交流；可向其介绍当地的病友俱乐部，使患者在团体组织中学习、适应患病后的生活，建立有益于健康的生活方式。

四、消化性溃疡

消化性溃疡是最常见的疾病之一，胃肠道是我们身体里最“情绪化”的器官。胃瘘管实验表明，心理因素可改变胃液分泌，如愤怒、紧张、惊慌和憎恨等心理因素往往使胃酸增加，而抑郁、苦闷或焦虑等使胃液减少。火灾、洪水、空袭和地震等造成的心理影响，常可引起应激性溃疡。在通常情况下，丧偶、离婚、恐惧、失败等因素与消化性溃疡的发生也有一定关系。这些心理因素都可导致迷走神经兴奋，从而使胃液酸度增高，引起溃疡疾病。人格方面，大量研究发现，消化性溃疡患者往往有以下特点：精神生活紧张，很少有完全放松的状态，心理冲突较强烈，情绪不稳定，常有压抑感。另外，各种生理心理应激往往使患者精神疲惫、睡眠不足，饮食无规律也易诱发应激性溃疡。

（一）心理社会因素与消化性溃疡

1. 人格特征　研究发现，溃疡病患者多工作认真负责，有较强的进取心，有强烈的依赖愿望，易怨恨、不满，常常压抑愤怒，孤僻，悲观，遇事思虑过分，事无巨细，苛求井井有条，稍不顺心就情绪波动、易怒，但又常常压抑在心里不能发泄出来。具有这种人格特征的人，遇到较多生活事件压力时易致溃疡病发生。

2. 负性情绪　胃肠道被认为是最能表达情绪的器官，情绪上的点滴波动，胃肠道都能提前预知。抑郁、悲伤、沮丧可使胃黏膜苍白，分泌减少；愤怒、紧张、厌恶、惊慌、憎恨、激动、应激可引起胃液分泌增加，胃酸和胃蛋白酶持续增多，引起消化性溃疡。

3. 生活事件　临床观察发现，并非所有经历过生活事件刺激的人都会发生溃疡，生活事件刺激只有在一定的个性基础上才会起到致病作用，并通过负性情绪反应使刺激损害定向到胃肠器官。常见于以下几点。

（1）严重的精神创伤　特别是在无思想准备的情况下，遇到重大生活事件和社会的重大改变。如失业、丧偶、丧子、离异、自然灾害等。

（2）持续的不良情绪反应　如长期的家庭不和、人际关系紧张、事业上不如意等各种各样的失落感。

（3）长期的紧张刺激　如不良的工作环境、缺乏休息等。研究显示，消化性溃疡患者发病前血液中胃蛋白酶原水平较高，被视为十二指肠溃疡的重要生理基始。高蛋白酶原血症的个体，在心理、社会因素这一“扳机”作用的激发下，比普通人更容易发生溃疡病。

4. 心理应激　动物实验表明，警戒、回避电击的应激或束缚性应激均可诱发溃疡。紧张性生活事件造成心理应激时，促肾上腺皮质激素释放因子、糖皮质激素、儿茶酚胺等作用于消化道的激素分泌增加，可致胃肠运动功能紊乱，改变胃酸分泌，从而诱发消化性溃疡。

5. 社会因素　工作环境紧张与消化道溃疡密切有关，例如，军人、驾驶员、外科医生、教师、编辑、记者、翻译、导游等胃肠道疾病的发病率较高，这些职业人群多数都有诸如“工作紧张，不能按时吃饭”等特点。工作、生活繁忙，精神长期过度紧张已成为导致胃肠道疾病的重要原因。

6. 不良行为　消化性溃疡患者常每天服用阿司匹林，每天饮酒，每天吸烟。

（二）消化性溃疡患者的心理护理

1. 评估与诊断 消化性溃疡的典型临床表现是慢性病程、周期性发作的节律性上腹痛。十二指肠溃疡表现为两餐间痛（饥饿痛），进食缓解；胃溃疡疼痛常在餐后1小时内发生，进食1～2小时后逐渐缓解，直至下餐进食后再复出现上述症状。胃镜及胃黏膜活组织检查是首选的检查方法。幽门螺杆菌的监测有助于确诊是幽门螺杆菌相关性溃疡，还是非幽门螺杆菌相关性溃疡。临床上，常用SCL－90了解患者的一般心理状况，用各种抑郁和焦虑量表评估情绪障碍，用艾森克人格问卷评估人格特点，用心理防御量表和社会再适应量表调查患者的心理防御反应和应激水平。

2. 护理干预

（1）不良行为矫正 向患者介绍消化道溃疡的诱因、临床特点和治疗方法；矫正吸烟、饮酒等不良习惯；合理膳食，如规律饮食、少食多餐、忌坚硬过及冷过热食物等。

（2）心理支持 向患者解释消化道溃疡的性质，认识情绪变化与消化道溃疡的关系，鼓励患者保持乐观心态，缓解不良情绪，采取健康生活方式，减少负性情绪对疾病的影响，降低复发率。

看一看

“执行猴”与溃疡病

应激与生物学损害有关的最早研究是著名的“执行猴”实验。实验中有4对猴子，每对猴子均处于单独的实验环境中。每对猴子中都有一只叫作“执行猴”，它可以通过按压杠杆使自己和另一只猴子避免电击，如果间隔20分钟按一次杠杆，它和同伴就永远不会受到电击；如果到了20分钟的间隔时间“执行猴”没有按杠杆，它和同伴就要被电击。由此来看，另一只猴子和“执行猴”所受的电击次数是相等的，所不同的是，它无法控制电击，只能被动等待，把命运交给“执行猴”。实验结果：4只“执行猴”均死于溃疡病，而另4只猴子却没有出现明显疾病存活了下来。

五、癌症

癌症是威胁人类生命最严重的一类疾病，是人类的三大死因之一。在我国，癌症已经位列人群死亡的前列，超过心脑血管疾病。WHO已明确将癌症划为一种生活方式疾病。不良的生活方式，如暴饮暴食、烟酒、缺乏运动、应激等均可使人易患癌症。近年来，随着生物－心理－社会医学模式的确立，人们重新认识到心理因素在癌症发生和发展中的作用，在此基础上成立了一门新的学科——心理肿瘤学，主要研究癌症发生的心理社会和心理生理问题。

（一）心理社会因素与癌症

1. 生活事件与心理应激 流行病研究指出：生活事件引起的慢性心理压力和高度的情绪应激与癌症的发病率增高有一定的关系。如家庭不幸、工作和学习过度紧张、人际关系不协调等生活事件，在胃癌和乳腺癌的发生中起重要作用。在各类生活事件中，以人际关系、意外事件和幼年时期的经历较为突出。

2. 人格特征 癌症与人格特征的关系在古代就已有记述。中国医书《外科正宗》里指出：乳癌是由于“忧思郁结，精想在心，所愿不遂，肝脾进气，以致经络阻塞，结聚成结”。最早对癌的英文定义是“癌是肿大或疼痛，来源于忧郁，静脉变成黑色，像龙虾爪似的分布”。说明前人已经凭着行医经验总结出了抑郁和癌症的密切关系。

肿瘤患者多为沉默寡言，且长期处于孤独、矛盾、失望、压抑的情境下，特别会表现为焦虑、抑郁。目前的很多研究认为癌症患者存在易感性行为特征，称之为C型行为特征（A型是冠心病易感性行为特征，B 型与 A 型相反，接下来就是 C 型，另外，C 也是癌症的英文“Cancer”的第一个字母）。“C 型行为模式”的概念，主要表现为与别人过分合作；原谅一些不该原谅的行为；生活和工作中没有主意和目标，不确定性多；对别人过分耐心；尽量回避各种冲突；不表现负性情绪，特别是愤怒；屈从于权威等。

3. 社会因素与不良行为　随着社会经济的发展，环境污染、职业因素等成为癌症发病的重要原因。如大气污染导致肺癌发病率日益增高，长期接触煤焦油、苯或放射性物质等致癌物的职业，癌症发病率也较高。另外，许多危险行为也可诱发癌症，如长期吸烟、喜欢吃过热的食物、性生活紊乱等。

练一练5-2

某中年人，童年生活受挫，个性克制，情绪压抑，经常焦虑、抑郁，且不善于宣泄，过分谨慎，委曲求全。此种行为模式最容易导致的疾病是（　）。

A. 冠心病　　B. 脑出血　　C. 慢性结肠炎

D. 甲状腺功能亢进症　　E. 癌症

答案解析

（二）癌症患者的心理护理

1. 评估与诊断　癌症的诊断主要依据临床表现、准确的临床诊断、病理生理学检查及实验室检查等临床医学方法。心理评估则可通过晤谈，以了解患者性格特征，情绪状态，日常对生活事件的处理方式、应对风格，观察患者的行为反应等。心理测验常用癌症患者心理压力量表、癌症患者心理调适量表等。

2. 护理干预

（1）告知诊断原则　癌症诊断明确后，困扰许多医护人员和患者家属的第一个问题可能是要不要将诊断告诉患者。国外许多医护人员认为，一旦明确诊断，应当将真相连同治疗计划一起告诉患者。

国内通常的做法是将诊断告诉患者家属，当患者问起时，医护人员或家属断然否认，或支吾搪塞。这种做法的好处是使家属有所准备，为患者安排治疗；可为患者留下心理调适的时间，避免告知诊断带来的巨大心理冲击。然而，大多数患者可以通过对自身病情的观察，从所用药物以及周围人对自己的行为和态度变化中猜测到真相。在这种情况下，医护人员如矢口否认，就会使患者产生被抛弃感和对医护人员的不信任感，甚至更加相信癌症是不治之症。因此，应依据每个患者的人格特征、应对准备等审慎灵活地决定是否告之以真相，以及告知的适当时机与方式。

（2）纠正错误认识　患者的许多消极心理反应均来自“癌症等于死亡”的错误认识。因此，医护人员应向患者灌输科学的医学知识，一方面，承认癌症是一种严重的疾病；另一方面，使患者相信只要配合治疗，保持良好的心理状态，癌症是可以治疗的，即使不能治愈也可与癌症长期共存。

（3）采取积极的应对方式　帮助患者适时发泄愤怒，疏泄紧张情绪。运用一些放松技术调整情绪，改变认知，重新评价事件，寻找生命中的闪光点，看到希望。即使疾病不能治愈，也应适应现实，平静地接受现实。

（4）心理支持　医务人员与患者家属要对癌症患者表示充分的理解、同情和关怀，对其心理状况进行细致的了解、分析和有针对性的个别启发教育、疏导，给予心理支持。

（5）自我放松训练　放松训练是通过一定手段的自行活动，使患者消除对癌症的心理紧张压力，消除疑虑、恐惧等负性情绪影响，调动机体抵抗力，促进癌症的逆转和康复。包括冥想法、气功、催眠法、生物反馈治疗等。

护爱生命

中国首枚“南丁格尔奖章”获得者王琇瑛在颁奖大会上激动地说：“我十分荣幸地接受红十字国际委员会通过中国红十字会授予我的‘南丁格尔奖章’和奖状。我认为，这个荣誉不属于我个人，而是我国广大护理工作者夜以继日地辛勤劳动，刻苦工作共同获得的。我愿和为护理工作做出卓越贡献的优秀护士及来自全国各地的护理工作代表，共同分享这一国际荣誉。”“国家不可一日无兵，亦不可一日无护士。护士的工作必须像田园中的水一样灌注到人们生活中的每个角落。”王琇瑛用一生的行动诠释了她对护理工作的热爱，在人道主义事业日益发展的今天，人们不应忘记先驱者呕心沥血的开拓、奉献之功，它是一笔宝贵的精神财富，应在21世纪生命工程建设中被继续发扬光大。

目标检测

答案解析

选择题

1. A型行为者的冠心病发病率是B型行为者的（　）。

A. 1倍　B. 2倍　C. 3倍　D. 4倍　E. 5倍

2. 下列关于心身疾病的说法，不正确的是（　）。

A. 生物或躯体因素是其发生和发展的基础
B. 与个性特征密切相关
C. 以躯体的功能性或器质性病变为主
D. 患者常有家族史
E. 一般没有明确的病理生理过程

3. 以下不属于心身疾病的是（　）。

A. 冠心病　B. 糖尿病　C. 精神病
D. 原发性高血压　E. 肿瘤

4. 下列与心身疾病诊断无关的是（　）。

A. 器质性病变的临床特点
B. 有明确的心理社会因素参与发病
C. 排除神经症和精神病
D. 单纯生物医学措施疗效甚微
E. 由某种躯体疾病引发心理障碍

5. 以下属于心身疾病的是（　）。

A. 精神分裂症　B. 大叶性肺炎　C. 抑郁症
D. 消化性溃疡　E. 精神发育迟滞

6. 下列不属于心身疾病预防原则的是（　）。

A. 培养健全人格　B. 纠正不良的行为方式　C. 加强监督
D. 提高应对能力　E. 提高情绪控制能力

7. （　）是指疾病的发生、发展、转归及防治都与心理社会因素密切相关的一组疾病。

A. 精神疾病　B. 躯体疾病　C. 社会疾病
D. 心身疾病　E. 流行疾病

8. 易患溃疡病的个性特点是（　）。

A. 好竞争、易激动、敌意
B. 易冲动、求全责备
C. 过分依赖、幼稚、敏感而懦弱
D. 内向、压抑、被动依赖、竞争性强

E. 被动依赖、缺乏自信、优柔寡断

9. 易患冠心病的人格特征是（　）。

A. 过分谨慎、追求完美、忍让　　B. 独立性与依赖性相冲突

C. 不成熟、被动、缺乏自信　　D. 好胜心强、急躁易怒、有时间紧迫感

E. 自信、平易近人

10. 下列针对冠心病患者的健康教育，不恰当的是（　）。

A. 冠心病确切发病机制　　B. 危险因素及治疗方法

C. 用药规范与自我救护　　D. 合理膳食、适量运动、戒烟限酒、心理平衡

E. 定期复查的重要性及复查的指标

（蔡巧英）

书网融合……

重点回顾　　微课　　习题

第六章　临床常用心理护理技能

学习目标

知识目标：

1. 掌握　心理护理的程序和方法；症状自评量表、抑郁自评量表、焦虑自评量表的操作及结果解释。

2. 熟悉　心理测验的概念、常用的智力测验和人格测验。

3. 了解　心理护理概念，心理护理的原则及心理测验的分类

技能目标：

具有收集患者心理问题资料，并运用心理护理方法为患者实施心理护理的能力。

素质目标：

建立对患者实施心理抚慰和人文关怀的现代护理理念。

导学情景

情景描述：患者，男，62岁，退休在家，丧偶。退休前为某单位领导，退休后遇到邻里街坊、亲朋好友总是反复唠叨过去的辉煌，后来人们都不爱听了，他变得郁郁寡欢，情绪失落，慢慢地，饭也吃得少了，并常常失眠。因感到身体不适，到医院检查，查出有冠心病。回家后便整日惴惴不安，陷入对死亡的恐惧之中，总觉得自己不知哪一天就会突然死去，有时甚至悲伤哭泣。

情景分析：该患者有较明显的心理症状，医护人员在工作中除了需要关注患者本身的躯体状况，更应重视患者的心理状况，并有针对性地开展心理护理。

讨论：1. 患者在去医院检查之前的心理状态如何？

2. 如何制定对该患者的心理护理计划？

3. 怎样对患者实施心理护理？

学前导语：现代心理学研究表明，中枢神经系统中有许多结构与心理活动的形成、发展有关。当各种内外因素导致心理活动发生变化时，中枢神经系统可通过自主神经系统促使个体呼吸、消化、内分泌、免疫功能等随之变化。因此，重视患者的心理状况，并对患者及其家属做好心理护理，对护理质量的提高有重要意义。

PPT

第一节　心理护理概述 微课1

随着生物－心理－社会医学模式的广泛应用，护理工作模式也转向了以人的健康为中心的整体护理模式。心理护理在临床实践中作为重要的心理干预手段之一，同心理诊断、心理治疗、心理康复一样发挥着不可替代的作用。

一、心理护理的概念和特点

（一）心理护理的概念

心理护理是指在护理过程中，以心理学的理论和技术为指导，以良好的人际关系为基础，通过一定的程序，积极影响或改变患者的心理状态或行为，促使其疾病康复或向健康方向发展的一项工作。

心理护理有广义和狭义之分。广义心理护理是指被护理者的整个康复、转化过程。心理护理的实施者不仅指护理人员，还包括医生、患者家属以及其他工作人员等。心理护理的对象也不仅限于临床患者，还包括生活中各类需要帮助的人群。狭义的心理护理主要指专业的护理人员根据心理学的有关理论和技术，对临床患者进行的有针对性的专业工作过程。

（二）心理护理的特点

1. 心身统一性　随着医学模式的转变，人们已经认识到人的健康不只是生理的健康，还要有良好的心理状态和社会适应能力。人是心理与生理的统一体，个体在罹患躯体疾病后产生的不同心理现象会影响心理健康；心理又可以通过改变情绪进而影响疾病的发生、发展。

2. 复杂性　心理护理是一个在护理目标、方法、时间、技巧等方面都有连续性的复杂过程，它体现在护理人员与患者接触的每一个阶段、每个一个过程、每一项操作中，对护理人员的心理素质、沟通方法、交流技巧、敬业精神等有较高的要求。护理人员必须通过了解患者的心理特征来为其提供个性化的心理措施。

3. 预测性　护理人员通过对患者的显性或潜在心理问题的评估，尽早开展心理护理，减轻心理因素对健康的不良影响，做到“防患于未然”。

4. 社会性　人具有生物和社会属性，社会环境因素对人的影响也不能忽视。在心理护理的实施过程中，应协调各种社会关系，充分发挥社会支持系统的作用，获得更好的护理效果。

5. 个体差异性　每个人都有与众不同的社会背景、成长经历、个人阅历、受教育程度等，个性千差万别，不同病情和疾病类型也不一样，即使是同一疾病的不同阶段所表现出来的心理需要也不尽相同。因此，护理人员在开展心理护理时，应结合患者的个体特征，给予针对性的心理护理措施。

6. 发展性　随着社会不断进步和人对健康的需求提高，心理护理的内容也在不断发展和深化，这对护理人员的素质提出了更高要求，要不断丰富自身知识结构，提高心理护理的技术和能力。

练一练6

以下不属于心理护理特点的是（　　）。

A. 心身统一性　　B. 发展性　　C. 个体差异性

D. 单一性　　E. 社会性

答案解析

二、心理护理与整体护理

整体护理是以人为中心，以现代护理观为指导，以护理程序为基础框架，并且把护理程序系统化地运用到临床护理和护理管理中去的指导思想。整体护理的目标是根据人的生理、心理、社会、文化、精神等多方面的需要，提供适合的最佳护理。

目前对整体护理的理解，一方面，把护理对象视为一个整体，即把病与患者视为一个整体；把生物学的患者与社会及其生存的整个外环境视为一个整体；把患者从入院到出院视为一个连续的整体。另一方面，也可理解为对患者的护理是系统的、连续的，要保证患者从入院到出院的护理不间断；对患者的护理是主动的、积极的，按照护理程序，有计划地进行，做到防患于未然；对患者的护理是全面的、整体的，即包括身、心两方面，也包括疾病的预防、保健、康复指导等方面的内容。

心理护理与整体护理关系密切，整体护理的提出和新型护理模式的建立肯定了心理护理对人的健康状况的影响，促进了心理护理的发展，而心理护理也使得整体护理的内容、目标与过程更加系统和完善。心理护理是整体护理的核心成分，它贯穿整体护理的全过程。心理护理方法与其他方法有本质区别，以现代护理理念衡量，心理护理应该贯穿护理的全过程，否则很难为患者身心康复提供满意的支持。

三、心理护理的原则和基本要素

（一）心理护理的原则

1. 交往性原则 心理护理的整个过程都是在双方的交往中进行的，在此过程中，护理人员起着主导作用，通过交往可以促进护患双方的相互了解，满足患者的心理需要。因此，护理人员要切实提高交往技巧，要平等对待被护理者，尊重对方，并逐步增加交往的深度和质量，提高交往沟通的效果。

2. 启发性原则 心理护理的过程就是使被护理者逐步受到启发的过程，护理人员应用有关心理学和医学护理学等专业知识，通过宣传、解释和承诺等方法，消除或减少其各种顾虑，确立对疾病、治疗、护理和康复的客观态度。

3. 针对性原则 心理护理的范围很广泛，内容也很复杂，每个被护理者的情况也有很大差异，因此，心理护理模式和方法的选择也要因人而异，绝不能千篇一律。心理护理就是针对不同病种、不同病程的患者，运用科学原理、灵活的方法及时消除患者的不良情绪及对疾病的错误认知，实施差异化的心理护理措施。

4. 自我护理原则 自我护理包括维护健康、自我诊断、自我用药、自我治疗、主动预防和参与保健等内容，良好的自我护理在一定程度上体现了心理健康的水平。心理护理的最终目标是被护理者自身的身心健康发展，整个过程都应体现患者的主体地位，是被护理者的自我实践活动。护理人员要充分调动和激发被护理者的潜能，满足其合理的心理需求，积极促进其心身健康。

5. 尊重原则 虽然患者因疾病的缘故需他人帮助，但每个人的人格都是平等的。患者在这一时期对于尊重的需求甚至更为强烈。这就要求护理人员在实施心理护理时，抛开患者的性别、年龄、职业、文化程度、经济水平等，都一视同仁，诚恳礼貌，语气温和，切忌以轻视嘲讽的态度伤害患者的自尊心。

6. 保密原则 心理护理的实施经常会涉及患者的隐私。尊重患者的隐私，为患者保守秘密，既体现了对患者的尊重，也是顺利开展心理护理的前提。

看一看

自我护理

自我护理由美国当代著名的护理理论家多罗西·奥瑞姆提出。自我护理是指患者自己参与某种活动，并在其中发挥主动性、创造性，使其更完善、更理想地达到目标。自护理论中包括3个理论结构：自理结构、自理缺陷结构、护理系统理论。自护是人类的本能，完成自护活动需要智慧、经验和他人的帮助和指导。正常成年人都能进行自我护理，而婴儿及健康受到影响的个体则需要不同程度的帮助。

（二）心理护理的基本要素

心理护理若要取得良好的效果，需要多方的共同作用。主要包括以下几方面。

1. 具备一定的心理学知识和技能的护理人员 缺乏系统的心理知识，对现代心理学理论不了解，没有一定的心理干预技能，仅仅以良好的态度对他人进行安慰或劝告，这并不是心理护理。

2. 按一定的程序有步骤、有计划地实施 心理护理应以护理程序为基本的工作方法，即以评估、护理诊断、计划、实施和评价5个步骤，互为联系、系统地解决问题。

3. 综合使用各种心理学理论和技术 基于心理现象的复杂性，几乎每一种心理行为问题，不同的心理学理论体系对其发生、发展机制等都有着各自不同的理论解释，相应地采用各种不同的技术缓解或消除心理行为问题，促进个体心理健康。面对护理对象形形色色的心理状态，护理人员应选择那些临床中简便易行、行之有效的相关理论和技术。

4. 针对护理对象存在的或潜在的心理行为问题实施护理 心理护理过程中，护理人员评估护理对象现存的心理行为问题，或评估心理平衡遭受破坏的可能性及其相关因素，然后针对存在的或潜在的心理行为问题进行心理护理。

四、心理护理的程序

护理程序是以促进和恢复患者的健康为目标所进行的一系列有目的、有计划的护理活动，是一个综合的、动态的、具有决策和反馈功能的过程。运用护理程序，护理人员可以对护理对象进行主动、全面的心理护理，使其达到最佳心理状态。心理护理程序由评估、护理诊断、计划、实施和评价5个步骤组成。

（一）评估患者需求

心理护理评估是心理护理程序的第一步，了解被护理者的需求，收集心理问题资料是心理护理的前提和关键，应贯穿整个护理过程中。

护理人员通过与患者交谈、观察、倾听和体检等方法收集资料，为护理活动提供可靠依据。收集信息的途径应尽量广泛，可直接向被护理者了解，也可向其家庭成员或其他工作人员了解。记录资料时应尽量用患者原话，客观资料应用专业术语。

（二）心理护理诊断

近年来，护理诊断一直在不断发展和完善中，护理人员只有在心理护理评估的基础上，准确理解每个诊断的含义并掌握诊断的依据，才能选择合适的心理护理诊断。

当确定多个护理诊断时，应按照轻重缓急排序，把对生命最有威胁的诊断放在前面，把使患者一般不适的心理社会问题放在后面。护理人员应尽可能地在住院期间提出患者的心理社会护理诊断，并努力解决其心理社会问题，但在做出护理诊断时应注意与合作性问题相鉴别。

护理诊断的书写按照P：SE公式进行书写，即将问题、症状及原因同时反映出来的护理诊断陈述格式，如，“个人应对无效（P）：抑郁（S）与健康状况有关（E）”。

（三）制订心理护理计划

心理护理计划是根据了解和分析的结果，运用相关专业知识，对患者的心理问题进行排序，提出心理护理的目标，应用心理学的知识技术，设计出解决问题的方法和手段，计划针对护理问题制定相应的具体护理措施。

（四）具体实施

实施环节是贯彻落实确定的行动计划，解决被护理者心理问题的过程，这是整个心理护理程序的关键环节。心理护理计划的实施并不是完全被动的，应随时发现问题，随时修正护理计划。

心理护理的实施一般包括3个步骤。

1. 准备 进一步评估患者的各项资料，分析实施计划所需的心理护理知识、技术，预测可能出现的问题，并做好应对措施。

2. 执行 充分调动患者一切可用的力量，注意与其他医护人员的配合，关注计划实施后患者的反应及心理变化。

3. 记录 准确做好各项记录。

（五）护理评价

以护理目标为依据，主要评价心理护理的目标是否实现，对于没有实现的目标，可将其作为新的信息反馈，作为下一个环节的问题重新解决。

第二节 心理评估概述

微课 2

PPT

一、心理评估的概念

心理评估是指应用多种方法获得的信息，对个体的某一心理现象做出全面、系统和深入的客观描述。

二、心理评估者的职业道德

在使用心理测验时，必须要认识到心理测验本身的标准化能保证测验的客观性，但也要充分了解心理测验作为一种技术手段的间接性和不完善性。为使心理测验结果客观、准确，要求测试者必须经过专业技术训练，全面扎实地掌握医学和心理学的基本知识，熟练应用各类量表的内容和方法。在心理测验实施过程中，还必须注意以下事项。

1. 慎重选择量表 在选择量表时必须考虑到测验的目的和适用范围，同时还要选取那些标准化、信度效度都比较高的量表。

2. 遵循职业工作要求 测试者在何种情况下都不能利用测验工具谋取私利或违背测验操作规则，心理测验实施中测试者要始终保持中立公正的态度，客观地解释测验结果，避免自身情感因素的影响。

3. 注意保密 包括测验工具资料和测验结果。测验量表的内容以及器材都要在一定范围内保密，不得随意让社会及一些未经专业培训的人员使用；同时，测验的结果属于被试者的个人隐私，应当受到保护。

4. 恰当选择施测环境 测试实施的地方应安静、舒适、不奢华、保密性好、排除其他因素影响。

三、心理评估的方法

在临床护理中采用心理评估可以收集患者的各种心理资料，了解患者的心理特征，对其心理活动做出客观正确的判断。因此，心理评估是实施心理咨询、心理治疗和心理护理的重要前提和基础。

（一）观察法

观察法是指研究者通过对研究对象科学的、有目的直接观察和分析，研究个体或团体的行为活动，了解事实、发现问题，从而探讨心理行为变化规律的一种方法。

观察法是心理评估中常用的基本方法之一。其优点是可以直接获取资料，能在自然的情况下获得被观察者在生活或特殊环境中的心理行为方式，无须中间环节，因此观察获得的资料比较真实，可以随时应用，对儿童、重症患者等的评估有独到的效果；缺点是被观察者的外显行为可能受到多重因素的影响，不能观察到事物的本质和人们的心理活动，观察有一定的偶然性，结果不易重复，更适合对个体的评估。

观察法通常分为自然观察法（naturalistic observation）和控制观察法（controlled observation）两种类型。

1. 自然观察法　是在不加任何人为干涉的自然情境中对研究对象进行观察、记录和分析，从而解释某种行为变化规律的方法。优点是方法简便，可以避免被观察者产生紧张等反应，材料来源贴近生活实际；缺点是费时、费力，得到的结果具有偶然性。

2. 控制观察法　是指在预先设置的观察情境和条件下进行观察的方法，其结果带有一定的规律性和必然性。优点是快速，所得资料容易进行横向比较分析；缺点是易对被试产生影响，有时不易获得真实情况。

此外，还有主观观察和客观观察、日常观察和临床观察、长期观察和定期观察等。进行观察时应当注意结果的客观性和代表性。为了避免观察活动对被观察者行为的影响，原则上不宜让被观察者发现自己被人观察。为此，可在实验室设监控电视，或在隔墙上安装单向玻璃，也可用照相、录音、录像等方法，以防止观察者主观因素带来的偏差。

（二）访谈法

访谈法是一种护理人员跟患者之间所进行的一种有目的的会谈，通过会谈收集患者的心理异常状态及性质、原因等相关资料，为临床心理护理和心理干预提供依据。

1. 结构性访谈　根据事先拟定好的提纲或问题，按照同样的顺序和方式对被评估者进行提问。该类访谈程序固定，谈话效率高，收集到的资料比较客观且便于分析统计；但因其程序性，会使得谈话气氛比较沉闷，不够灵活，易形成一问一答的局面。

2. 非结构性访谈　又称作自由式访谈。访谈不拘泥于形式，访谈过程比较灵活，气氛轻松，能掌握患者真实的心理行为状况；但耗时长，有时甚至会偏离主题，得到的资料不易量化处理。

（三）心理测验

心理测验，是指依据心理学理论和原理，使用客观、标准的操作程序，通过观察人的有代表性的行为，对于贯穿在人的全部行为活动中的心理特点，做出推论和数量化分析的一种科学手段。

1. 心理测验的分类

（1）按测验的功能分类

1）智力测验　用于测量人的智力，评估人的智力水平，以及作为脑器质性损害或退行性病变的参考指标，也可作为特殊教育或职业选择时的咨询参考。常用的智力测验有比内－西蒙智力量表、韦克斯勒儿童和成人智力量表等。

2）人格测验　这类测验用于测量性格、气质、兴趣、态度、品德、情绪、动机、信念等方面的个性心理特征和个性倾向性，是用于测量不同情境中个人典型行为表现的一类心理测量工具的统称。常用的有明尼苏达多项人格测验（MMPI）、艾森克人格问卷（EPQ）、卡特尔16种人格因素测验（16PF）、洛夏墨迹测验等。

3）神经心理测验　这些测验可用于脑器质性损害的辅助诊断和对脑与行为关系的研究。如H－R神经心理成套测验。

4）症状评定量表　在心理咨询与治疗中用以评定精神障碍的有关症状，常用的有90项症状自评量表（SCL－90）、焦虑自评量表（SAS）、抑郁自评量表（SDS）。

5）特殊能力测验　评定人的某一特殊潜在能力，多为升学、职业指导以及一些特殊工种人员的筛选所用，如考查个体在音乐、绘画、体育、文学等的特殊能力。

（2）按测验的方式分类

1）问卷测验　将文字组成的各个问题呈现给被试以做出答案的倾向性回答。此类测验易于分析处理问卷结果。

2）投射测验　测验材料无严谨结构，常采用一些模糊的、无明确内容的墨迹，主题不明确的图画等，要求被试根据自己的理解、体验和想象做出解释说明，借以投射出被试的冲突、动机或是经验、情绪等，从而反映其内心世界。洛夏墨迹测验即属于此类。

3）操作测验　以实物或模型构成测验项目，以操作的方式由被试做出回答。如韦氏智力测验中的图形拼凑、木块图等。

（3）按测验材料的性质分类

1）文字测验　测验所涉及的材料均为文字材料，测验的项目和回答都采用文字或语言表达。如明尼苏达多项人格测验。

2）非文字测验　测验项目以被试对图形、实物、模型或工具的辨认和操作进行，无须使用语言表达。如韦氏智力测验中的图形拼凑、木块图。

（4）按测验的组织形式分类

1）个别测验　指测验过程以一对一的方式进行，即一个主试只能测验一个被试。这一方式有利于主试全面地观察被试的整体情况。

2）团体测验　测验中由一个或多个主试对较多的被试同时实施测验。

2. 心理测验的特点　心理现象比较复杂，测量起来也更加困难，具有以下特点。

（1）间接性　科学发展到今天，我们还无法测量人的心理活动，只能测量人的外显行为，也就是说，我们只能通过一个人对测验项目的反应来推论出他的心理特质。

（2）相对性　在对人的行为进行比较时，没有绝对的标准，我们有的只是一个连续的行为序列。所谓测验，就是看每个人处在这个序列的什么位置上，一个人被测得的结果都是与所在团体或人群的大多数人的行为或某种人为确定的标准相比较而言的。

（3）客观性　测验的客观性实际上就是测验的标准化问题，这是对一切测量的共同要求。

四、心理评估在护理工作中的应用

随着心理评估技术的不断提高，心理评估的用途越来越广，在临床护理工作的应用主要如下。

1. 为心理护理提供依据　通过对患者的心理活动进行全面、动态的监控，评估患者的心理状况，深入分析患者心理反应的影响因素，及早发现可能存在的潜在的危机状态，采取相应的干预对策。根据患者反应区分干预等级，可减少心理护理的盲目性，为明确护理诊断，制订护理计划提供依据，提高心理护理质量。

2. 评价心理护理效果　针对患者不同心理状态实施心理干预后，通过患者的情绪变化、行为表现可评估心理护理效果。经评估，如果患者情况有所改善，负面反应减少或强度降低，说明采取了有效的心理干预；若患者仍有持续的负面表现，就需要重点关注，尽快调整心理干预策略，以防对患者心身健康造成更严重的后果。

护爱生命

心理评估是按照心理学的原则和方法，对人的心理特质、心理状态等做出评价，确定其心理状况的成因、性质和程度，从而为临床心理护理提供依据。心理评估是一项复杂而细致的工作。确立要评估的项目要尽可能独立，开展评估要有一定的目的性；收集评估资料要多渠道化、多角度化，谨防出现“盲人摸象”的情况；进行心理评估时要注意多种方法相结合，取得有效的评估成果，同时也需要采用发展的眼光看待此时心理评估的结果。

人是身心合一的统一体。无论是心身疾病，还是其他器质性躯体疾病，患者心理状态的评估对于做好心理护理工作是至关重要的，对于维护和促进患者的心身恢复也都有积极的作用。

第三节 护理专业工作中常用的心理测验和评定量表

微课 3

PPT

一、智力测验

（一）智力测验的概念

智力测验是心理测验中常用的一种评估人们智力水平的方法。世界上第一个智力测验就是比内-西蒙量表（Binet-Simon 量表）。1916 年美国斯坦福大学的特曼教授修订了比内-西蒙智力量表，其中首次提出了“智商”的概念。智力测验主要用于评估患者的智力水平和智力功能损伤或衰退的程度，以及甄别儿童智力发展水平。

（二）智力商数（IQ）

用以衡量个体智力发展水平的一种指标，根据不同的计算方法，可分为比率智商和离差智商。

1. 比率智商 也称年龄智商。以一个人的年龄为参照尺度对智力进行衡量，最初由美国斯坦福大学的特曼教授提出，表示一个人在同龄人中的智力水平。计算公式如下。

智商（IQ）=智力年龄（MA）/实际年龄（CA）×100

实际年龄指测验时的实足年龄，为了准确起见，除了年龄还有月龄，不满半月可略去，超过半月按月计算。智力年龄也叫心理年龄，是指智力达到的年龄水平。若一位实际年龄为 4 岁的儿童在测验中通过了 5 岁的测验项目，那么他的智力年龄是 5 岁，代入公式中，他的智商就是 125。当儿童的智力年龄和实际年龄恰好相符时，智商为 100，说明他的智商在同龄人中处于中等水平；如果智力年龄高于实际年龄，智商高于 100，说明其智商高于同龄人；反之，则低于同龄人的一般水平。

2. 离差智商 鉴于人的智力水平发展的不平衡性，美国心理学家韦克斯勒提出了离差智商的概念。是将一个人的智力测验成绩与同年龄组被试平均水平比较后得出的相对分数。计算公式如下。

智商（IQ）=15（X-M）/S ×100

式中，X 表示被试的原始分数，M、S 分别表示被试所在年龄组的平均分数和标准差。依据测验分数的常态分布情况，离差智商的平均数为 100，标准差为 15。离差智商适用于各个年龄段的被试，能够表示个体智力在年龄组中所处的位置。

3. 韦氏智力量表 是由美国心理学家韦克斯勒编制的一系列智力量表，包括韦氏成人智力量表（WAIS），适用于 16 岁以上的成人；韦氏儿童智力量表（WISC），适用于 6~16 岁儿童；韦氏学龄前儿童智力量表（WPPSI），适用于 4~6 岁的学龄前儿童。我国先后修订了以上三类量表，分为城市版和农村版，并建立了全国常模，使该量表更适合我国的文化背景，从而获得广泛的应用。

韦氏成人智力量表包含 11 个分测验，其中言语测验 6 个，操作测验 5 个，按照由易到难的顺序排列（表 6-1）。

表 6－1 韦氏成人智力量表主要内容

项目	分测验名称	题目数	测量的主要能力	最高分
言语量表	知识	29	知识的广度与保持	29
	理解（领悟）	14	实际知识与理解能力	28
	算术	14	计算与推理能力	18
	类似（相似性）	13	抽象概括能力	26
	数字广度	22	注意力与短时记忆能力	22
	词汇	40	言语理解能力	80
操作量表	数字符号	90	学习与书写速度	90
	绘画完成（填图）	21	视觉记忆与视觉理解力	21
	木块图	10	视觉与结构分析能力	48
	图片排列	8	对社会情景的理解力	36
	图形拼凑	4	处理部分与整体之间关系的能力	44

韦氏智力量表的全量表分为言语量表和操作量表，各自又包含数个分测验，每一个分测验旨在测量不同的智力侧面，根据这些量表计算出来的智商分别为全智商、言语智商、操作智商，故韦氏智力量表所测的一般智力是多种能力的综合测验。全智商代表受试者的总智力水平，在整个人群中呈常态分布（表 6－2）。

表 6－2 韦氏智力量表智商等级分布表

智商范围	等级	理论分布（%）	实际分布（%）
129 以上	极超常	2.2	2.3
120～129	超常	6.7	7.4
110～119	高于平常	16.1	16.5
90～109	平常	50.0	49.4
80～89	低于平常	16.1	16.2
70～79	边界	6.7	6.0
70 以下	智力缺陷	2.2	2.2

看一看

韦氏儿童智力量表

韦氏儿童智力量表（Wechsler Intelligence Scale for Children，WISC），1949 年初版，实际上许多项目都以 W－BⅡ型为基础。1974 年修订，即 WISC－R，适用于 6～16 岁的儿童，其编制原理和特点与韦氏成人智力量表相同。它包括 6 个言语分测验，即常识、类同、算术、词汇、理解、背数；6 个操作分测验，即图画补缺、图片排列、积木图案、物体拼配、译码、迷津。其中，背数和迷津两个分测验是备用测验，当某个分测验由于某种原因不能施测时，可以用之替代。测验实施时，言语分测验和操作分测验交替进行，以维持被试的兴趣，避免疲劳和厌倦。完成整个测验需 50～70 分钟。

二、人格测验

人格测验是评定个体人格心理特征的一种技术，临床上常作为诊断工具。人格测验的种类有很多，最常用的方法为问卷法和投射法。问卷法也称为自陈量表，临床上常用的人格自陈量表有明尼苏达多项人格测验、艾森克人格问卷、卡特尔16种人格因素测验和A型行为量表等；常用的投射测验有洛夏墨迹测验和主题统觉测验等。

（一）明尼苏达多项人格测验（MMPI）

MMPI由哈特维（S. R. Hathaway）和麦金利（J. C. Mckingley）等人于20世纪40年代初期编制。其最初的目的是编制一套鉴别精神病患者的辅助调查表，后来发展为人格测验。该量表问世以来，应用非常广泛。1989年，Butcher等人完成了MMPI的修订工作，称为MMPI-2。我国宋维真等人于20世纪80年代完成了MMPI修订工作，并制定了中国常模，MMPI-2已引入我国。

MMPI适用于16岁以上、小学文化水平以上的被试，既可个别施测，也可团体测查。

MMPI共有566个自我陈述形式的题目，其中有16个题目是重复的，实际为550个题目。其题目内容范围很广，包括身体各方面的情况、精神状态以及对家庭、婚姻、宗教、政治、法律、社会等方面的态度和看法。被试根据自己的实际情况对每个题目做出“是”或“否”的回答，若确定不能判定则不作答。在临床工作中，MMPI常用4个效度量表和10个临床量表，4个效度量表即Q（问题）、L（掩饰说谎）、F（效度）、K（校正），10个临床量表有Hs（疑病）、D（抑郁）、Hy（癔症）、Pd（病态人格）、Mf（男子气-女子气）、Pa（妄想）、Pt（精神衰弱）、Sc（精神分裂）、Ma（轻躁狂）、Si（社会内向），该量表主要从精神病学角度测量人格结构，但其实际应用却不只限于精神病学领域。

MMPI应用十分广泛，主要用于病理心理的研究。在精神医学主要用于协助临床诊断，在心身医学领域用于多种心身疾病如冠心病、癌症等患者的人格特征研究，在行为医学中用于行为障碍的人格特征研究，在心理咨询和心理治疗中也采用MMPI评估来访者的人格特点及心理治疗效果等，还可用于司法鉴定领域。

（二）艾森克人格问卷（EPQ）

EPQ是由英国艾森克夫妇根据其人格结构理论于1975编制的，在国际上已被广泛使用。EPQ成人问卷适用于16岁以上的成人，儿童问卷适用于7~15岁儿童。我国龚耀先的修订本中儿童和成人均为88项；陈仲庚的修订本中成人有85项。

EPQ共有4个分量表，1个为效度量表L量表，其余的3个分量表测量3种不同的人格维度，即E量表、N量表、P量表。

1. L量表（掩饰） 是效度量表，用于评估一个人的掩饰程度，即不真实回答，同时也有测量被试真实性的作用。高分说明受试者过分掩饰，将影响该份答卷的真实性。

2. E量表（内外向维度） 表示性格的内外倾向，与中枢神经系统的兴奋、抑制的强度密切相关。高分表示性格趋于外向，可能是好交际，渴望刺激和冒险，情绪易冲动；低分表示内向，安静、离群、内省，不喜欢与人接触，不喜欢刺激，喜欢有秩序的生活方式。E维度属于双向特质，两端是典型的内向和外向，两者之间是连续不断的移行状态。

3. N量表（神经质或稳定性维度） 表示情绪的稳定性，与自主神经系统的稳定性有关。测验分数高显示存在焦虑、紧张、易怒，对于各种刺激常有强烈的情绪反应，甚至发生不理智行为；低分者表现为情绪反应缓慢，强度弱，善于自我控制。N维度也属双向特质，极端的情绪不稳定状态者很少，大多数人均处在中间移行状态。

4. P量表（精神质维度） 精神质维度是一种单向维度，用以表明心理状态是否正常。P分高提示精神质，常表现为孤独、不关心人、敌意、缺乏同情心、攻击行为、行为怪癖、捉弄人等。

（三）卡特尔16种人格因素测验（16PF）

16PF是美国伊州大学人格及能力测验研究所卡特尔教授经观察、实验，以及用因素分析的方法确定和编制而成的一种人格测验。他认为，构成人格的内在基础因素是16个根源特质，测量16个根源特质就可以知道一个人的人格特征。依据这一说法，他编制了该问卷，适用于16岁以上的、具有小学以上的文化程度的成人。

问卷共有187个题目，16个量表（表6-3），每个量表都有两极，两极所表现出的人格特征对于人才选拔和职业咨询有一定的参考价值，也可作为了解心理障碍的个性原因及诊断心身疾病的重要手段之一。16PF英文版共有5种复本。修订后的中文版本共有187个陈述式测试题，共能测试16种根源特质和8种复合人格特质。

表6-3 16PF因素、名称及特征

因素	名称	低分特征	高分特征
A	乐群性	缄默、孤独、冷淡	外向、热情、乐群
B	聪慧性	思想迟钝、学识浅薄、抽象思维能力差	聪明、富有才识、善于抽象思维
C	稳定性	情绪激动、易烦恼	情绪稳定而成熟、能面对现实
E	恃强性	谦逊、顺从、通融、恭顺	好强、固执、独立、积极
F	兴奋性	严肃、审慎、冷静、寡言	轻松兴奋、随遇而安
G	有恒性	苟且敷衍、缺乏奉公守法的精神	有恒负责、做事尽职
H	敢为性	畏怯退缩、缺乏自信	冒险敢为、少有顾虑
I	敏感性	理智、重现实、自恃其力	敏感、感情用事
L	怀疑性	依赖、随和、易相处	怀疑、刚愎、固执己见
M	幻想性	现实、合乎成规、力求妥善合理	幻想、狂放、任性
N	世故性	坦白、直率、天真	精明能干、世故
O	忧虑性	安详、沉着、自信	忧虑抑郁、烦恼自忧
Q1	实验性	保守、尊重传统观念与行为标准	自由、批评激进、不拘泥于现实
Q2	独立性	依赖、随群附和	自立自强、当即立断
Q3	自律性	矛盾冲突、不顾大体	知己知彼、自律严谨
Q4	紧张性	心平气和、闲散宁静	紧张困扰、激动挣扎

（四）洛夏墨迹测验（RIT）

RIT是一种人格投射技术，是瑞士精神科医生洛夏（H. Roschach）于1921年设计编制的，是适用于成人和儿童的良好的人格投射测验，主要用作异常人格的诊断。

RIT由10张结构模棱两可的墨迹图组成，其中5张是水墨图，另外5张全部或部分是彩色墨迹图片。测验时将10张墨迹图按规定的顺序依次呈现给被试，要求被试说出图片中看到的事物，然后根据其反应，做出结果分析和评估。这一测验技术复杂，对主试者要求较高，结果评定和解释非常细致、复杂，掌握起来比较困难，目前在我国应用不太普遍。

三、评定量表

评定量表是临床护理心理评估和研究的常用方法。评定量表具有数量化、客观、可比较和简便易用等特点。

（一）90项症状自评量表（SCL-90）

本量表共有90个项目，包含较广泛的精神症状学内容，如感觉、思维、情感、人际关系，甚至睡眠饮食、生活习惯等，容量大，反映内容丰富，能较准确地反映出被试者的自觉症状和病情的严重程度。该量表适用范围广，主要用于成年人的神经症、适应障碍以及轻度的神经障碍患者，也可用于个体心理健康状况的自我评定，是目前心理咨询和心理治疗中应用最广泛的一种自评量表。详见附录1。

1. 评定注意事项　评定开始前，要求测试者把总的评分方法和要求向被试交待清楚，然后让其用铅笔做出独立的自我评定。对于一些文化程度较低或特殊情况的被试，可由测试者以不带任何暗示或指向的方式将题目本身的意思告诉他。同时，还要提示被试评定时间范围是“最近1周以内”。评定结束后应仔细检查问卷，若有漏评或重复评定的都要提醒被试再考虑评定。

2. 项目评定方法　5级评分，具体如下。

（1）没有　自觉无该项症状（问题）。

（2）很轻　自觉有该项症状，但对受检查者并无实际影响，或影响轻微。

（3）中度　自觉有该项症状，对受检查者有一定影响。

（4）偏重　自觉常有该项症状，对受检查者有相当程度的影响。

（5）严重　自觉该症状的频度和强度都十分严重，对受检查者的影响严重。

3. 统计指标　主要为两项，即总分和因子分。

（1）总分　90个项目单项分相加之和，能反映其病情严重程度。

1）总均分　总分/90，表示从总体情况看，该受检者的自我感觉位于1～5级间的哪一个分值程度上。

2）阳性项目数　单项分≥2的项目数，表示受检者在多少项目上呈现有“症状”。

3）阴性项目数　单项分为1的项目数，表示受检者“无症状”的项目有多少。

4）阳性症状均分　（总分－阴性项目数）/阳性项目数，表示受检者在“有症状”项目中的平均得分。反映该受检者自我感觉不佳的项目，其严重程度究竟介于哪个范围。

（2）因子分　共包括10个因子，即90个项目分为10大类。每一因子反映受检查者某一方面的情况，因而通过因子分可以了解受检查者的症状分布特点，并可做剖面图分析。计算公式如下。

因子分＝组成某一个因子的各项目总分/组成某一因子的项目数

各因子名称、所包含项目及简要解释如下。

1）躯体化　共12项，包括1，4，12，27，40，42，48，49，52，53，56，58。该因子主要反映身体不适感，如心血管、胃肠道、呼吸和其他系统的主诉不适；头痛、背痛、肌肉酸痛；焦虑的其他躯体表现。

2）强迫症状　共10项，包括3，9，10，28，38，45，46，51，55，65。主要指那些明知没有必要，但又无法摆脱的无意义的思想、冲动和行为，还有一些比较一般的认知障碍的行为征象也在这一因子中反映。

3）人际关系敏感　共9项，包括6，21，34，36，37，41，61，69，73。主要指人际关系中不自在与自卑感，以及人际交流中的自我意识，消极的期待亦是这方面症状的典型原因。

4）抑郁　共13项，包括5，14，15，20，22，26，29，30，31，32，54，71，79。以苦闷的情感与心境为代表性症状，还有以生活兴趣的减退、动力缺乏、活力丧失等为特征。还反映失望、悲观、与抑郁相联系的认知和躯体方面的感受，以及一些有关死亡的思想和自杀观念。

5）焦虑　共10项，包括2，17，23，33，39，57，72，78，80，86。一般指那些烦躁、坐立不安、神经过敏、紧张以及由此产生的躯体征象。测定游离不定的焦虑及惊恐发作是本因子的主要内容，还包括一项“解体”感受的项目。

6）敌对　共6项，包括11，24，63，67，74，81。主要从思想、感情及行为3方面来反映敌对的表现。其项目包括厌烦的感觉、摔物 、争论直到不可控制的脾气爆发等各方面。

7）恐怖　共7项，包括13，25，47，50，70，75，82。恐惧的对象包括出门旅行、空旷场地、人群或公共场所和交通工具。此外，还有反映社交恐怖的一些项目。

8）偏执 共6项，包括8，18，43，68，76，83。主要围绕偏执性思维、投射性思维、敌对、猜疑、关系观念、妄想、被动体验和夸大等制定。

9）精神病性 共10项，包括7，16，35，62，77，84，85，87，88，90。反映各式各样的急性症状和行为，以及精神病性行为继发征兆的指征，有幻听、思维播散、被控制感等。

此外，还有19、44、59、60、64、66、89共7个项目未归入任何因子，反映睡眠及饮食情况，分析时将这7项作为第10个因子来处理，以便使各因子分之和等于总分。

4. 结果的解释 按全国常模结果，总分超过160分，或阳性项目数超过43项，或任一因子分超过2分，可考虑筛选阳性，需进一步检查。

（二）抑郁自评量表（SDS）

由Zung于1965年编制。本量表主要用于成年人衡量抑郁程度及其在治疗过程中的变化情况，使用方便，能直观反映抑郁患者的主观感受，但是对于严重阻滞症状的抑郁评定有一定困难。详见附录2。

1. 评定注意事项 表格由被试自行填写，测试实施前一定向被试说明整个量表的填写方法和每题的含义（尤其是反向计分的各题），然后做出独立的、不受任何人影响的自我评定。每次评定时间一般10分钟，评定中要提示被试评定时间为过去1周。

2. 项目评定方法 SDS共20个项目，主要评定依据为项目所定义的症状出现的频度，分为4级：没有或很少时间（过去1周内，出现这类情况的日子不超过1天）；小部分时间（过去1周内，有1~2天有过这类情况）；相当多时间（过去1周内，3~4天有过这类情况）；绝大部分或全部时间（过去1周内，有5~7天有过这类情况）。正向评分依次评为1、2、3、4；项目前有星号的为反向评分题，得分为4、3、2、1。

3. 统计指标 主要统计指标为总分。把20题的得分相加为粗分，粗分乘以1.25，四舍五入取整数，即得到标准分，或采用“粗分标准分换算表”做相同的转换。中国常模为SDS总粗分，正常上限为41分，换算成标准总分正常上限为51分，分数越高，抑郁倾向越明显。按照中国常模结果，SDS标准分的分界值为53分，其中53~62分为轻度抑郁，63~72分为中度抑郁，72分以上为重度抑郁。

（三）焦虑自评量表（SAS）

由Zung于1971年编制。本量表含有20个反映焦虑主观感受的项目，用于反映焦虑症状的有无及其严重程度，适用于有焦虑症状的成人，也可用于流行病学调查。量表中每个项目按症状出现的频度分为4级评分，其中15个为正向评分，5个为反向评分。

本量表可以评定焦虑症状的轻重程度及其在治疗中的变化，适用于具有焦虑症状的成年人。主要用于疗效评估，不能用于诊断。无论量表的结构还是具体的评定办法，都与抑郁自评量表十分相似，SAS适用于具有焦虑症状的成年人，也是一个含有20个项目，分为4级评分的自评量表，用于评估出焦虑患者的主观感受，同时，它与SDS一样，具有较广泛的适用性。详见附录3。

问卷的评定方法及注意事项与SDS相比，没有更特殊的要求。SAS的主要统计指标为总分。在测试结束后，将20个项目的各得分相加即总粗分，再乘以1.25，取得整数部分，就得到标准分。按照中国常模结果，SAS标准分的分界值为50分，其中50~59分为轻度焦虑，60~69分为中度焦虑，69分以上为重度焦虑。

（四）A型行为量表

1959年，美国学者弗雷德曼（Frinedman）和罗森曼（Rosenman）在临床实践中发现冠心病易罹患者的行为模式，即A型行为模式，并设计编制了A型行为量表，用来评估个体的行为模式，以了解被试冠心病的易罹患性。详见附录4。

1. 评定注意事项　A 型行为的评估不能只靠问卷答案计算，必须结合临床观察和会谈，在会谈中观察其表情特征。

2. 统计指标　每题的标准答案相符合者记 1 分（见附录 4）。

统计时先计算 L 量表的 10 题得分，如得分≥7 表示真实性不大，需剔除该问卷；如 L 得分 <7 则进一步调查其他两个量表的总分。

A 型行为量表评定是以 TH 分和 CH 分相加，即得行为总分，以判断 5 种行为模式。总分超过 29 分的为 A 型行为倾向，高于 36 分时视为具有 A 型行为特征；27～29 分为中间型；19～26 分视作中间偏 B 型，低于 18 分时视为 B 型行为特征。

3. 项目评定方法　该问卷总共包括 60 题，分成 3 个部分。TH：共 25 题，反映时间匆忙感、时间紧迫感和做事快等特征；CH：共 25 题，反映争强好胜、戒心、敌意和缺乏耐心等特征；L：共 10 题，真实性检测题。前 50 题包含冠心病患者所具有的性格或行为表现的主要特征，L 的 10 题专门用来检测被试答题的真实性。

看一看

A 型行为与冠心病

美国心脏病学家 Frideman 和 Rosenman 发现，很多冠心病患者都表现出共同而典型的行为特点，如雄心勃勃、争强好胜、醉心于工作，但缺乏耐心，容易产生敌意情绪，常有实践匆忙感和时间紧迫感。他们把这类人的行为表现特点称为“A 型行为类型”（TABP）。实验室研究发现，A 型行为与个体对冠心病易感的生理反应类型有关。在受到威胁时，A 型行为者的自主神经系统和内分泌系统有过度激活的倾向，血中肾上腺素和去甲肾上腺素水平升高。这些生理活动虽然不能直接引起冠心病，但可间接造成动脉硬化，从而导致心脏病。

想一想

想一想心理护理的程序是怎样的。

答案解析

目标检测

答案解析

选择题

1. 一个 20 岁大学生 IQ 为 106，属于（　）。

A. 非常优秀　B. 优秀　C. 中等　D. 中下　E. 中上

2. 心理护理主要以（　）理论为指导。

A. 心理学　B. 医学　C. 精神病学　D. 医学心理学　E. 护理学

3. SDS 特别适用于（　）。

A. 发现抑郁状态　B. 焦虑症状评定　C. 确诊抑郁状态　D. 恐怖症状评定　E. 疑病症状评定

4. 心理护理的原则不包括（　）。

A. 交往性原则　B. 客观性原则　C. 针对性原则
D. 自我护理原则　E. 启发性原则

5. 心理护理的最终目标是促使被护理者的（　）和健康发展。

A. 心理健康　B. 心身健康　C. 身体健康　D. 身心康复　E. 以上都对

6. SCL－90 每个项目采用的都是（　）级评分。

A. 2　B. 3　C. 4　D. 5　E. 6

7. 自我护理不包括（　）。

A. 维护健康　B. 自我诊断　C. 自我治疗　D. 主动预防　E. 拒绝保健

8. 收集信息的途径包括（　）。

A. 直接向被护理者了解　B. 向其家庭成员了解　C. 向其他工作人员了解
D. 通过实验、仪器分析　E. 以上都对

9. 采用 SDS 自测原始分为 48，其抑郁程度为（　）。

A. 正常　B. 轻度抑郁　C. 中度抑郁　D. 重度抑郁　E. 极重度抑郁

10. 下列不符合访谈意义的是（　）。

A. 有目的的会话　B. 在接见者和来访者之间进行
C. 沟通双方感情　D. 是心理咨询与治疗的一种技术
E. 随便聊天

（贾新静）

书网融合……

重点回顾　微课 1　微课 2　微课 3　习题

第七章　心理咨询与心理治疗

学习目标

知识目标：

1. **掌握**　心理咨询的基本技巧；常用心理咨询与心理治疗方法。
2. **熟悉**　心理咨询的原则、模式及其在护理工作中的应用。
3. **了解**　常用心理咨询和心理治疗的理论。

技能目标：

具有在临床护理实践中运用心理咨询和心理治疗知识的能力。

素质目标：

树立整体医学观和心身治疗的健康观，为临床护理实践打下基础。

导学情景

情景描述： 患者，女，38岁，教师。住院时查体发现乳房肿块，等待病检结果。护士发现患者彻夜辗转反侧，忧心忡忡，独自流泪。经了解，患者独自抚养一个10岁的孩子，家庭生活拮据，患者担心病检结果是恶性的，担心治疗费用和手术，更担心自己一旦去世孩子无人照顾。

情景分析： 从案例描述中可以看到，该患者因恐惧病检结果，引发失眠、焦虑等心理问题。该患者需要护理人员帮助其缓解焦虑情绪。

讨论： 请对照本章节内容，谈一谈该患者的心理问题属于心理咨询还是心理治疗的范围？

学前导语： 随着生物－心理－社会医学模式的发展与转变，心理咨询和心理治疗被广泛地应用于临床医疗护理实践中。现代的临床医护工作者，不仅要具备扎实的专业化医学知识和技能，还需要掌握一定的心理咨询和心理治疗知识和技能，才能在现代医学发展的过程中更加胜任工作的需要。

当代医学坚持人是具有生物、心理、社会3种属性统一体的观点，形成了新的生物－心理－社会医学模式，认为疾病的发生不仅与遗传基因、理化因素及微生物有关，而且与社会文化背景、人格特征、情绪状态等社会、心理因素密切相关。心理因素不仅可以导致心因性疾病，有时还可以诱发器质性病变。此外，疾病过程中患者所产生的各种心理反应，对其疾病治疗及预后都有重要影响。心理咨询和心理治疗可以最大限度地调动患者的主观能动性，增强自我克制能力和适应社会能力，保持积极的情绪状态，实现人格的健康发展，从而提高药物疗效和生活质量。

第一节　心理咨询

PPT

一、心理咨询概述

（一）心理咨询的概念

心理咨询是指受过专业训练的咨询师，运用心理学的理论与方法，通过一种特殊的人际关系，帮助来访者解决心理问题、提高适应能力、促进人格发展的过程。需要解决问题并前来寻求帮助者一般被称为来访者，提供心理援助的咨询专家则称为心理咨询师或咨询者。

看一看

人们对心理咨询的常见误解

误解一：心理咨询应该立竿见影

把一切心理问题都付诸心理咨询并期望“手到病除”“豁然开朗”是一种错误的想法。实际上，心理咨询是一个连续的、艰难的改变过程。心理问题常与来访者的个性及生活经历有关，没有强烈的求助、改变的动机，没有恒久的决心与之抗衡，是难以冰消雪融的，所以来访者需做好打“持久战”的心理准备。

误解二：心理咨询师就是算命先生

来访者往往对咨询师期望过高，以为通过三言两语就可以让咨询师洞悉一切，妙手回春。实际上，心理咨询是咨询师应用心理学的理论和方法，对来访者提供的信息进行讨论和分析，并进行咨询与治疗的过程。它要求来访者详尽地提供有关情况，才能帮助双方共同找到问题的症结所在，以利于咨询师做出正确的评估并进行恰当的治疗。因此，不要将咨询师当作算命先生看待，以为咨询师不能一眼猜中自己的心事就是水平不高。

（二）心理咨询的对象

心理咨询的对象十分广泛，主要分为三大类：①心理正常，但遇到了与心理有关的现实问题并请求帮助的人群；②心理正常，但是心理健康出现问题并请求帮助的人群；③特殊对象，即临床治愈的精神病患者。心理咨询内容也十分丰富，包含情绪障碍、人际困扰、情感困惑、学业压力、职业发展、健康问题等。

精神正常人群，在现实生活中会面对许多问题，如婚姻家庭问题、择业求学问题、社会适应问题等。他们面对上述自我发展问题时，需要做出理想的选择，以便顺利度过人生的各个阶段。在这时，心理咨询师可以从心理学的角度，向来访者提供心理学帮助，这类咨询叫作发展性咨询。

长期处于困惑、内心冲突之中，或者遭到比较严重的心理创伤而失去心理平衡的人，心理健康遭到不同程度的破坏。尽管来访者的精神仍然正常，但是心理健康水平却下降许多，出现了严重程度不同的心理问题，包括婚姻、家庭、亲子关系、人际关系、社会适应、性心理与性行为等方面存在问题或障碍，甚至达到“可疑神经症”的状态。这时，心理咨询师所提供的帮助叫心理健康咨询。

心理咨询的对象不包括精神不正常的人，即精神患者。但是，精神病医院里也有心理咨询。因为精神患者，经过临床治愈后，心理活动已经基本恢复正常，他们已经基本转为心理正常的人，这时，我们不能再认定他们是精神患者，所以，在这时，心理咨询具备介入和干预条件。心理咨询可以帮助他们康复社会功能，防止疾病复发。

练一练7-1

心理咨询的内容不包括（　）。

A. 婚姻家庭问题　　B. 社会适应问题　　C. 人际关系问题

D. 情绪障碍　　E. 神经症

答案解析

（三）心理咨询的分类

心理咨询按照不同的标准，可以划分为很多类型。

1. 按咨询内容分类

（1）发展性心理咨询　帮助来访者更好地认识自己和社会，充分开发潜能，扬长避短，增强适应能力，提高学习和生活质量，促进人的全面发展。如工作、学习、恋爱、婚姻、家庭生活、职业选择等。

（2）健康心理咨询　帮助来访者缓解因生活、学习和工作环境发生重大改变后引起的焦虑、紧张、恐惧、抑郁等心理困扰与冲突，提高适应社会的能力。来访者是精神正常的人，基本健康，但有明显心理矛盾和内心冲突。

（3）障碍性心理咨询　对存在程度不同的非精神病性心理障碍、心理生理障碍者的咨询，以及某些早期精神病患者的诊断、治疗，或康复期精神病患者的心理指导。重点是去除或控制症状，克服心理障碍，促进心理健康，预防复发。

2. 按对象多少分类

（1）个体咨询　心理咨询师与来访者之间进行"一对一"的心理咨询，是心理咨询的主要形式。其特点是针对性强、保密性好，咨询效果明显，但是咨询成本较高，需要双方投入较多的时间、精力。

（2）团体咨询　将问题相同或相似的来访者组织在一起，在团体情境中对其提供心理帮助和指导。优点是小组成员间相互支持、相互影响，多向交流，感染力强，咨询效率高，对社交障碍具有较好的作用。局限是难以对个体进行深入研究，成员间不易深入暴露。

3. 按咨询时间长短分类

（1）短程咨询　咨询的期限较短，在相对短的时间内（1～3 周以内）完成咨询。资料收集和分析集中在心理问题的关键点上，就事论事地解决求助者的一般心理问题，咨询的重点在于问题的解决和症状的去除。追求近期疗效，对中、远期疗效不做严格规定。做好这类咨询，要求咨询师的思维敏捷、果断，语言要准确、明快，有较长期的临床经验。

（2）中程咨询　在 1～3 个月内完成咨询。可涉及较严重的心理问题，要求有完整的咨询计划，目的在于让彼此有个事先的计划与了解，并可针对此约定的期限尽量努力，求得具体的改善。

（3）长期咨询　在遇到严重心理问题或神经症性的心理问题时，可采用长期心理咨询，一般咨询的期限较长久，用时在 3 个月以上，甚至达数年。咨询的重点主要放在深层心理的探讨、心理与行为改进的维持上。应使用标准化咨询方法，要求制订详细咨询计划，中期以上疗效，并且疗效巩固精施，对资历较浅的心理咨询师，除要求有详细咨询计划外，还要求写出案例分析报告。

4. 按咨询形式分类

（1）门诊咨询　现在已经不限定在医院门诊进行，也可在专业心理咨询中心进行。门诊心理咨询是进行面对面咨询，由有经验的临床心理学家或者心理咨询师担任咨询工作，直接与来访者面对面交流，着重解决来访者的相关问题。这类咨询的特点是能及时对求助者进行各类检查、诊断，及时发现问题，及时做出妥善处理（如转诊、会诊等）。因此，它是心理咨询中最主要且最有效的方法。

（2）现场咨询　咨询师到学校、企事业单位、部队、城乡社区、医院病房等现场进行个别或团体心理咨询，对咨询对象提出的各种心理问题给予咨询帮助，具有预防和治疗的双重效果，是特殊群体心理卫生的重要模式。

（3）信函咨询　以通信的方式进行咨询，对异地的患者及一些有心理问题又羞于面见咨询师的来访者非常适合。但有些来访者由于文化程度低和相关知识少，来信对问题、症状叙述不全面或欠准确，咨询师不能全面、深入地了解情况，不利于问题的解决。

（4）专栏咨询　针对公众关心的一些较为普遍的心理问题，通过报纸、杂志、电台、电视台等大众传播媒介进行专题讨论和答疑。随着互联网的发展，专栏咨询又逐渐扩展到专门的网站或网页上进行。这种方式便于普及心理卫生知识，影响面广，但是针对性差。

（5）网络咨询　心理咨询师利用互联网视频、音频或文字聊天平台进行心理咨询。对于那些由于个人身体条件、地域环境的限制而不能直接、方便地寻求心理咨询，以及由于个人生活风格、认知习惯，不愿意面对咨询师的人们来说，网络心理咨询显得尤为必要。通过互联网进行心理咨询，可以凭借行之有效的软件程序，进行心理问题的评估与测量；可以将咨询过程全程记录，便于深入分析求助者的问题以及进行案例讨论；在一个付费咨询体系中，咨询协议的具体化和程序化将更容易让人们接受。

（6）电话咨询　是利用电话给求助者进行支持性咨询。早期多用于心理危机干预，防止心理危机所导致的恶性事件，如自杀、暴力行为等。咨询中心有专用的电话，心理咨询工作人员 24 小时轮流值班，并设有流动的应急小组。现在的电话咨询，涵盖面很广，是一种较为方便而又迅速的心理咨询方式。但它也有某些局限性。由于缺乏咨询师与来访者之间面对面的直接交流，难以进行准确的心理评估，从而限制了咨询师的干预能力。

（四）心理咨询的过程

简单的心理问题，咨询师一次咨询可能就会解决，但比较复杂的心理问题，就需要好几次咨询才能解决。心理咨询的过程，即心理咨询的基本阶段，大致可以分为 3 个阶段，即初期阶段、中期阶段和后期阶段。

1. 初期阶段　心理咨询的开端是整个心理咨询的基础。主要是与来访者建立相互信赖的关系和收集来访者的信息，积极关注和倾听是咨询师在此阶段的重要任务。

（1）建立良好的咨询关系　咨询者必须与来访者建立起真诚、信任、接纳的咨询关系，使来访者与咨询者积极合作，并对心理咨询抱有热情和信心，以便咨询者真实地了解其情况，确定适当的咨询目标，从而提高咨询效果。另外，这种积极的、建设性的关系也会给来访者提供一种良好的人际关系的范例，使其能在以后的生活中加以运用，提高人际交往的能力。

（2）掌握来访者的翔实资料　咨询者通过访谈、观察、倾听、心理测验等方式，了解来访者的一般情况，如年龄、民族、学历、职业、相关的社会背景、个人健康史、家庭健康史、生活遭遇、求助目的与愿望、有无精神症状、心理冲突的性质和强烈程度及心理测量结果等。

（3）分析并确定诊断结果　在分析所收集资料的基础上，充分利用心理测验这一重要工具，对来访者做出正确的评估，以明确心理问题的类型及性质，分析心理问题的严重程度，寻找心理问题产生的一般原因和深层原因。依据综合评估结果，形成诊断。

2. 中期阶段　这是心理咨询的实质性解决问题阶段，需要完成制定适当的咨询目标、选择合理的咨询方案和实施具体的指导帮助等 3 项任务。在寻找可行的解决办法时，必须充分发挥来访者的主观能动性。咨询人员必须会同咨询者从多种可供选择的方案中，根据成功的可能性和需要付出的代价进行最优化选择。

（1）制定适当的咨询目标　咨询目标是心理咨询最终追求的结果与所要达到的目的。适当的咨询目标能使咨询双方清楚地意识到努力的方向和程度，以利于咨询双方的积极合作，使心理咨询取得良好效果。

（2）确定合理的咨询方案　咨询者应根据心理咨询的目标选取相应的咨询方法，然后按其实施过程制订具体的、可操作的计划，以利于咨询双方进一步分阶段执行。

（3）实施具体的指导帮助　首先咨询者应对来访者的积极方面给予真诚的鼓励和支持，增强其自信心，促进良好行为的增长；同时，通过解释等手段帮助来访者从一个全新的、全面的角度面对自己的问题，重新审视自身以及周围客观环境，促进其人格的成熟完善，最终使问题得以解决。

3. 后期阶段 这是心理咨询的最后阶段。咨询者需要完成巩固既得效果和安排随访调查 2 项任务。来访者经过适当的治疗离开咨询机构后，咨询者要继续进行追踪随访研究。一般可以采取备忘录、访问咨询对象和召开有关座谈会等方式进行调查。

（1）巩固既得效果 通过与来访者就其心理问题和咨询过程的回顾总结，帮助来访者加深对自己问题的认识，同时应向来访者指出其取得的成绩与进步，说明已基本达到既定的咨询目标；随后指导来访者巩固已有的成绩，并将获得的经验运用到现实生活中去，逐步稳定、内化为其观念、行为方式和能力，使之最终能独立有效地适应环境。

（2）安排随访调查 通过填写信息反馈表、约请来访者定期前来面谈、访问他人等方式对咨询效果进行确认，了解来访者能否将获得的经验运用到实际生活中去，以适应社会环境的变化。

二、心理咨询的原则

1. 保密原则 心理咨询常涉及来访者的隐私、人际关系、夫妻感情和社会问题，因此咨询师需要保守来访者的秘密，妥善保管个人资料、来往信件、测试资料等材料。咨询师未经来访者同意，绝不允许资料泄露，如因工作需要不得不引用咨询事例时，应对材料进行适当处理，隐去可辨别来访者身份的所有信息。但是，保密原则也不是绝对的，当来访者有明显的自杀或伤人意图时，咨询师应及时告知来访者家属或公安机关，以防止意外发生。

2. 自愿原则 原则上讲，到心理咨询室寻求咨询的来访者必须出于完全自愿，这是确立咨访关系的先决条件。没有咨询愿望和要求的人，咨询师不应主动为其提供心理咨询。只有来访者自己感到心理不适，愿意找咨询人员诉说烦恼以寻求咨询师帮助的心理援助，才具有自我改变的动力，才能具有咨询效果。

3. 中立原则 要求咨询者在咨询过程中，应时刻保持价值观的中立态度。来访者有自己的人生经历和价值取向，咨询者不应把自己的观点强加给来访者，以自己的观点作为判断是非和价值取向的标准，甚至主动或被动为来访者做选择。咨询者对咨询过程中涉及的各类事件均应保持客观、中立的立场，才能对来访者的情况进行客观分析，避免将咨询限于表面化，而难以深入探究来访者问题的深层原因和解决办法。

4. 平等原则 是咨询者与来访者建立良好咨访关系的前提。来访者只有在被充分尊重、接纳的基础上，才能信任咨询者，才愿意放松地袒露自我，发挥自我的主观能动性，面对问题，改变自我，解决问题。但在平等咨询的过程中，咨询者与来访者不能建立除咨访关系以外的其他任何关系，如恋人、朋友等，否则咨询过程中咨询者将难以再保持中立原则，并影响咨询效果。

5. 自助原则 心理咨询不是咨询者为来访者出主意、想办法、做选择，而是帮助来访者认识到问题的所在，从而找出解决问题方法的过程。在咨询过程中，来访者要正确认识到自己的心理问题，在咨询者的指导下主动寻找问题产生的原因或症结，坚定克服困难的勇气和信心，获得自己帮助自己的能力，最终解决或矫正自己的心理问题。

三、心理咨询的基本技巧

在心理咨询过程中，与来访者建立良好的关系，取得满意的咨询效果。需要运用心理咨询的技巧，这些技巧可通过心理咨询的正规训练获得，也可在实践中反复地摸索、锻炼和总结。心理咨询的技巧包括建立咨访关系的技术、参与性技术和影响性技术。

（一）建立咨访关系的技术

1. 尊重 咨询师把来访者作为有思想感情、内心体验、生活追求和独特性与自主性的个体去对待。这是对咨询师最基本的要求。尊重体现在以下几个方面。

（1）完整地接纳来访者 尊重来访者的情感、价值观、人格及人权。

（2）咨询师与来访者在人格上是平等的 咨询师不能卖弄自己的学识，不能轻视来访者，也不能把自己的想法、观念和行为模式强加于来访者身上，更不能教训来访者。应以平等的口吻和来访者交流沟通。

（3）信任来访者 来访者在涉及某些敏感问题时会因顾虑而有所掩饰或隐瞒，咨询师应了解来访者，并利用各种方式消除其顾虑。

（4）保护来访者的隐私 对来访者表达的内容予以保密。

2. 热情 应充满整个咨询过程，从求助者进门到离开都应让其感受到自己受到了友好的对待。热情具体体现在以下方面：沟通中对患者适当询问，表达关切；注意倾听患者的叙述，耐心、认真、不厌其烦；通过恰当的肢体语言让患者感受到温暖、热情。这是一个优秀的咨询师必须具备的素质。另外，热情本身就有助人功效。多数来访者都带着犹豫、紧张、不安、疑惑等情绪前来，咨询师的热情能有效地消除或减轻来访者的不良情绪。但是，热情也应把握好职业性尺度。

3. 真诚 咨询师以“真正的我”出现，没有防御式伪装，不把自己藏在专业角色后面，不戴假面具，不是在扮演角色或例行公事。当然，要注意真诚不等于说实话，不宜说会影响咨询双方关系的话。真诚也应适时适度。如临床中医护人员的“真诚”应表现为不要躲在专家和护士职业角色的面具后面，而是在诊疗过程中各种适应的角色自然转换，比如可以作为亲人角色、朋友角色或其他当下角色。这有利于建立温暖的人与人之间的关系。

4. 积极关注 咨询师对来访者的言语和行为的积极面予以关注，从而使来访者拥有正向价值观，拥有改变自己的内在动力。积极关注涉及对人的基本认识和基本情感。凡是助人工作，首先必须抱有一种信念，即来访者是可以改变的。积极关注不仅有助于建立良好的咨询关系，促进沟通，而且本身就具有咨询效果，尤其是对那些自卑感强或因面临挫折而认识片面的来访者而言，积极关注能帮助其树立信心，挖掘自身潜能。

5. 共情 以对方的眼界、思维去体会其感受和情绪，理解其立场和想法，并把这种理解准确传达给对方的一种沟通技能。共情也称“设身处地”“投情”“同理心”“感同身受”等，它是咨询关系建立的重要因素。共情在临床中也具有重要的运用意义。首先，医护人员对患者的主动共情具有治疗或辅助治疗的作用，可以使患者感到自己被理解、被尊重，促进患者自我表露和自我探索，增加患者社会支持感。还可以引导患者及家属对医护人员的共情，促使患者及家属对医护人员同样表示理解和尊重，这促进了医疗康复服务的顺利开展及纠纷的减少。例如，临床中对于一些重症患者，医务人员可能无法改善他的病症，但如果多一些共情，多理解他的痛苦，支持他、安慰他，指导他走过生命中这一艰难的阶段是很有必要的。

（二）参与性技术

1. 倾听 心理咨询者对来访者的倾听不同于日常谈话中的倾听，而是作为一种心理咨询的技术贯穿整个心理咨询的过程中，既是心理咨询的第一步，也是建立良好咨询关系的基本要求。良好的倾听除了可以搜集来访者资料、明确问题外，还能够表达出一种开放、谦和、专注、投入的态度，建立与来访者良好的咨访关系。

积极倾听还可以鼓励来访者更加开放自己，坦诚表达自己，具有助人效果。倾听时，咨询师要认真地、设身处地地听，不带偏见，不做价值评判，对来访者讲述的内容不表示惊讶、厌恶或气愤，予以无条件的尊重和接纳。倾听不仅用耳，更要用心。倾听不是被动接受的过程，而是一个积极参与的过程，包括咨询者通过身体传达的专注，以及心理的专注。此外，倾听不仅在于听，还要有参与，有适当的反应。反应既可以是言语性，也可以是非言语性。倾听更重要的是要理解来访者所传达的内容和情感，不排斥、不歧视，把自己放在来访者的位置上来思考，鼓励其宣泄，帮助其澄清自己的想法。

2. 提问 不仅是收集信息和核实信息的手段，而且可以引导交谈主题。提问可以分为封闭式提问和开放式提问两种。

（1）封闭式提问 是指提出答案有唯一性、范围较小、有限制的问题，对回答的内容有一定限制，提问时给对方一个框架，让对方在可选的几个答案中进行选择。如“这件事情让你感到困扰吗？”“你经常失眠吗？”来访者对这类问题只回答“是”或“不是”即可。这类提问不引导来访者提供更多的信息，不扩大话题，而是就提问的问题进行查证。它的作用是获得特定的信息，澄清事实，缩小讨论范围。

（2）开放式提问 是指提出比较概括、广泛、范围较大的问题，对回答的内容限制不严格，给对方以充分自由发挥的余地，通常在咨询会谈的初期使用。如“这件事让你有什么感受？”“你最近睡眠怎么样？”来访者通常不能用一、两个字作答，而是引出一段解释、说明和补充材料。

3. 鼓励 咨询者运用语言和非语言的方式来表达对来访者叙述内容的关注和鼓励其继续讲下去。通常采用“嗯”“后来呢？”“还有吗？”“能具体讲一下吗？”等词语，或直接重复来访者的话，或对来访者的叙述回馈以点头、微笑等，以鼓励其朝着某一方向继续深入会谈。鼓励的另一个功能则是咨询师通过对来访者所述内容的某一点、某一方面做选择性关注，从而引导来访者的谈话朝着某一方向做进一步的深入。

4. 内容反应 也称释义。是指咨询师把来访者的主要言谈、思想加以综合整理，再反馈给来访者。换句话说，内容反应就是咨询者对来访者的回答内容进行再编排，换种形式向来访者再说一遍。如来访者说：“我该如何告诉我丈夫他的病情？他知道了一定会伤心绝望的。我想我还是不要告诉他。”咨询师说：“你似乎因为担心你丈夫知道他的病情后会伤心绝望，你还没有找到怎样告诉他的方法，对吗？”其作用主要有3方面：①检查咨询师是否准确理解来访者所说的话；②给来访者传递一个信息，即我正专心听你讲话，从而提高来访者信心；③使来访者有机会再次审查其心理困扰，重新整合零散的事件和关系。

5. 情感反应 与内容反应很接近，但有所区别。释义着重于来访者言谈内容的反馈，而情感反应则着重于来访者的情绪反应。具体操作是指咨询师用词语来表达来访者所谈到、所体验到的感受，即有选择地对来访者的情绪内容予以注意和反应。它的作用是澄清事件后隐藏的情绪，推动对感受及相关内容的讨论，也有稳定来访者谈话心情的作用。情感反应最有效的方式是针对来访者现在的而不是过去的情感，比如“你此时的情绪似乎是对你母亲非常不满”比“你一直对你母亲非常不满”更有效，情感反应最大的功用就是捕捉来访者瞬间的感受。但有时这种针对此刻的情感反应可能会对来访者冲击太大，反而不如以过去的经验作为情感反应的对象适宜。

6. 具体化 指的是咨询师协助来访者清楚、准确地表达他们的观点，以及他们所用的概念、所体验到的情感、所经历的事情。在咨询师聆听来访者叙述时，若发现来访者陈述的内容有含糊不清的地方，咨询师以“何人、何时、何地、有何感觉、有何想法、发生什么事、如何发生”等问题，协助来访者更清楚、更具体地描述其问题。

7. 参与性概述 是咨询师把来访者的言语和非言语行为综合整理后，以提炼的方式再对来访者表达出来。其作用是使来访者有机会回顾所谈内容，使会谈有一个阶段性的总结。可以用于一次会谈结束前，也可以用于一阶段咨询完成时。

（三）影响性技术

1. 解释 运用某一种理论来描述来访者的思想、情感和行为的原因、实质等，以加深来访者对自身行为、思想和情感的了解，使来访者从一个新的、更全面的角度重新面对自己的困惑、周围环境及自己本身，并借助于新的观念、系统化的思想加深了解自身的行为、思想和情感，从而产生领悟，提高认知，促进变化。咨询师应该针对不同的来访者，采用对方能理解的理论和语言对其心理问题做出科学的解释，给来访者提供一种新的认识自身及存在问题的方式。

2. 指导 咨询师直接地指示来访者做某件事、说某些话或以某种方式行动。指导是影响力最明显的一种技巧。指导的作用在于直接造成来访者的认知、情感、行为，甚至性格改变。指导可分为一般指导和实用技术指导。一般指导，主要告诉来访者怎样看待自己的心理问题和心理困惑，如何与咨询师合作，共同改进行为、解决问题。实用技术指导包括各种行为疗法的矫正程序、家庭作业、放松训练等。使用指导技巧时，咨询者应十分明确自己对来访者指导些什么以及效果怎样，叙述应清楚，要让求助者真正理解指导的内容。同时，不能以权威的身份出现，强迫来访者执行，若来访者不理解、不接受，会导致效果差甚至无效，还会引起反感。指导时的语言和非语言会同时对来访者产生影响。

3. 自我开放 亦称自我暴露、自我表露，指咨询师提出自己的情感、思想、经验与求助者共同分享。自我开放的作用主要有 2 点：①可缩短咨询师与来访者之间的人际距离，建立和促进咨访关系；②咨询师的这种开放的态度为来访者做出了示范，可促进来访者的自我表达。自我开放一般有 2 种形式：①咨询师把对来访者的体验感受告诉来访者；②咨询师暴露与来访者所谈内容有关的个人经验。

4. 面质 又称质疑、对质、对抗、正视现实等，是指咨询者指出来访者身上存在的矛盾。咨询中使用面质的目的：①帮助来访者更客观地认识自己的感受、信念、行为及所处境况，并有更深入的了解；②激励来访者放下自己有意无意的防卫心理、掩饰心理来面对自己、面对现实，并由此产生富有建设性的活动；③在于促进来访者实现言语与行动的统一，理想自我与现实自我的一致；④使求助者明了自己所具有而又被自己掩盖的能力、优势，即自己的资源，并加以利用；⑤通过咨询者的面质给来访者树立学习、模仿面质的榜样，以便将来自己有能力去对他人或者自己作面质，而这一点是健康人生所需学习的课题。在咨询中常见的矛盾有：言行不一致、理想与现实不一致、前后言语不一致、咨访意见不一致等。在使用面质技术时要注意应有事实依据；避免个人发泄；避免无情攻击；要以良好的咨访关系为基础。

5. 内容表达 常用于咨询师传递信息、提出建议、提供忠告，给予保证、进行褒贬和反馈等。值得注意的是，内容表达时应注意措辞的和缓、尊重，不应该认为自己的忠告、意见是唯一正确的、必须试行的。

6. 情感表达 是指咨询师告知自己的情绪、情感活动状况，让来访者明了。例如，咨询师说："听了你的话，我很难过。"情感表达可以针对来访者、自己或其他的人和事。需要注意的是，咨询师所做的情感表达，其目的是为来访者服务，而不是为了满足自己的表达欲或宣泄自己的情感。因此，其所表达的内容、方式应有助于来访者的叙述和咨询的进行。

7. 影响性概述 就是咨询师将自己所叙述的主题、意见等组织整理后，以简明扼要的形式表达出来，帮助求助者有机会重温咨询师所说的话，加深印象，也可使咨询师有机会回顾讨论的内容，加入新的材料，强调某些特殊内容，提出重点，为后续的交谈奠定基础。需要注意的是，影响性概述是总结自己的意见，而不是求助者的话语。影响性概述一般与参与性概述结合起来使用。

四、心理咨询在护理工作中的应用

随着医学模式的转变，生物－心理－社会医学模式的发展，心理护理越来越被临床重视。作为临床护士，掌握一定的心理咨询技巧，可以在治疗上与患者耐心、认真、有效地沟通，精神上鼓励安慰患者，生活上照顾患者，使患者心理变化呈正向趋势，利于疾病向康复的方向发展，这是心理护理的出发点和目标。护理人员可以采用参与性技术和影响性技术与患者及家属进行沟通，对患者进行心理护理。

1. 收集患者信息，鼓励患者倾诉　耐心认真的倾听和提问有助于护士了解患者的情况，发现患者的心理问题。同时，也有助于患者对护士产生信任和亲切感，建立良好的护患关系。适当的鼓励和反应让患者觉得被重视，乐意表达自己的情绪和倾诉内心的想法，达到了情绪宣泄的效果。

2. 树立患者信心，发挥患者潜力　运用安慰与劝告可以使患者充分发挥其主观能动性和潜在能力，增强其克服困难及治愈疾病的信心。在临床中，患者总是容易将疾病看得过分严重，对自己的病情有很多顾虑和担忧，看不到希望，只看到消极不利的一面。此时，护士应安慰和指导患者接受现实，面对现实，充分认识到对自己有利的方面，树立信心，与疾病抗争，以积极的态度和行为面对人生，面对疾病。

3. 解除患者疑惑，提高患者满意度　解释和指导是帮助患者、家属解除疑惑感，以患者为中心，实行人性化服务的方法之一，在护理中有重要地位。在临床实践中，护士在实施各项护理治疗操作前后都应向患者和家属解释和指导，合理的解释和指导技术可以使患者家属了解医护人员实施救治的目的，解除思想顾虑，配合治疗护理，避免护患纠纷，提高治疗效果，提高患者的满意度。

第二节　心理治疗

PPT

随着医学研究的日趋深入和全面，越来越多的人认识到对于某些疾病虽然已有一定特效的治疗手段，但是也只有当患者动员起自身的能量，积极参与到治疗活动中才能获得更让人满意的疗效，随着医学心理学的发展，逐步建立了一套用开导、启迪等心理学的方法，改变患者的认知活动，调动其积极性，促使疾病向良性方向发展的心理治疗技术。心理治疗是一种专业性的助人活动，在临床医疗实践中，心理治疗被当作一门独立的专业技术应用于临床各科，同药物、手术和理疗一样具有良好的治疗作用，取得了令人满意的治疗效果。

一、心理治疗的概念

心理治疗又称精神治疗，是以临床心理学理论为指导，以良好的医患关系为基础，运用心理学的技术和方法，改善患者的不良心理状态和行为方式，使其消除心身症状，达到良好适应状态的过程。

心理治疗有广义和狭义两种概念。

1. 广义的心理治疗　在医学临床实践中不仅适用于精神科，在综合医院的其他科室和预防医学中也起着重要作用，甚至还可应用于一般正常人的心理行为问题。医务人员在同患者接触、谈话、诊疗的过程中，通过言谈举止、仪表态度等，对患者产生各种心理影响，直接或间接地改善患者的精神状态和躯体症状。

2. 狭义的心理治疗　指专业的心理治疗师运用心理学理论，针对患者有计划地实施以改善精神效果为目标的具体治疗方法。现代心理治疗已成为心理学和医学不可分割的组成部分，其作用原理、适应范围、禁忌证、注意事项及具体操作方法的掌握和实施，均需经过专门的学习和训练。

二、心理治疗的对象 微课

心理治疗的主要对象为心理不正常人员，主要为确诊的神经症、精神病等精神障碍患者，以上均为精神科医生工作范围。心理咨询的主要对象，仅仅是心理健康的人和心理健康状况欠佳但没有精神障碍的人，见表7－1。对于是否有精神障碍，心理咨询和精神病学都很关心，但动机和目的不同。前者是为了甄别出没有精神病的人，作为自己的工作对象；后者是鉴别出有精神障碍的人，作为自己的工作对象，进行治疗。

表7－1　心理正常与心理异常区分表

心理正常		心理异常
心理健康	心理不健康	
心理和谐者	一般心理问题、严重心理问题、部分可疑性神经症	含变态人格、确诊的神经症、各类精神障碍（俗称“精神病”）

三、心理治疗和心理咨询的区别与联系

心理治疗与心理咨询同属于心理学的同一分支学科——临床心理学范畴，二者既有联系，又有区别。

（一）心理咨询与心理治疗的区别

1. 对象不同　心理咨询的对象是有心理困扰的正常人，而心理治疗的对象是心理异常的患者。例如，人会有情绪低落的时候，但情绪低落，甚至郁闷，与抑郁症不一样。抑郁症需要通过心理测量、评估和诊断才能被确定，而普通人平时都会遇到情绪问题。

2. 内容不同　心理咨询主要解决正常人的各种心理问题，如学习问题、工作问题、婚姻问题、家庭问题和人际关系问题等；而心理治疗主要诊治某些患者的异常心理，如神经症、性心理障碍、人格障碍，行为障碍以及心身疾病等。

3. 目标不同　心理咨询的目标重点是预防，在于促进心理健康发展，即通过心理咨询，使患者摆脱心理困扰，增强适应能力，充分开发潜能，提高发展水平；而心理治疗的目标属于“亡羊补牢”的形式，在于纠正异常心理，即通过心理治疗，消除或缓解病理症状，弥补已经形成的损害，使患者恢复正常生活。

4. 工作人员不同　心理咨询的工作人员主要是临床心理学家、心理咨询师或各类心理学工作者和社会工作者；而心理治疗的工作人员主要是心理治疗师和精神科医师。

5. 工作情境不同　心理咨询在一般的工作场所开展咨询工作；而心理治疗多在临床和治疗场所开展治疗工作。

6. 工作方式不同　心理咨询时间较短，无须配合药物治疗；而心理治疗时间较长，需要配合药物治疗。

（二）心理咨询和心理治疗的联系

1. 两者所采用的理论和方法是一样的　心理咨询师与心理治疗师在工作过程中均以心理学的基础理论为依据，采用的技术和方法基本相同。如心理治疗中常使用的精神分析疗法、行为疗法、来访者中心疗法、森田疗法以及认知疗法等在心理咨询中也常用；而心理咨询中的基本技巧在心理治疗中也常用。

2. 两者都注重建立良好的人际关系　专业人员与求助者之间良好的人际关系贯穿咨询过程和治疗过程的始终，是心理咨询和心理治疗顺利进行的保障，是帮助求助者心理改变和健康成长的必要条件。

3. 两者所遵循的原则是一致的　如理解、尊重、共情、中立的态度，保密制度，促进来访者人格成熟等基本原则在心理治疗和心理咨询中都是必须遵循的。

4. 两者相容　在实际工作中，心理咨询与心理治疗很难截然分开。例如，心理咨询师和心理治疗师都会面对因人际关系问题、情绪障碍而来寻求帮助的患者。所以，心理咨询中有心理治疗，心理治疗中也有心理咨询。

第三节　常用心理咨询和心理治疗的理论与方法

PPT

一、经典精神分析治疗

精神分析疗法是以精神分析理论为基础的一类心理治疗方法的总称，1900 年，奥地利精神病学家弗洛伊德所著的《梦的解析》一书出版，标志着精神分析学说的创立，并在西方心理治疗领域占有重要的地位。其特点在于以精神分析理论为指导，强调潜意识中幼年时期的心理冲突，在一定条件下可转化为各种神经症的症状及心身转化症状。患者在治疗师的帮助下，通过“自由联想”等内省方法，将压抑在潜意识中的各种心理冲突，主要是幼年时期的精神创伤和焦虑情绪体验挖掘出来，使其进入意识中，转变为个体可以认识的内容进行再认识，经领悟理解以改善自己的思维模式和行为方式，使患者重新认识自己，消除症状，改变原有的行为模式，从而达到治疗的目的。

精神分析疗法不仅是单纯地消除患者症状，而是注重人格的重建、思维模式和态度的转变，以及解决早年的心理冲突，消除潜意识心理冲突的影响，启发和扩展患者的自我意识。通过分析，达到认知上的领悟，促进人格的成熟。

（一）基本理论

精神分析理论属于心理动力学理论，是现代心理学的奠基石，它的影响远不局限于临床心理学领域，对于整个心理科学乃至西方人文科学的各个领域均有深远的影响，它的影响可与达尔文的进化论相提并论。其主要理论内容包括以下几个方面。

1. 无意识理论　弗洛伊德提出的无意识理论（潜意识理论）是精神分析理论的基石。他把人的意识分为意识、前意识和潜意识 3 个部分。他把这 3 个层次形象地比喻为漂浮在大海上的一座冰山。弗洛伊德认为，范畴广泛的精神过程本身都是无意识的，而那些有意识的精神过程，只不过是一些孤立的动作和整个精神生活的局部而已。

（1）意识　人能认识自己和环境的心理部分，在人的注意集中点上的心理过程都属于意识层次。也就是说，人们在清醒状态下能够觉察到的各种有目的的心理活动，是位于海平面以上冰山之巅的部分。意识活动是遵循现实原则来行事的，即合乎社会规范和道德标准的各种观念才能进入意识界。

（2）前意识　即当前未曾注意到，但一经他人提醒或自己集中注意力、努力回忆即可进入意识的心理活动，介于意识与潜意识之间。潜意识内的观念首先进入前意识才能到达意识。前意识的作用是保持对欲望和需求的控制，使其尽可能按照外界现实要求和个人的道德来调节，是意识和潜意识之间的缓冲。前意识是介于海平面上下的部分，随着波浪的起伏而时隐时现。

（3）潜意识　又称无意识。因被压抑，所以很难觉察到。潜意识是那些人类社会、伦理道德、宗教所不容许的，原始野蛮的，动物性本能冲动，以及幼年期的经验、被压抑的欲望和动机等的心理沉淀物，是海平面以下深层的冰山部分。潜意识是人类心理原动力所在，其活动遵循“享乐原则”，不顾及社会的道德规范、法律等的约束。当被觉察到时会引起难堪和焦虑，所以常常被意识所排斥，为了使这些被压抑的观念或欲望能出现在意识中，只能乔装打扮，变相出现或通过不经意中的流露而获得间接满足。如日常生活中的口误、笔误、做梦等。通过精神分析的自由联想、梦的分析或催眠等能够被发现和证实。

2. 人格结构理论 弗洛伊德认为人格结构由本我、自我、超我3部分组成。

（1）本我 又称原我，是与生俱来的动物式的活动，包含生存所需的基本欲望、冲动和生命力。本我是一切心理能量之源，遵循“快乐原则”，本我的目标是不计后果地寻求本能欲望的即时满足和紧张的立即释放，追求个体的舒适，逃避痛苦并维持生存及繁殖。它唯一的要求是获得快乐，避免痛苦。比如，婴儿感到饥饿时立即要求吮奶，完全不考虑母亲有无困难。出生的婴儿只有本我。

（2）自我 在人格结构中代表着理性和审慎，是自己可以意识到的执行思考、感觉、判断或记忆的部分。自我是现实化的本能，它是个体出生后在现实环境中由本我中分化发展而产生的，自我遵循“现实原则”，配合现实和超我的要求，延迟转移或缓慢释放本我的能量，对本我的欲望给予适当的满足，起到“泄洪闸”一样的延迟作用。

（3）超我 是人格结构中代表理想的部分。是理想的自我，代表人的良知、良心，是心灵的道德知觉和人们的理想抱负。超我是在儿童早期的奖赏和惩罚过程中通过内化道德规范、内化社会及文化环境的价值观念形成的。超我是人格中的监控机构，其机能主要在监督、批判及管束自己的行为，遵循“道德原则”。

超我中有2个重要的组成部分：①自我理想，是要求自己的行为符合自己理想的标准，当个体的所作所为符合自己的理想标准时，就会感到骄傲；②是良心，是规定自己不犯错误的标准，如果自己的所作所为违反了自己的良心，就会感到愧疚。它一方面负责对违反道德标准的行为施行惩罚；另一方面确定道德行为标准，来约束个人的行为表现。

一个完整的人格，本我、自我和超我之间是相对均衡、协调的。本我在于体现自我的生存，追求本能欲望的满足，是必要的原动力。超我在于监督、控制和约束自己的行为，不至于违反社会道德标准，以维持正常的人际关系和社会秩序。而自我对上要符合超我的要求，对下吸取本我的力量，并处理、调整本我的欲望；对外要求适应现实环境，对内要保持心理平衡，人格的动力学就在于本我、自我和超我三者之间的交互作用。无论是正常人还是有心理疾病的患者，在内心世界总是进行着冲突和斗争。本我的冲动随时受到在超我指导下的自我压制，它要想得到满足或表现，往往需要在潜意识领域内通过各种玄妙的潜意识的精神过程进行乔装打扮，以求蒙混过关。如果一个人的本我、自我、超我三者彼此交互调节、和谐运作，就会形成一个发展正常、适应良好的人；如果三者调节失衡，或者彼此长期冲突，就难免导致个体社会适应困难，甚至演变成心理异常。

3. 性本能理论 弗洛伊德认为人的精神活动的能量来源于本能，本能是推动个体行为的内在动力。人类最基本的本能有2类：①生的本能；②死亡本能或攻击本能。生的本能包括性欲本能与个体生存本能，其目的是保持种族的繁衍与个体的生存。死亡本能，它是促使人类返回生命前非生命状态的力量。所有生命的最终目标是死亡。死亡本能派生出攻击、破坏、战争等一切毁灭行为。当它转向机体内部时，导致个体的自责，甚至自伤自杀；当它转向外部世界时，导致对他人的攻击、仇恨、谋杀等。

弗洛伊德研究的性欲有着广义的含意，是指人们一切追求快乐的欲望，性本能冲动是人一切心理活动的内在动力，当这种能量（弗洛伊德称之为“力比多”）积聚到一定程度就会造成机体的紧张，机体就要寻求途径释放能量。

人的心性的发展，是以“力比多”投射的部位来进行划分的，即划分为5个阶段：口欲期、肛欲期、性蕾期、潜伏期、生殖期。每个阶段都会成为下一个阶段发展的基础。如果在某一个阶段内，心性得到适当的满足，就可以顺利过渡到下一个阶段；如果某个极端欲望过渡满足或者得不到满足，就会导致心性发展的停滞或者延缓，甚至成为将来患神经症或其他精神障碍的根源。

（1）口欲期 在1岁以内。此时“力比多”投注到口腔，婴儿通过口腔部位的吸吮、吞咽、哭喊等方式获取营养及口腔满足，婴儿的快乐也多来自口腔的活动。这种方式使婴儿依赖于母亲获得安全感，也是人格发展中信任及自信的重要源泉。如果这一时期口腔的活动受到限制，或婴儿没有在这一时期与母亲形成良好的依赖关系，婴儿就缺少安全感，以后容易出现贪吃、酗酒、吸烟、吮指甲等异常表现。

（2）肛欲期　在1～3岁。这一时期的原始欲力主要靠排泄和控制大小便时所产生的刺激快感获得满足。这个时期也是对婴幼儿进行卫生习惯训练的关键时期。在这个阶段，婴儿在心理上开始内化权威，逐渐学会对自己进行约束和管理，压抑自己的排便冲动，内心会出现愤怒和敌对情绪。在父母的教化下，婴儿还学会保持自身的清洁感，对不洁的东西，会产生肮脏感。如果父母对婴儿排便训练过于严厉，婴儿个性容易变得过于顺从而缺乏自信，待人谦卑恭敬的同时又会内心蕴藏敌意，做事过于认真，强求洁净和完美，贪婪吝啬，极度节俭，固执刻板，犹豫不决等，即所谓的“肛门期人格”，成为强迫症最常见的人格基础。

（3）性蕾期　又称生殖器崇拜期，一般在3～5岁。此时“力比多”又转移到生殖区域，因为儿童的第二性征尚未发育，故称为“性蕾”。此时的儿童开始关注自身的性器官，已经可以辨别男女性别，出现了异性相吸的自然现象，并开始爱恋异性父母，男孩向父亲认同，模仿父亲的举止言谈，幻想长大后能够成为像父亲一样的男人，能够与母亲结婚（“俄狄浦斯情结”或“恋母情结”）；女孩则希望能够成为像母亲这样的女人，与父亲结婚（“恋父情结”或“厄勒克特拉情节”）。此期如果出问题，就容易出现身份障碍、同性恋取向、恋物癖等性心理异常，或者相反，将来容易出现神经症等精神障碍。弗洛伊德认为神经症是性变态的反面，是欲望压抑之后的妥协。

（4）潜伏期　指6～12岁。此期是一个相对平静的阶段，“力比多”似乎“冬眠”了，不再从自己的身体中寻求快乐和满足，因此原始的欲力呈现出潜伏状态。6岁以后的儿童，兴趣扩大，注意力由对自己的身体和父母的感情转变到周围的事物，快乐主要来自儿童的游戏和学习。通过各种活动，形成自信、自强的个性品质。处理不好，也会出现孤僻内向、自卑的个性弱点。这一时期的男女儿童之间，在情感上比以前疏远，团体活动多呈男女分离的趋势。

（5）生殖期　一般从12岁之后的青春期开始。此时，个体躯体逐渐成熟，进入青春期和生育阶段，形成以生殖器为主要来源的性快感区。这是心性发展的最后阶段。生理与心理上所显示的特征，使两性差异开始显著。在这个时期以后，性的需要转向相似年龄的异性，并且有了两性生活的愿望，有了婚姻家庭的意识。至此，性心理的发展已趋于成熟，逐步完成社会化的过程，形成独立的人格。

4. 释梦理论　弗洛伊德认为，人类的心理活动有着严格的因果关系，没有一件事是偶然的。梦也不例外，梦绝不是偶然形成的联想，而是欲望的满足；在睡眠时，超我的检查松懈，潜意识中欲望绕过抵抗，并以伪装的方式，乘机闯入意识而形成梦，可见梦是对清醒时被压抑到潜意识中欲望的一种委婉表达。梦是通向潜意识的一条秘密通道。通过对梦的分析可以窥见人的内部心理，探究其潜意识中的欲望和冲突，通过释梦可以治疗神经症。

（二）基本技术

精神分析理论的主要技术是治疗师帮助患者将压抑在潜意识中的各种心理冲突带入意识中，转变为个体可以认知的内容进行再认识，可以使患者重新认识自己，消除症状，改变原有的行为模式，达到治疗的目的。

1. 技术应用

（1）自由联想　是精神分析的基本手段。其主要的功能是降低患者的心理防御机制，逐渐接近潜意识。治疗师鼓励患者毫无保留地说出他想到的一切，包括近况、家庭、工作、童年记忆、随想、对事物的态度、个人成就、困扰、思想和情感等，甚至是一些荒谬或奇怪的想法。自由联想是将患者带入潜意识的路径之一。治疗师鼓励患者尽量回忆从童年起所遭受的一切挫折或精神创伤，使患者绕过平时的防御机制，逐渐进入潜意识的世界，这样潜意识里的心理冲突可逐渐被带入意识领域，使患者对此有所领悟，从而建立现实的、健康的心理。自由联想几乎贯穿整个精神分析治疗的始终。

练一练7-2

治疗师鼓励患者回忆童年所遭受的精神创伤，帮助患者建立现实的、健康的心理。这种疗法是（　）。

A. 释梦　　B. 阻抗分析　　C. 自我调节

D. 自由联想　　E. 移情分析

答案解析

（2）阻抗分析　阻抗的产生是潜意识中本能地阻止被压抑的心理冲突重新进入意识的倾向，是患者阻止改善过程的趋力。其表现多种多样，如患者会毫无理由地迟到；或正在叙述的过程中，患者突然停止话题，似乎已经没有什么东西可以谈了；或者推辞说想不起来了；或者左顾右盼；或者反复地陈述某一件事，交谈无法深入和扩展；或者认为分析治疗没有意义，要求终止治疗等。因此，治疗师的任务就是在整个治疗过程中不断辨认并帮助患者克服各种形式的阻抗，将压抑在潜意识中的情感释放出来。如果潜意识的所有阻抗都被逐一战胜，患者实际上已在意识层面上重新认识了自己，阻抗分析治疗也就接近成功。

（3）移情分析　是精神分析法治疗很重要的内容。患者会将治疗师当成曾经与其有心理冲突的某一个人，将自己对某人的体验、态度、幻想等有关的情感不自觉地转移到治疗师身上，从而有机会重新“经历”往日的情感，这就是移情。移情可以是正移情，也可以是负移情。正移情是患者爱恋情感的转移，即把治疗师当成喜欢的、热爱的、思念的对象。负移情是患者将过去生活中体检到的攻击、愤怒、痛苦、羞辱等情感投射到治疗师身上。面对患者的移情，治疗师应当做出恰当的反应，以适当的节制和真诚的态度对待患者讲述的内容。通过对移情的分析，可以了解患者心理上的某些本质问题。引导患者讲述出痛苦的经历，揭示移情的意义，帮助患者进一步认识自己的态度与行为，并给予恰当的疏导，使移情成为治疗的动力。

（4）疏泄　是让患者自由地表达被压抑的情绪，特别是过去强烈的情感体验。事实上，疏泄往往通过移情作用表现出来。治疗师应鼓励患者疏泄。

（5）释梦　梦在精神分析治疗中具有重要的意义，它是通向潜意识的捷径。精神分析理论认为，梦代表着愿望的达成。弗洛伊德将梦的内容分为梦的显意和梦的隐意。显意指的是梦的实际内容，而隐意指的是显意所象征的意义。组成梦隐意的内容都是意识里难以接受的想法或导致精神痛苦的想法，这些想法储存在潜意识中，通过伪装作用得以在梦境中表达。将梦的隐意转变成梦的显意的过程就是梦的加工，它发生在潜意识水平上，使我们能够表达我们在意识层面无法接受的愿望和感情，以释放紧张和焦虑，具有一定的自我保护作用。梦的分析中，梦的显意是患者唯一能意识到的内容，也为治疗师揭示梦的隐意提供资料。

（6）解释　是治疗师在精神分析治疗过程中，对患者的一些心理实质问题，如潜意识的含义进行解释或引导，帮助患者将潜意识冲突的内容导入意识层面加以理解。解释是一个逐步深入的过程，根据每次谈话的内容，在患者自由联想及梦境内容的表达基础上，用患者能够理解的语言让其认识到心理症结之所在。通过解释帮助患者逐步重新认识自己，认识自己与他人的关系，使被压抑在潜意识的内容不断通过自由联想和梦的分析暴露出来，从而达到治疗的目的。解释应在对患者充分分析的基础上，在治疗的适当时机，用患者能够理解的语言才能起到治疗的作用。

2. 治疗过程

（1）治疗的设置　精神分析治疗应在较为严格的治疗设置中进行，包括治疗室的布置，治疗应有固定的治疗场所、频率及治疗的时间，一般每周2~3次，每次40~50分钟。经典的精神分析治疗需要时间较长，每次约50分钟，每周3次，一般需要300~500次。因此治疗过程少则半年，长则2~4年。治疗师需要受过严格的精神分析专门训练。

（2）治疗的开始 患者在安静的环境里斜躺在舒适的沙发椅上，将身体放松，自由而随意地联想、回忆。治疗师认真倾听患者的自由联想谈话，仅偶尔提些问题或做必要的解释。当患者无话可谈时，治疗师适当进行引导，使之继续下去，直至约定的时间。

（3）治疗的深入 以阻抗和移情的出现为特点。治疗师在倾听患者的自由联想时，跟随患者的联想走进患者的潜意识世界，和患者一起在其潜意识世界中观察，跟随患者的体验和感受，努力发现阻抗之所在及有意义的个人资料，观察和体验来自患者的移情反应，对患者的移情反应采取接纳、节制的态度。治疗师在治疗中需不断反思自己潜意识的反应，发现和监察并处理自己的反移情，并努力维护治疗性关系，从大量的自由联想和梦的分析中进行精神分析的治疗。

（4）结束前的分析 在精神分析诊断基础上，通过分析患者的阻抗、移情及梦的内容，形成干预的思路。处理移情、解释的技巧及把握解释的时机在此阶段具有重要的作用。最后，患者能从现实的态度，接受自己的过去和现在，更客观地、理性地重新认识自己，恢复来自内在的安全感、自尊、自信，接受治疗的结束，并将治疗中的建设性因素带到未来的生活中，使症状得以消除，人格得以成长。

（三）临床应用

精神分析法是在治疗癔症、强迫症的临床实践中总结出来的。多应用于各种神经症，主要有癔症、强迫症、恐怖症、性变态及性功能障碍等，以及某些身心疾病、人格障碍、心因性的身心障碍。这种方法不适合已呈精神错乱症状的各种精神病患者。由于它耗时长，效率低，费用开支大，现在很少有人应用。但这一经典治疗方法的影响不可低估，其基本原理和经典的心理分析技术仍在各种改良的心理分析疗法中应用。

二、行为治疗

（一）基本理论

1. 经典条件反射理论

（1）实验过程 19世纪20年代，俄国生理学家巴甫洛夫进行了著名的条件反射实验研究。在实验中，用食物刺激使狗的口腔产生唾液分泌反应。食物是无条件刺激，所引起唾液分泌的反射过程叫作无条件反射。无条件反射是本能行为，是不学自能的，例如婴儿出生后即有吮吸反射和拥抱反射等。如果在上述实验中，食物与另一种与唾液分泌原本无关的中性环境刺激，例如铃声总是配对出现，经过一定时间的训练，单独铃声刺激也会引起狗的唾液分泌。此时，这种中性刺激（铃声）变成了条件刺激。铃声引起唾液分泌的反射过程就是条件反射。经过条件反射习得的行为不能被个体随意操作和控制，属于反应性行为，也称为经典条件反射。

经典条件反射就是在某一中性环境刺激反复与非条件刺激相结合的强化过程中，最终成为条件刺激，引起了原本只有非条件刺激才能引起的行为反应。

（2）意义 经典条件反射理论强调环境刺激对行为反应的影响。任何环境刺激，都可通过经典条件作用机制影响行为（包括内脏活动、心理活动和社会行为）。据此，许多正常或异常行为可以通过经典条件作用而获得。如行为治疗中的系统脱敏疗法，是通过建立条件反射性的松弛反应，以帮助患者克服习得的紧张行为反应症状。

（3）特点

1）强化 是指环境刺激对个体的行为反应产生促进的过程。两者结合的次数越多，条件反射形成就越巩固。例如，经常在医院打针的儿童就容易对酒精产生条件反射性的恐惧和害怕。

2）泛化　指在条件反射形成过程中，不仅条件刺激本身能够引起条件反射，某些与条件刺激相近似的刺激也可引起条件反射的效果。其主要机制是大脑皮质内兴奋过程的扩散。长期打针的儿童，不仅看到注射器或药物会产生条件反射性恐惧，看到穿白大衣的人也会出现害怕。

3）消退　指当非条件刺激长期不与条件刺激结合时，已经建立起来的条件反射便消失的现象。儿童如果很长时间没有生病打针，对注射器或酒精的恐惧就可能逐渐消失。但国外的一些研究认为，躯体的不愉快条件反射一旦形成，就较难消退。这是因为个体在条件刺激（药物气味）引起条件性躯体反应（恐惧、害怕）的同时，还会随之产生回避行为以减轻这种躯体反应，形成回避操作条件反射，这样反而增强了原有的条件刺激与躯体反应之间的经典条件反射的联系，从而不易产生消退。

巴甫洛夫对条件反射所进行的一系列研究，已成为行为学习理论的重要基础。在经典条件反射理论基础上形成的暴露疗法或称冲击疗法、厌恶疗法等，现在已成为矫正病态行为的重要方法。他的许多论述，对全面理解人类行为，消除及矫正病态行为具有重要的指导意义。

2. 操作性条件反射理论

（1）实验过程　操作条件反射理论是由美国心理学家斯金纳等人通过动物实验建立的。实验在著名的斯金纳箱中进行。他们在实验箱内安装了杠杆，按压杠杆可以从旁边掉出食物。在实验中，饥饿的老鼠在箱子里会产生一系列行为反应（如压杠杆、乱窜、乱咬等），但其中只有一种行为反应，即按压杠杆的动作出现时，才会立即获得食物（结果），这一结果对老鼠按压杠杆的行为起到了强化作用。经过多次以后，形成了条件反射，老鼠逐渐学会了一到箱子里，就主动按压杠杆这一取食行为。行为的结果对行为本身产生强化作用。

在回避操作条件的操作条件反射实验研究中，当动物受到电击，就会产生一系列的行为反应（如回避、乱窜、乱咬等），但只有回避动作这种行为反应出现时，才可获得取消电击的结果。因此，取消电击的结果对回避行为产生了强化作用，使动物学会了回避行为。

斯金纳等人的实验表明：如果当行为反应（如压杠杆行为或回避行为）出现后总能获得某种结果（食物或撤销电击），个体就可以逐渐学会这一行为。这就是操作条件作用。由于操作条件反射是借助对工具操作的学习而形成，也称为工具条件反射。

（2）意义　操作条件反射重视一种行为的结果对行为本身的作用。任何与个人需要相联系的环境刺激，只要反复出现在某一种行为之后，都可能对这种行为产生影响。人类许多正常或异常的行为反应、各种习惯或症状，都可以是因操作条件反射而形成或改变。本理论在临床治疗中广为应用，如解释个体吸烟、依赖性等不良行为的形成机制，可以根据操作条件反射的原理塑造良好行为，矫正不良行为。

（3）类型　操作条件反射的规律在实验中，行为反应的结果既可以是积极、轻松愉快的，也可以是消极、痛苦的。这些刺激可以从无到有，逐渐增强；也可从有到无，逐渐减弱。根据操作条件反射中个体行为之后的刺激性质以及行为变化规律的不同，可将操作条件反射分为以下 4 种情况。

1）正强化　是个体行为的结果导致了积极刺激增加，从而使该行为增强，如食物奖励使老鼠按压杠杆的行为增加。

2）负强化　是个体行为的结果导致了消极刺激减少，从而使该行为增强，如老鼠的回避条件反射实验结果。

3）消退　是指行为的结果导致了积极刺激减少，从而使行为反应减弱。例如小学生做了好事，受到老师表扬和其他同学们的关注（属积极刺激），会使这种行为得到加强。但如果大家熟视无睹，就可能会使积极刺激水平下降，导致这种行为逐渐减少。

4）惩罚　是指行为结果导致了消极刺激增加，从而使行为反应减弱。例如，行为疗法中在个体出现不良行为时，立即给予电击等痛苦的刺激，可使吸烟等不良行为逐渐减少。

斯金纳十分重视强化的作用。他对强化的解释与巴甫洛夫有所不同，他把凡能增强反应概率的刺激，均称作强化物。他指出，行为之所以发生变化，是由于强化的作用。他认为，强化所增加的不是刺激——反应的联结，而是使反应发生的一般倾向性，即发生的概率。对偶然出现的某一动作，若能立即给以强化，则该动作复现的概率就会大于其他动作，所以，强化是塑造行为和保持行为强度的关键。

（4）内脏操作条件反射　1967 年，米勒进行了内脏学习实验，证实了内脏反应也可以通过操作性学习加以改变。他的实验也称为内脏操作条件反射。实验中，米勒用给予食物强化的方式，对动物的某一种内脏反应行为，例如心率的下降进行奖励，经过这种选择性的定向训练之后，动物逐渐学会了“操作”这种内脏行为，使心率下降。

为了消除实验动物骨骼肌系统对内脏学习实验的影响，说明动物控制内脏反应是通过自主神经系统进行的，米勒采用肌松剂箭毒麻痹动物骨骼肌肉系统，同时施以人工呼吸，并改用电刺激动物脑内“愉快中枢”作为奖励手段，或以撤销痛苦电击的方法作为负强化手段，让动物重新进行内脏学习实验，取得与上述一致的结果，证实存在内脏操作条件反射现象。米勒采用同样的实验方法还分别使动物学会了在一定程度内“操作”心率的增加、血压的升高或下降、肠道蠕动的增加或减弱等反应。

米勒内脏操作条件反射理论对于临床的意义在于，人类也可以学会有意识地控制各种内脏活动。

内脏操作性条件反射证明，心身症状往往是习得的，人的各种内脏活动也可以通过内脏学习获得有意识的调节和控制。目前广泛应用的生物反馈治疗技术就是根据这一原理，把人体各种生理变化信息转交成视听信号，患者通过学习，可以在一定程度上控制自身的心率、血压、皮肤温度、胃肠蠕动、脑电波、腺体分泌等几乎所有的内脏反应，从而达到防病治病的目的。

3. 社会学习理论　也称示范作用，是另一种类型的行为学习理论。这种理论认为，人可以通过对一个具体模型行为活动的观察和模仿，学会一种新的行为类型，而不强调刺激和反应之间的联系。例如，老师表扬了某个孩子的行为，其他的孩子就会模仿这个孩子的行为。

班杜拉提出示范作用包括以下 4 个过程。

（1）注意阶段　学习者反复观看某一榜样，接受其中的特征性信息，成为学习的依据。

（2）记忆阶段　观察对象的行为特征性被学习者有意无意记住，成为日后自己行为的模型。

（3）行动阶段　学习者表现出观察对象的特征性行为。

（4）强化阶段　根据强化原则，达到增加或减少这种行为再发生次数的目的。

影响示范作用的因素很多，一般说来，高地位榜样的、敌对的、攻击性的行为最容易被模仿，受到奖赏的行为比受到惩罚行为更易被模仿。

护爱生命

人的后天行为有适应行为和适应不良行为，行为学家将心理障碍看作适应不良行为。行为主义理论可以解释和解决许多临床问题。许多不良的生活习惯或行为可以通过强化的作用而固定下来。例如，一个人无聊时吸一支烟，久而久之，吸烟被强化，导致烟瘾的形成。某些疾病的发生可以是因为“错误的习得性行为”的结果，内脏功能的异常以及相当多的病态特征，也可能是错误的习得性行为。例如，个体在紧张情况下，会出现心跳加快等内脏行为反应，如果被错误地强化，就可能成为顽固的躯体症状。人类的许多行为可以通过示范作用形成。疾病角色行为的形成与示范作用也有一定关系，手术后患者的疼痛、呻吟、应付方式，对同病室其他患者可能会产生示范作用。因此，在临床患者的医疗、指导和护理，以及儿童患者的教育中应注意发挥积极的示范作用。

行为主义理论的局限性主要表现在2个方面：①对人的行为的解释过于简单化，行为观点简化了人性，将人简化为一些小的、可测量的单位，忽视人性、人的意识和人的主观能动性，忽视对心理现象的深入研究；②环境决定论，行为理论家坚持刺激－反应模式，认为多数人的行为是两种条件作用的结果，一个人做什么和不做什么，不取决于人的自由意志，而取决于环境中的刺激。

（二）基本技术

行为疗法是建立在行为学习理论基础上的心理治疗方法。其理论的核心内容是人类的一切行为（正常的或异常的）都是通过学习得来的。因此，不良的行为习惯也可以通过学习得到修正和消退。行为治疗的方法种类繁多，在此，我们只介绍常用的几种治疗方法。

1. 系统脱敏疗法 是由精神病学家沃尔普创立的，用于治疗焦虑患者。治疗师采用深度肌肉放松技术拮抗条件性焦虑，先同患者一起制订一份与恐惧、害怕有关的导致焦虑的境遇等级表，然后在治疗中用习得的放松状态来抑制焦虑的反应，这一过程又称交互抑制。

系统脱敏疗法的基本原理：让一个原可引起微弱焦虑的刺激，在求助者面前重复暴露，同时求助者以全身放松予以对抗，从而使这一刺激逐渐失去引起焦虑的作用。治疗步骤如下。

（1）放松训练 放松可以产生与焦虑反应相反的生理效果，如心率减慢、外周血流增加、呼吸平缓以及神经肌肉松弛。有许多方法可以产生深度的肌肉放松，在系统脱敏中最常用的是渐进性放松技术，即让患者身体上的肌肉按照固定的顺序（先紧张后放松的过程）来进行，通常由头面部开始，逐步放松。

看一看

渐进性肌肉放松的基本步骤

（1）提紧拳头—放松；伸展五指—放松

（2）收紧二头肌—放松；收紧三头肌—放松

（3）耸肩向后—放松；提肩向前—放松

（4）保持肩部平直转头向右—放松；转头向左—放松

（5）屈颈使下颏触到胸部—放松

（6）尽力张大嘴—放松；闭口咬紧牙关—放松

（7）尽可能地伸舌—放松；尽可能地卷舌—放松

（8）舌头用力抵住上腭—放松；舌头用力抵住下颌—放松

（9）用力张大眼睛—放松；紧闭双眼—放松

（10）尽可能地深吸一口气—放松

（11）肩胛用力抵住椅子、拱背—放松

（12）收紧臀部肌肉—放松；臀肌用力抵住椅垫—放松

（13）伸腿并抬高15～20cm—放松

（14）尽可能地收腹—放松；挺腹并绷紧—放松

（15）伸直双腿，足趾上翘背屈—放松；足趾伸直、趾屈—放松

（16）屈趾—放松；翘趾—放松

（2）建构焦虑等级 是为了对引起患者不良行为反应（如焦虑、恐惧）的情景刺激做详细的等级划分（一般分为10个等级），并按由弱到强的顺序制作等级表。

（3）实施脱敏 让患者在深度放松的状态下，想象自己身临等级表（过程是从轻到重）上的每一场景，从而完成对接触每一组情景所致焦虑的去条件化。当患者能够主动地想象身临等级表中诱发焦

虑程度最高或最重的场景时仍旧很镇静，那么他在身临现实生活中的情境时，就可以很少再发生焦虑。然后，在治疗过程中，让患者实际进入一些在想象中已克服恐惧的现实场合，有助于治疗过程进一步的深入。但是，不应该强迫患者过早地进入高焦虑的场景，因为这样做可能会造成患者逃避，并且产生更严重的恐惧症状，反而会强化回避行为和失去已经取得的疗效。

2. 满灌疗法　又称暴露疗法、冲击疗法，其治疗方法是让患者持续一段时间暴露在能产生强烈焦虑或恐惧的刺激环境中，任其自然，而不采取任何缓解行为，直至情绪反应自行减轻乃至消除，从而达到治疗的目的。

满灌疗法的程序如下。

（1）体检　无重大躯体疾病和精神疾病、身体健壮的患者可用此法。严重心脑血管病、呼吸系统疾病等患者，以及老人、儿童、孕妇等禁用此疗法。

（2）签订治疗协议　详细介绍治疗原理、过程、痛苦、疗效等。与患者签订治疗协议时注意：①患者自愿；②治疗师可强制执行；③治疗师负责；④治疗可随时终止。

（3）准备治疗场所和刺激物　选择患者最恐惧的场所或刺激物，使患者身临其境并无处可逃。另外，准备必要的急救设备和药物，防止意外发生。

（4）实施治疗　要求患者直接进入引起焦虑的情景，不断地鼓励患者坚持，直至焦虑逐渐降低，方可让患者离开。避免治疗时间不足让患者离开，引起新的回避性条件反射，加重病情。

3. 厌恶疗法　利用回避学习的原理，把令人厌恶的刺激，如电击、催吐等，与求助者的不良行为相结合，形成一种新的条件反射，以对抗原有的不良行为，进而消除原有不良行为。

基本过程如下。

（1）确定靶症状　厌恶疗法具有极强的针对性，有时求助者或许有不止一种不良行为或习惯，但是只能选择一个最主要的或是求助者迫切要求弃除的不良行为作为靶症状。

（2）选用厌恶刺激　常用的厌恶刺激形式如下：①电刺激；②药物刺激；③想象刺激；④其他刺激，如憋气、尖锐的噪音等。

（3）把握时机，施加厌恶刺激　①厌恶刺激在不良行为发生时始终存在；②刺激要产生足够的痛苦水平（尤其是心理上的痛苦）；③治疗要持续到不良行为彻底消除，持续的时间要足够长；④随时进行鼓励强化，并以患者自我控制为主。

厌恶疗法常用于治疗各种成瘾行为（药物依赖、酒精依赖、烟草依赖）、强迫症、性心理障碍、精神疾病等多种适应不良行为。需要强调的是，当所有良性的心理疗法无效时，方可采用厌恶疗法。实施此疗法的治疗师一定要接受过专门的训练，治疗师所在的医疗机构要认可这种治疗方法。为了避免法律上的纠纷，治疗前要签订知情同意书。

4. 阳性强化法　根据操作性条件反射的原理，如果在行为之后得到奖赏，这种行为在同样的环境条件下就会持续和反复出现，即正强化。每当患者出现所期望的心理与目标行为，或者在一种符合要求的良好行为之后，采取奖励办法，立刻强化，以增强此种行为出现的频率。这种治疗方法不仅可以用于长期住院的精神病患者，还可以用于精神发育迟滞、儿童孤独症等。

练一练7-3

让患者逐步适应其所焦虑的环境，这种疗法是（　）。

A. 系统脱敏法　　B. 冲击疗法　　C. 生物反馈法

D. 满灌疗法　　E. 认知疗法

答案解析

（三）临床应用

行为治疗的适应证主要有下列7项。

（1）神经症，如焦虑症，恐惧症、强迫症等。

（2）人格障碍的适应不良性行为。

（3）药物依赖，包括酒精依赖等。

（4）精神分裂症等患者的获得性适应不良行为。

（5）精神发育不全的行为问题。

（6）心身疾病。

（7）其他获得性适应不良性习惯，如口吃、拔毛、拔甲、夜尿等。

三、认知治疗

（一）基本理论

认知疗法是20世纪50年代发展起来的一种心理治疗技术。其理论基础是认知学派的理论观点，该理论认为认知活动决定人的情绪、动机和行为。认知心理学的主要代表人物有艾里斯和贝克。

1. 艾里斯的观点 情绪的产生源自个体对当前事件的判断和看法。事件本身无好坏之分，当个体赋予它自己的偏好、观念和评价时，就可能产生各种不同的烦恼和困扰。使人们痛苦和难过的并不是事件本身，而是人们对事件不正确的解释和评价。

艾里斯认为，烦恼和困扰的产生是由于个体存在非理性、非逻辑的观念，有以下具体表现：应该得到所有重要人物的喜爱和赞许；应该在各方面都能力十足；犯了错误，就没有挽回的余地，应该受到惩罚；任何事情都要按自己的意愿发展，否则就太糟了；情绪是由于外界事件决定的，自己无法控制；总是担心灾祸降临；逃避困难和责任比正视它们要容易得多；人要依靠他人，尤其要依靠强者；过去事件的影响是无法消除的；任何问题都应只有一个圆满的正确答案，一个人应对别人的问题关注和负责。

以上这些观念具备3个主要特征。

（1）要求绝对性 从自己的主观愿望出发，认为事情必须怎样、应该怎样，否则自己就难以接受。

（2）过分概括化 往往以事物的某一方面或某一现象来评价整个事物。

（3）糟糕至极论 对事物的发生会导致极端可怕、非常糟糕的预期，将自己陷入焦虑、抑郁、悲观、绝望等极度不良的负性情绪中。

因此，艾里斯认为，只有通过理性分析和逻辑思辨，改变患者的非理性、非逻辑的观念，帮助其建立理性、正确的逻辑观念，才能解决患者的情绪和行为问题。

2. 贝克的观点 贝克提出情绪障碍认知理论，认为心理障碍主要是在错误的思维前提下，对现实的误解而造成的。所以，要解决人的心理障碍问题，就要帮助个体解除歪曲的假想，学会用更现实的方法思维。

认知理论重视人对事物的判断、评价和理解，认为不良情绪和不良行为与不良认知有关。心理障碍的产生源于错误的认知过程，从改变不良的认知开始，到矫治不良的情感和行为。

应该看到，每个人的生活阅历、认知方式以及评价模式，具有不同的特点。人在认识和反映事物时，具有选择性和主动性。个体认知的改变，不是别人强加的，而是心理障碍者自己的改变。心理障碍源于障碍者自己信息加工系统的功能紊乱，认知的转变和重建只能靠障碍者自己。

（二）常见技术

认知疗法的种类很多，最具代表性的是艾里斯的理性情绪疗法和贝克的认知疗法。

1. 艾里斯理性情绪疗法

（1）基本技术　改变一个人长期以来形成的信念是一件困难的工作，治疗师要与患者一起分析产生不良行为背后的认知原因，改变不合理信念，代之以新的合理信念。可采用 ABCDE 五项自我分析技术：A. 找出引起不良情绪的事件、诱因；B. 伴随该事件产生的不合理信念、想法；C. 描述由此导致的不良情绪和行为后果；D. 与不合理信念辩论，对不合理信念逐一反驳；E. 观察信念改变后产生的结果。

人的情绪和行为障碍（C）不是由某一激发事件（A）直接所引起，而是由于经受事件的个体对它不正确的认识和评价所产生的错误信念所导致。ABC 理论认为 A 只是 C 的间接原因，B 才是 C 的直接原因。因此，只有通过改变患者的不合理观念及评价（B），才能改变、控制患者的情绪和行为障碍（C）。要改变患者不合理的观念（B），就必须与其进行由浅入深、从现象到本质的驳斥和辩论（D），使之转变为合理的观念从而产生治疗效果（E）。当患者学会 ABCDE 五项自我分析技术后，可给其布置认知家庭作业，要求患者自己找出某个不合理信念并进行辩论。

（2）治疗过程

1）心理诊断阶段　在良好医患关系的基础上，找出患者情绪困扰和行为不良的具体表现（C），以及与这些反应相对应的激发事件（A），并对两者之间不合理观念（B）进行初步分析。找出患者最迫切希望解决的问题，共同制定治疗目标。一般包括情绪和行为两方面的内容。向患者介绍 ABC 理论。使其接受该理论，并能认识到 A、B、C 之间的关系，能结合自己当前的问题予以初步分析。

2）领悟阶段　治疗师的主要任务是更加深入地寻找和确认患者不合理的观念，通过解释和证明，使患者在更深的层次上领悟到，自己的情绪和行为问题是由于自己现在所持的不合理观念造成的，因此自己应该对自己的问题负责。注意引导患者将合理的观念与不合理的观念、表层错误观念与深层错误观念、边缘错误观念与中心错误观念、主要错误观念与次要错误观念区分开来。从而使患者对自己的问题及其与自身不合理观念的关系达到进一步的领会。

3）修通阶段　治疗师的主要任务是采用各种方法与技术，对患者的非理性观念进行分析、辩论或批判，使患者不能为其非理性观念自圆其说，感到理屈词穷，真正认识到自己的非理性观念是不现实、不合乎逻辑的，从而修正或放弃自己原有的不合理的错误观念，代之以合理的观念来调整、控制自己的情绪和行为。

4）再教育阶段　治疗师的主要任务是巩固治疗所取得的效果，进一步帮助患者摆脱旧有的不合理观念及思维方式，使新的合理观念和逻辑思维方式得以强化。治疗的主要目的在于帮助患者在认知方式、思维过程以及情绪和行为表现等方面重新建立起新的反应模式，以减少以后生活中出现情绪困扰和不良行为的倾向。

2. 贝克认知治疗　根据贝克认知治疗的基本原理，治疗过程围绕两个关键步骤展开：第一步，识别和改变负性自动想法，打破负性认知和情绪障碍间的恶性循环，促进情绪和行为的改善；第二步，在第一步基础上进一步识别和改变患者潜在的功能失调性假设，从而减少情绪障碍复发的危险。认知治疗一般可以分为初期会谈、识别负性自动想法、检验其信念的真实性、识别并盘诘其潜在功能失调性假设等几个阶段。

（1）初期会谈　任务是对患者的问题有全面了解，根据病史和行为会谈以及其他检查资料做出诊断，列出患者“问题表”并和患者取得一致。医生可向患者说明认知治疗的原理和采用认知治疗的理由，帮助患者建立自助的态度，积极参与治疗过程。

（2）识别负性自动想法　焦虑和抑郁患者往往采用消极的方式来看待和处理一切事物。他们的观点往往与现实大相径庭，并带有悲观色彩。常见的认知错误有任意推断、选择性概括、过度引申、夸大或缩小、强迫观念等。治疗师帮助患者练习识别负性自动想法，通过认知治疗日记等家庭作业发展患者的识别能力。

（3）检验负性自动想法　认知治疗采取“协同检验”的方法，帮助患者改变其负性自动想法。检验负性自动想法的方法主要有 2 种：①言语盘问法，即通过系统而且敏锐的提问引导患者重新评估自己的思考，寻找比较积极和现实的替代想法；②行为实验，即通过医患协作的方式设计一种行为作业，以检验患者负性想法的真实性。

（4）识别功能失调性假设　在认知治疗中，当患者能熟练地识别和判断负性自动想法后，治疗重点应转移到对付潜在的功能性失调假设。这种功能失调性假设是患者通过其童年经验形成的，已成为患者支配行为的规则，通常无明确的表达，不为意识所察觉，因此，它们基本上是潜意识的，相对不受日常经验的影响，有相当的稳定性。这种功能失调性假设是派生负性自动想法的基础，如不予识别与矫正，情绪障碍就不能从根本上解决。

（5）盘诘功能失调性假设　由于功能失调性假设由来已久，不可能一下子改变过来，言语盘诘要反复进行，还应采取行为实验的方法鼓励患者对假设进行检验，这种检验也要在较长时间内重复实施。

（三）临床应用

认知疗法已广泛用于治疗很多疾病。主要用于抑郁性神经症、惊恐发作、广泛性焦虑、恐怖症、强迫症、自杀、进食障碍、睡眠障碍、酒精或药物依赖，以及心身疾病，如偏头疼、慢性疼痛、哮喘、高血压等。此外，还可用于患者品行与情绪障碍的治疗，但对幻觉、妄想等精神病性症状和思维障碍、记忆障碍等器质性精神障碍、严重的人格障碍患者的治疗效果不佳。

四、来访者中心治疗

来访者中心疗法是 20 世纪 50 年代产生于美国的一种心理学术思想，代表人物有马斯洛、罗杰斯等。

（一）基本理论

1. 马斯洛的自我实现理论　马斯洛认为人类行为的心理驱力不是性本能，而是人的需要，他将其分为两大类、五个层次，好像一座金字塔，由下而上依次是生理需要、安全需要、爱与归属的需要、尊重的需要、自我实现的需要。人在满足高一层次的需要之前，至少必须先部分满足低一层次的需要。第一类需要属于缺失需要，可产生匮乏性动机，为人与动物所共有，一旦得到满足，紧张消除，兴奋降低，便失去动机。第二类需要属于生长需要，可产生成长性动机，为人类所特有，是一种超越了生存满足之后，发自内心的渴求发展和实现自身潜能的需要。满足了这种需要，个体才能进入心理的自由状态，体现人的本质和价值，产生深刻的幸福感，马斯洛称之为“顶峰体验”。马斯洛认为人类共有真、善、美、正义、欢乐等内在本性，具有共同的价值观和道德标准，达到人的自我实现的关键在于改善人的“自知”或自我意识，使人认识到自我的内在潜能或价值，人本主义心理学就是促进人的自我实现。

2. 罗杰斯的自我理论　罗杰斯认为，刚出生的婴儿没有自我的概念。出生后，在与他人和环境的相互作用下，开始慢慢学会区分“我”与“非我”。当最初的自我概念形成之后，人的自我实现趋向开始激活。在自我实现这一动力的驱动下，儿童在环境中尝试进行各种活动并积累大量的经验。通过机体自动的估价过程，有些经验会使他感到愉快，有些则相反。愉快的经验会使儿童寻求保持、再现，不愉快的经验则促使儿童回避。在儿童在寻求积极经验的过程中，有一种是受到他人的关怀而产生的体验，还有一种是受到他人的尊重而产生的体验，但他人的尊重和关怀是有条件的，这些条件体现着父母和社会的价值观，罗杰斯称之为“价值条件”。

儿童不断通过自己的行为体验到这些价值条件，不自觉地将其内化为自我的一部分。渐渐地，儿童被迫放弃按自身机体评价过程去评价经验，而改用内化了的社会价值规范去评价经验，导致儿童的自我和经验之间发生异化。当经验与自我之间发生冲突时，个体就会感到自我受到的威胁而产生焦虑、烦躁等自我失调的表现。这种自我失调是人类适应不良的根源。罗杰斯的以人为中心疗法的目标就是将原本不属于自己的、经内化而成的自我部分去掉，找回属于自己的情感和行为模式，只有这样才能充分发挥个人的潜能，成为一个健康完善的人。

（二）基本技术

罗杰斯的以人为中心疗法的治疗过程就是让患者处于治疗的中心地位，依靠调动患者的自身潜力来治愈疾病。在治疗过程中，治疗师的任务不是教育、指导和训练，而是创造一种环境和心理氛围。

1. 无条件积极尊重与接纳 这是治疗师应具有的一种最基本的态度。是指治疗师不加任何附带条件地接受和（或）赞许患者，不论患者的情绪和思想多么混乱和不合理。治疗师始终对其表示关注和理解，使患者逐渐学会以同样的态度对待自己，逐渐减少否认、歪曲的经验，更趋于认同和体验自己的即时情感和经验。无条件积极尊重与接纳需要治疗师把患者作为一个“人”加以关注，并按患者本来的样子加以接受。

2. 共情 就是要求治疗师站在患者的角度考虑问题，按患者看待世界的方式理解其行为，以积极倾听、情绪反应和内容反应来表达对患者的理解。共情的目的是患者感到自己被接纳和理解，并促进其自我表达和自我探索。

3. 真诚 是指治疗师以“真正的我”出现，不加伪装，不把自己隐藏在专业角色的后面，不戴假面具，而是表里一致，真诚、自然地以真正的自我出现在患者的面前并让患者感受到。

人本主义心理学为心理学研究提供了一个全新的视角，即关注个体的需要和自我实现的人生价值，关注人的潜能并为潜能开发提供条件。人本主义心理学为心理咨询和治疗提供了重要的、有价值的看法，包括真诚、共情和积极关注来访者，关心来访者的心理成长。人本主义心理学对人性的看法是积极的。

对人本主义观点的批评主要集中在方法学上，认为人本主义理论提供的心理治疗方法缺乏可操作性，理念多于技术。另外，人本主义理论对来访者心理问题的判断与探究方法也缺乏准确性和客观性。

（三）临床应用

以人为中心疗法不仅是一种心理治疗的方法，更是一种心理治疗的思想。以人为中心的思想，可增强其他心理治疗的疗效，作为心理治疗的一种辅助性手段。在临床实践中，以人为中心疗法主要适用于神经症和其他有消除自身心理障碍动机的人，精神病患者不适用。在国内还适用于针对正常人群的心理咨询。

五、森田疗法

森田疗法是日本森田正马教授创立和发展的一种治疗神经症的心理治疗方法。

（一）基本理论

1. 神经质 森田在表达神经症时不使用“神经症”这一概念，而采用神经质。森田认为任何人都有神经质的倾向。森田认为的神经质包括普通神经质（神经衰弱）、强迫观念（恐惧症）、发作性神经症（焦虑症）。

2. 疑病性素质 森田把神经质发生的基础称为疑病性素质，具有这种素质的人对自己的心身过分地担心，把人们都常有的感受、情绪、想法当作病态的异常现象，进一步导致注意力的更加集中，感觉更加敏感，实际上什么病也没有。

3. 生的欲望和死的恐惧 森田认为神经质的人“生的欲望”过分强烈，生的欲望包括从自我保存、食欲等本能的欲望，到想获得被人们的承认，向上发展的那种神经心理的欲望。而死的恐惧包含对死及疾病的恐惧，怕失去种种具有心理价值的东西等。生的欲望和死的恐惧二者平衡时，则身心健康，两者对立则死的恐惧便会占优势，成为引起神经质病态的根源。

4. 精神交互作用 森田认为神经质发病最重要的是疑病性素质，对症状发展起重要作用的是精神交互作用，所谓精神交互作用是指在疑病基础上所产生的某种感觉，由于注意力的集中使此种感觉更加敏感，过敏的感觉进一步使注意力更加集中并逐渐固定，从而形成疾病。

（二）基本技术

1. 治疗原则 森田正马根据其对神经质的认识，提出了针对性的治疗方法。治疗的着眼点在于陶冶疑病素质，打破精神交互作用，消除思想矛盾。其治疗原则是“顺其自然”，就是接受和服从事物运行的客观法则，它能最终打破神经质患者的精神交互作用。而要做到顺其自然，就要求患者在这一态度的指导下正视消极体验，以顺应自然的态度不去控制那些不可控制的事物，控制那些可以控制的事物。也就是要求患者一方面对自己的症状和不良情绪听之任之，另一方面要靠自己本来固有的上进心，努力去做应该做的事情。对待不安应“既来之，则安之”，“对情绪要顺其自然，仍然去做应该做的事情”，这样，患者心理的动机冲突就排除了，痛苦就减轻了。

2. 操作方法 森田疗法的基本方法是住院治疗。对住院患者简单说明疾病的状况性质和预后；概要说明治疗经过，包括绝对卧床、轻作业、重作业直至出院；患者即使有疑问，也要按说明那样去做；住院期间断绝与外界的联系。森田把住院生活分 4 个时期。

（1）第一期：绝对卧床期　4 天到 1 周。把患者隔离起来，禁止患者与他人会面、谈话、读书、吸烟及其他消遣的活动，除进食、大小便外，几乎绝对卧床，其主要目的是使患者心身疲劳得到调整，让烦闷、痛苦通过情感的自然规律逐渐消失。森田认为，绝对卧床期对失眠、焦虑和苦闷明显的病例有显效。

（2）第二期：轻微工作期　4 天到 1 周。此间同样禁止交际、谈话、外出，卧床时间限制在 7～8 小时，白天一定到户外接触新鲜空气和阳光，除可轻微劳动外，仍然不能做其他事情，并要求患者从此期开始写日记，此期主要是促进患者心身的自发活动，患者为了个人健康，越来越渴望参加较重的劳动，以此为标准转入第三期。

（3）第三期：普通工作期　1～2 周。患者可随意选择各种体力劳动，如田间劳动、庭院劳动、手工等工作，同时加上读书的内容，此期主要指导患者在不知不觉中养成对工作的持久耐力，有了自信心的同时，使患者反复体验对工作成功的喜悦，以培养其勇气，唤起对工作的兴趣。

（4）第四期：生活训练期　1～2 周。此期开始进行适应外界变化的训练，为回到实际的日常生活和出院准备期，患者可进入一些复杂的实际生活。至此，把自己的一切都看成病态、被病态所束缚的患者，洞察到自己存在的顺其自然的常态，从根本上促发自然治愈力。

森田疗法的住院环境与一般医院有所不同。要求单人房间，房间布置得像家庭环境一样。患者在住院期间可以发现许多与其症状类似的患者，认识到不是只有自己有这样的问题。在住院期间，患者不可避免地会诉说自己的症状及询问病情。治疗师只是要求患者生活于现实之中，即使患者反复询问，也不做任何回答。这样患者会逐渐不注意自己的症状而把兴趣转移于外部工作活动中，这叫作“无回答疗法”。患者尽管有些焦虑症状，但能够参加必要的日常生活和工作就可以出院。出院后可定期回院交流经验。

3. 疗法特点

（1）不问过去　森田疗法与精神分析疗法有许多不同，但最大的不同是不追溯过去，而重视现实生活。通过现实生活去获得体验性认识，启发患者“从现在开始”“让现实生活充满活力”“像健康人一样生活就会变得健康”，回到现实中去追求健康人的生活态度。

（2）强调症状只不过是情绪变化的一种表现　森田的理论强调神经症的症状只不过是由于情绪的变化，把正常心身状态的变化视为病态而已。

（3）不问情绪只重视行动　森田理论认为人的情绪不可能由自己的力量所左右，而行动可由自己的意志所支配，强调通过改变患者的行动，促使情绪的恢复，用“顺其自然”“照健康人那样做，便成为健康人”等原则来指导治疗。

（4）患者在现实生活中接受治疗　森田疗法不用特殊设施，在现实环境中，一方面让患者作为正常人过普通人的生活，一方面给他们以生活指导似的治疗，通过现实生活中的活动，使患者从症状的束缚中解放出来。

（5）性格修养　通过治疗中的生活方式训练，指导患者努力发扬性格的优点，避免缺点，逐步陶冶性情。

（6）身教胜于言传　森田疗法强调医生的示范作用，在传统的医院，医生与患者共同生活，给患者以生活上的指导，帮助患者形成健全的人际关系。

（三）临床应用

森田疗法的适应证主要包括强迫思维、疑病性神经症、焦虑性神经症和自主神经功能紊乱，癔症则不适合。抑郁性神经症可配合药物治疗。此外，对强迫行为、心理问题的躯体化也有效。目前在日本也用于治疗某些心身疾病，效果比较令人满意。

六、支持性心理治疗

支持性心理治疗指治疗师采用劝导、启发、鼓励、支持、说服等方法，帮助患者发挥其潜在能力，提高克服困难的能力，从而促进心身康复。它是一种基本的心理治疗方法，其原则在各种治疗模式中都可以采用。

（一）基本理论

支持性心理治疗基于应激理论发挥疗效。生活中任何环境变故，如升学、转换工作、失恋、亲人去世等都可能作为应激源给个体带来躯体及心理的反应，而应激源的严重程度、支持资源的多少、个体对挫折的看法及应对困难的潜在能力等，都可影响个体应激反应的大小。支持性心理治疗就是从这些方面入手，减轻挫折、改变对挫折的看法、建议适应的方法、给个体以不同形式的支持，使其顺利渡过难关，解除症状和痛苦。

（二）基本技术

1. 倾听　治疗师认真倾听患者的倾诉，使患者感到治疗师在积极关注他们的痛苦，消除其顾虑和孤寂感，从而对治疗师产生信赖，有利于疏泄情绪。

2. 解释与建议　在建立起良好信任关系的基础上，治疗师以通俗易懂的方式，针对性地对患者的问题进行解释，并提出解决问题的建议。

3. 鼓励与保证　治疗师对患者潜在的优势、长处进行积极的鼓励，以使其充分发挥主观能动性，激发潜在能力，提高应付危机的信心。保证是治疗师对患者的承诺，常用于多疑和情绪紧张者，保证应恰当、实际，以免破坏患者的治疗信心。

4. 情感释放 让患者在治疗环境里宣泄情绪，在治疗早期有利于治疗师感受患者的内心世界，获得信任；但是反复的情感释放并无益处。

5. 善用资源 帮助患者审查自身内在的或外在的各种资源，加以充分利用，并鼓励患者去接受来自家人、朋友、社会或各种机构的支持和帮助。

（三）临床应用

支持性心理治疗是临床上最基本的心理治疗模式，也是最广泛应用的治疗方法。该疗法特别适宜下列情况：患者遭遇严重的事故或创伤；患者自我能力脆弱或未成熟，需要他人给予长期心理支持；不适合分析性或其他特殊性心理治疗的患者。

想一想

常用的心理咨询和心理治疗的方法有哪些？

答案解析

目标检测

答案解析

一、选择题

1. 以下关于护理心理学的表述，不正确的是（ ）。
   A. 心理咨询是一种专业性的助人行为
   B. 心理咨询强调帮助来访者做出决定
   C. 心理咨询解决的是心理问题
   D. 心理咨询是一种学习和成长的过程
   E. 寻求心理咨询是来访者的自愿行为
2. 医学心理咨询的对象不包括（ ）。
   A. 心身疾病患者
   B. 情绪障碍患者
   C. 出现特殊心理问题的临床患者
   D. 行为障碍患者
   E. 精神疾病患者
3. 在心理咨询过程中，建立咨访关系的技术不包括（ ）。
   A. 尊重 B. 倾听 C. 真诚 D. 积极关注 E. 共情
4. 心理治疗的基本过程不包括（ ）。
   A. 确定咨询目标阶段
   B. 明确治疗目标阶段
   C. 治疗行动阶段
   D. 疗效评估阶段
   E. 结束巩固阶段
5. 心理咨询与心理治疗的区别不包括（ ）。
   A. 工作内容不同
   B. 采用心理学的理论和方法不同
   C. 工作对象和工作情境不同
   D. 工作人员和工作方式不同
   E. 工作目标不同
6. 精神分析理论的主要技术不包括（ ）。
   A. 自由联想 B. 阻抗分析 C. 移情分析 D. 系统脱敏 E. 释梦

7.“酸葡萄心理”和“甜柠檬心理”属于（ ）心理防御机制。

A. 合理化 B. 升华 C. 转移 D. 幽默 E. 补偿

8. 将苦味酊涂在吮指癖患者的手指上进行治疗的方法为（ ）。

A. 系统脱敏法 B. 厌恶疗法 C. 精神分析法

D. 生物反馈法 E. 放松训练法

9. 符合认知疗法的观点是（ ）。

A. 挖掘出患者压抑的潜意识冲突 B. 矫正不良的行为习惯，消除病理性条件

C. 纠正不合理信念和错误思维方法 D. 减少理想自我和现实自我的差距

E. 解释躯体症状和心理活动的因果关系

（任佳伟）

书网融合……

重点回顾 微课 习题

第八章　患者与患者家属心理特征

学习目标

知识目标：

1. 掌握　患者角色和常见患者角色适应问题；患者的一般心理反应；患者的心理需要。

2. 熟悉　影响患者求医行为的因素；患者不遵医行为的主要原因；患者家属常见情绪反应及心理需求。

3. 了解　患者角色的基本特征；患者求医行为和遵医行为的类型。

技能目标：

会运用患者与患者家属心理特征的有关知识对其进行有效的心理护理。

素质目标：

形成理解、体谅患者心理需要的意识，尊重患者，对患者进行人文关怀。

导学情景

情景描述：患者，男，45岁，某事业单位员工。患者在单位职工体检中被查出肝癌晚期，得知这一结果后当场晕倒。醒来后，患者拒绝休假而是反复到多个三甲医院复查，希望能够获得不同的诊断结果。当所有检查均显示诊断无误后，患者开始情绪烦躁，经常与家人吵架，痛哭流涕，埋怨老天对自己不公平，自己一生从不做亏心事，不应该得这样的病。入院后情绪更加低落，常独自蜷缩在病床上绝望哭泣，家人来了也不搭理。

情景分析：从案例描述中可以看到，患者当得知自己病情诊断后，表现出震惊与否认，不承认自己患病的事实，怀疑诊断有误，四处求医以推翻诊断。当诊断被进一步证实之后，患者又出现烦躁、愤怒、怨恨的情绪，抱怨老天对他不公平，并常常无意识地将负性情绪迁怒于家属和医护人员，怨天尤人，以此来发泄内心的无奈与痛苦。这些都是患者患病后常见的心理反应。

讨论：1. 患者拒绝休假体现其当时的患者角色如何？

2. 如何理解该患者确诊前后心理的变化？

学前导语：个体患病后，会进入患者角色，表现出患者角色的特点，也有一些患者会出现患者角色冲突。患者所患的疾病本身、诊疗和医院的环境都可作为应激源而致使其在认知、情绪、行为等方面发生变化，表现出患者的一般心理特征，患者的心理特征又会对疾病和健康产生影响。因此，及时觉察并关注患者心理变化及特征，并给予及时恰当的心理护理是临床护理工作的重要组成部分。

第一节　患者与患者角色

PPT

一、患者角色及其特点

（一）相关概念

1. 患者（patient）　有狭义和广义之分。狭义的患者单指患有各种躯体疾病、心身疾病、心理障碍或精神疾病等的人，不论其求医与否，均统称患者；广义的患者是指接受医疗卫生服务的所有对象，包括完全健康的人，如到医院做体检或保健咨询的正常人。广义的“患者”概念是在生物－心理－社会医学模式指导下，人们对健康与疾病有了全新的认识后产生的。

2. 患者角色　每个人在社会上都同时扮演着多种角色，社会心理学理论认为，一个人就是他所扮演的各种社会角色的总和。当一个人被确诊患有某种疾病后，他就又获得了另外一个角色——患者角色（patient role）。患者角色，又称患者身份，这一概念是由美国社会学家帕森斯提出的，是指患病个体在患病状态的同时有寻求医疗帮助的需要和行为，在患病、治疗和康复的过程中，患者与家庭、社会及医务工作者之间产生的社会角色。

（二）患者角色的特点

1. 社会角色退化　个体患病后，可以从原来的社会角色中解脱出来，他原本承担的社会与家庭责任、权利和义务被酌情免除，并可根据疾病性质及严重程度，获得休息或接受医疗帮助。

2. 自控能力下降　个体患病后会表现出软弱依赖、情绪多变、意志力减退和自我调节能力、适应能力、控制能力下降等，渴望得到照顾。

3. 求助愿望强烈　处于疾病状态中的个体，都希望摆脱疾病的痛苦，力求痊愈。为了减少病痛的折磨和尽快恢复健康，患者积极寻求他人的帮助。

4. 合作意愿增强　患者都渴望尽快康复，所以都会积极接受诊断、治疗和护理，与医务工作者、亲友或其他患者主动、密切合作，争取早日痊愈。

5. 康复后有承担病前社会责任的义务　患者在康复后，都要走出患者角色，恢复原有的各种社会角色，承担原来的社会责任。

二、求医行为及其影响因素

求医行为是指人得知自己处于疾病状态或产生病感后寻求医疗帮助的行为，是人类进行对抗疾病和保持身体健康的一种重要行为。

（一）求医行为的类型

做出求医决定，可能是患者本身，也可能是他人或社会，可分为主动求医行为、被动求医行为和强制性求医行为3种类型。

1. 主动求医行为　是指患病后个体为治疗疾病、维护健康而主动寻求医疗机构或医师帮助的行为。这是大多数患者的求医行为；也可见于一些对自身健康特别关注的人，疑病症、药物依赖以及患者角色的假冒者。

2. 被动求医行为　是指患者无法和无能力做出求医决定和实施求医行为，而在他人劝说、督促或强迫下寻求医疗帮助的行为。常见于有病感而不愿或不能主动求医者、缺乏自主意识者或讳疾忌医者。如婴幼儿患者，处于休克、昏迷中的患者，危重症患者等。

3. 强制性求医行为　是指公共卫生医疗机构和患者的亲友或监护人为了维护社会人群和患者本人的健康和安全而对患者给予强制性治疗的行为。强制求医行为的对象主要是有严重危害公众安全的传染性疾病、精神疾病和对毒品严重依赖的人。

（二）求医行为的影响因素

求医行为是一种复杂的社会行为，受到诸多因素影响，大致可概括为以下几个方面。

1. 对疾病症状的觉察、认识和判断水平　包括患者对疾病症状出现的频率、症状的轻重以及该病症可能导致后果的严重性等的认识，是否有一定的医疗常识，对健康的重视程度等。

2. 社会经济地位 如有无公费医疗、医疗保险、家庭经济状况等。一般社会经济地位好的人往往更关心自己的身体健康，而自费医疗或需要自己承担高额医疗费用，甚至完全自付医疗费用的个体则多数为消极求医或拒绝求医，只是在迫不得已时才求医。

3. 文化教育程度 通常文化水平较高的人更能认识到疾病带来的危害，意识到及早防治的重要性，故其求医行为较文化程度低的人更积极。

4. 求医动机 包括疾病诊治、健康检查及非医疗目的的法律纠纷等。

5. 就医条件 如医疗水平、医疗设施、交通状况、居住地是否偏远、医疗卫生体制及医疗保险业务的开展与否、医疗手续是否繁杂等。

6. 求医经历 个体的求医经历往往会使其对医疗机构的信赖程度产生变化，影响求医行为。一个人在既往求医过程中对医疗机构有好的印象，就会很乐意再次求医；在求医经历中有较强挫折感的人，其日后容易出现消极的求医行为。

7. 社会支持 如单位和亲属对求医行为的态度、关注与支持程度等。

8. 心理因素 如乐观与否、个人体验是否敏感等。

此外，还有其他影响因素，如工作太忙等。影响求医行为的因素并非单一的、绝对的，而是多种因素的综合作用。医务工作者应努力做好卫生宣教，增强人们的健康意识，激发正确的求医动机，促使患者实施恰当的求医行为。

三、遵医行为及其影响因素

遵医行为又叫治疗依从性，是指患者遵从医务工作者所开的处方和遵照医嘱进行检查、治疗和预防疾病复发的行为。

（一）遵医行为的类型

遵医行为一般分为两种类型：如果患者开始求医行为以后，完全服从医务工作者的指导和安排，配合做好诊断治疗，称为完全遵医行为；患者不能全面地遵从医务工作者指导安排，甚至拒绝配合诊断治疗，则称为不完全遵医行为或不遵医行为。

（二）遵医行为的影响因素

遵守医嘱看似患者单方面的行为，实际上在遵医行为背后却有着十分复杂的因素。在生活中，患者的不遵医行为相当普遍，产生不遵医行为的因素很多，主要与以下几方面有关。

（1）患者所患疾病类型、症状严重程度及患者的就医方式。

（2）医患关系，患者对医务工作者缺乏信任或有抵触情绪。

（3）患者对医嘱有理解上的偏差，或医嘱太复杂，患者记不住。

（4）患者对诊断检查及治疗措施有疑虑或恐惧，害怕带来痛苦或不良后果；或治疗措施与患者的主观愿望不吻合。

（5）治疗效果不明显，尤其是慢性疾病患者容易缺乏对治疗的耐心和信心。

（6）医疗知识缺乏，对不遵医行为的后果认识不足。

（7）由于继发性获益，企图长期占有患者角色，摆脱社会责任。

因为遵医行为与医院和患者都有关系，故提高患者的遵医行为就需要各方面的有效配合。医院方面要加强医院质量管理，从各个方面提升医务工作者的业务素质和医德修养，提高患者的满意程度，以赢得患者的信任，融洽医患关系。医务工作者在下达医嘱时要简明扼要，通俗易懂，尽量提高患者执行医嘱的可能。患者方面要正确认识遵医的必要性和重要性，提高医药卫生知识素养，及时与医务工作者交流，以消除对检查和治疗的顾虑和偏见。

四、患者的角色冲突

（一）患者角色冲突的概念

患者角色冲突是指患者从其他角色向患者角色转换的过程中，出现心理、行为等方面的冲突与不协调，常表现为焦虑不安、愤怒、烦恼、茫然和悲伤。当患者的其他社会角色强度超过求医动机时，患者就容易发生心理冲突。其他社会角色的重要性、紧迫性及个性特征等因素会影响心理冲突的强烈程度，让患者进入患者角色发生困难。

（二）患者角色冲突的类型

1. 患者角色强化 是指个体由患者角色向正常角色转化过程中，不愿意退出患者的角色，往往不承认病情好转或痊愈，在心理上产生的一种退缩和依赖的心理活动。

2. 患者角色缺如 是指当个体由健康角色向患者角色转化的过程中，常出现的一种“否认”的心理防御机制，表现为意识不到有病或不承认自己是患者，或否认病情的严重程度。其原因可能是对自己疾病的严重程度和后果过于忽视，或者因为对突然患病缺乏心理准备，或者因为经济紧张、害怕花钱等。

3. 患者角色减退 是指由于某种原因，比如亲人突然生病、工作单位考评考核、晋升职称等，使得已经适应了患者角色的个体由于更强烈的情感需要从当下的角色中退出来，重新承担起原来角色的现象。

4. 患者角色恐惧 是指患者对疾病缺乏正确的认识和态度，患病后表现为对疾病的过度担忧、恐惧等消极的情绪反应，对进一步治疗缺乏信心，对康复过度悲观失望，甚至出现抑郁、厌世、自杀等。

5. 患者角色异常 是指患者受病痛折磨而产生悲观、失望等不良情绪，甚至因此出现异常行为，如对医护人员的攻击性言行、病态固执、抑郁、厌世甚至自杀等。

对于以上各种角色冲突，医护人员要理解这些行为并予以重视，在对患者进行医疗、护理的同时，要注意创造条件促使患者角色正确转变。随着疾病的好转、康复，要让患者从心理上逐步摆脱这种角色，恢复其应当承担的社会角色。

练一练8

医生判断患者疾病已经康复，但患者本人认为自己还需要住院治疗。这属于（ ）。

A. 角色行为减退　　B. 角色行为异常　　C. 角色行为强化

D. 角色行为冲突　　E. 患者角色适应

答案解析

第二节 患者的一般心理问题

PPT

一、患者的心理变化过程

患者在疾病早期容易出现恐惧、焦虑、愤怒和情绪不稳定。在疾病的中期或晚期，容易出现抑郁、沮丧和绝望等心理反应。

1. 焦虑和抑郁

（1）焦虑　是一个人感受到威胁时产生的情绪体验，是患者最常见的一种情绪反应。产生焦虑的原因是多方面的，包括对疾病的担心，对病因、转归、预后不明确；对有威胁性的特殊检查怀疑其可靠性和安全性；手术所致的焦虑等。适度的焦虑可以调动机体的防御机制，有利于疾病的康复，但是长期过度的焦虑会妨碍疾病的治疗和康复。

（2）抑郁　是一种由现实丧失或预期丧失而引起的忧愁压抑的消极情绪。其表现方式多种多样，有的少言寡语，对外界任何事物不感兴趣；有的哭泣不语；有的则自暴自弃，放弃治疗，甚至出现轻生念头。患者的抑郁情绪主要由治疗不顺利、不理想，缺乏治疗的信心和勇气所致。其次，与患者的年龄、人格、家庭因素也有关系。长期严重的抑郁对患者是不利的，抑郁一方面影响医师对疾病的诊断和治疗；另一方面也会降低患者的免疫力，从而引发新的疾病。

2. 否认和怀疑

（1）否认　是指个体有意或无意地否定某一事实的存在，企图降低由该事实所引起的恐惧和焦虑等情绪。临床经常会看到有的患者否认自己有病，尤其是一些预后不良的疾病，以反向作用来加强否认作用。患者表现得像正常人一样，甚至增加工作和社会活动以现实其“健康”。医护人员自己患病时也有此现象。否认是一种自我防卫方式，可以避免过度的焦虑和恐惧，大多数患者否认过程会逐渐消失，但是不顾事实的否认会贻误治疗，甚至使病情恶化。

（2）怀疑　表现为对周围事物异常敏感，听到别人窃窃私语，就以为是在议论自己的病情，觉得自己病情很重，甚至没救了；对别人的好言相劝也怀疑，甚至曲解别人的意思；总是担心误诊，怕吃错药、打错针；怕别人有事隐瞒或没给他最好的治疗；担心医疗事故或意外不幸降落在自己身上等。

3. 恐惧和愤怒

（1）恐惧　患者的恐惧常伴随着疑虑。对诊断、治疗方法及效果的怀疑，担心误诊误治、药物的副作用、手术的后遗症等。害怕疾病的不良后果、治疗时的痛苦、术后疼痛以及担心疾病后的工作能力受影响等是引起恐惧的原因。不同年龄、性别的患者对疾病和治疗方法的恐惧是不同的。儿童患者的恐惧多与黑暗、陌生和疼痛有关；成年患者的恐惧多与住院、损伤性检查、手术疼痛和后果、将来的生活能力等有关。

（2）愤怒　患者经常认为自己患病是不公平的，加上疾病的折磨，常常觉得愤怒。有时候，在治疗中遇到挫折也会产生愤怒。愤怒常导致攻击行为。常见的有外怒型和内怒型。前者攻击的对象是他人或外界事物，如医护人员和医疗设备；后者惩罚的对象是自己，如自杀、自伤。

4. 卑微和孤独

（1）卑微　患者因体力下降、不能承担家庭和社会责任而感到不受重视、低人一等，或因必须受人照顾而失去尊严感觉卑微。这种卑微感使患者表现为事事谨慎小心、不愿与人接触、有问题不敢问、胆小怕事等。

（2）孤独　社会信息剥夺和对亲人依恋的需要不能满足是患者产生孤独感的主要原因。患者在医院这个特定的环境里，人员生疏、环境不适应、行为受到限制，与外界的各种联系突然中断，更加感到孤独。儿童患者和老年患者的孤独感更明显一些，常要求有人陪伴和照顾；需要隔离的病种使患者减少对外交往和外出机会，有与世隔绝、度日如年的感受。

5. 退化和依赖

（1）退化　患者有时候会表现出行为与年龄和社会身份不相符，突出表现就是孩子似的行为，这是一种退化心理。主要表现为高度的自我为中心，要求别人都围着他转；兴趣狭窄，只对与自己相关的感兴趣；情绪不稳定，思考问题缺乏逻辑性和现实性等。适度的退化是一种重要整合的过程，有利于疾病的治疗好康复。但是过度的退化会使患者缺乏与疾病做斗争的坚定信念，影响疾病的康复。

（2）依赖　进入患者角色之后，大多数人会产生依赖心理，对自己日常生活自理的信心不足，事事依赖别人去做，行为变得被动顺从，情感脆弱。一向独立、意志坚定的人也可能因此犹豫不决。

二、患者的心理反应

患者患病后由于生理状况和角色的变化，常会出现一些和正常人不同的心理现象，这些变化被称为患者的心理反应。

（一）认知反应

患者患病后表现为主观感觉异常，记忆和思维能力也可受到损害。

1. 感知觉异常 知觉具有选择性、理解性等特点。患病后患者首先表现出的是主观感受性增强，对周围环境的刺激（如声、光、温度、时间、他人的态度等）更为敏感，感知觉的指向性、选择性及范围都相应地发生了变化。

（1）躯体感受性增强 由于过分注意躯体的变化，患者主观感觉异常，敏感性增强。一方面，患者的症状表现为严重与病理改变不平行。有的患者对身体细微变化感受性增高，甚至可以感觉到自己的心跳和胃肠蠕动，或者出现一些奇特的不适感觉。另一方面，有的患者对正常的光线、声音、温度等刺激特别敏感，并伴有烦躁不安、激动等情绪反应。

（2）躯体感受性降低 有的患者对痛、温觉刺激感受性下降，如长期卧床患者因感受性降低而产生压疮；也有的患者出现味觉异常，如味觉迟钝、吃饭如同嚼蜡、对食物过分挑剔。

（3）时空知觉异常 表现为时间感知错乱，分不清昼夜或上下午；有的患者有度日如年感；或出现感知空间方位错乱，甚至天旋地转。

（4）幻觉或错觉 如截肢以后的患者可能出现幻肢痛，或主诉已不存在的肢体有蚁走感等；有的患者出现幻觉，声称看到别人看不到的事物。

2. 记忆异常 患者可能出现不同程度的记忆力减退，不但近期记忆出现障碍，而且原有的知识经验也容易忘记。表现为不能准确回忆刚刚做过的事情，不能正确回忆病史或记住医嘱。

3. 思维异常 患者的思维活动也受到一定程度的影响。主要表现为思维判断能力的减低，依赖性提高，面临事情时瞻前顾后，犹豫不决；有的患者干脆不愿思考，往往请医生或家属替自己做决定。此外，患者的猜疑心理明显，且可能泛化到医疗的整个过程。患者往往变得特别“小气”，如怀疑家人和医护人员是否对自己尽心，对别人的建议往往将信将疑，甚至会曲解别人的意思，整天胡思乱想，惶惶不安。

（二）情绪反应

在各种心理变化中，情绪变化是大多数患者在病中不同程度地体验到的最常见、最突出、最重要的心理变化。患者面临疾病威胁，必然引起身心紧张，产生各种情绪反应。患者最为普遍存在的情绪特征是心境不佳，其次是情感脆弱、情绪不稳定，易气愤争吵或悲伤哭泣，易接受消极语言的暗示和诱导。患者临床常见的情绪问题有焦虑、恐惧、愤怒、抑郁等。患者情绪反应的表现和强度与对疾病的认知和评价有密切关系。

1. 情绪活动强度的变化 在许多情况下，患者对引起消极情绪刺激的反应强度大于正常人。一些微弱的刺激可使处于焦虑状态中的患者表现为反应过敏、惊恐不安。但也有少数患者表现为对刺激无动于衷、表情麻木，这通常预示着患者病情严重或严重心理障碍。

2. 情绪活动稳定性的变化 有些患者在病中表现为情绪不稳定，变得易激惹、情感脆弱、易受伤害，有时甚至为一些微不足道的小事发脾气或悲伤哭泣。

3. 情绪活动持久性的变化 通常情况下，患者的不良情绪持续时间较长，终日郁郁寡欢，对工作和学习的影响较大。

（三）行为反应

治疗过程是患者以康复为目的而进行的意志活动，在这个过程中患者会产生意志行为的变化。

1. 意志活动减退 有的患者可能出现意志活动的减退，表现为主动性降低，配合治疗的愿望减退，特别是对于需要其自身承受一定痛苦的积极求治行为减退，不能按医师的要求完成治疗，使疗效受到影响。严重者可能出现对未来没有任何打算，对当前的生活没有任何愿望和积极主动的态度等表现。

2. 依赖 依赖是患者进入患者角色后产生的一种退化的心理行为模式。患者总担心别人会远离自己，怕受冷落、鄙视，希望亲人陪伴。行为上变得幼稚、顺从、被动依赖，能胜任的事情也不愿去做，要求别人更多的关心和呵护。患者也可由于自我暗示导致生活自理能力降低或丧失。躯体不适时发出呻吟、哭泣，甚至喊叫，以引起周围人的注意，获得关心与同情。有时即使是独立性很强的人和一向自负好胜的人，也可能会变得没有主见或畏缩不前，不能忍受委屈和挫折，稍遇困难便动摇、妥协、失去治疗信心。

3. 敏感多疑、缺乏主见 有的患者因患病会变得异常敏感，尤其是在诊断不明确时，尤以慢性疾病患者表现得更加明显。患者对他人的合理建议半信半疑，很想了解病情，却又怀疑甚至曲解医师的解释；总以为别人在议论自己的病情，疑心诊断有错、治疗不当。有些患者身体稍有异常感觉，便胡乱猜测，行为上盲从、被动，甚至接受一些迷信说教。

三、患者的心理需要 微课

人们在健康时往往能主动去满足自己的各种需要，而患病后则无法以通常的方式满足一般人所共有的多种心理需要，甚至会因为社会角色的变化而产生新的需要。因此，护理人员应首先了解个体在疾病条件下产生了哪些特殊需要，以及这些需要对健康的影响，在此基础上尽量满足患者的各种合理需要，以促进疾病的康复。

1. 生理需要 对大多数患者而言，疾病常常是导致许多基本的生理需要不能满足的主要因素，甚至导致患者死亡。如缺氧、营养不良、水与电解质失调、体温异常、自主呼吸困难、睡眠紊乱、排泄异常、躯体舒适的改变等。此外，不同疾病及病情严重程度对生理需要的影响也不一样，如食管癌患者因吞咽困难无法满足饮食需要，必须被动地借助一定的仪器进食；需要限制饮食的糖尿病患者，或者需要限制烟酒的某些患者为满足其需求可能会“偷吃”“偷吸”或者“偷喝”。因此，护理人员只有了解了患者的基本生理需要，体会到患者生理需要的特殊性，并采取有效的护理措施，才可以满足患者的基本需要，进行整体护理，减轻患者痛苦，维持患者生命。

2. 安全需要 安全需要是患者最基本和最重要的需要，也是求医的最终目的。疾病本身就是对安全需要的威胁。另外，患者在疾病诊断和治疗过程中往往会面临一些影响安全的诊疗措施，如某些诊断性检查、手术、药物治疗、交叉感染等，也使患者产生安全的需要。为了确保安全，患者往往希望了解医院、医务人员和自己所患疾病等重要信息，特别对可能出现的不良反应、不良后果、意外情况、疾病的预后等信息极为关注。普通患者与专业医护人员对于生命安全的理解会有较大的差异。因此，这就要求护理人员应加强对患者的入院介绍和健康教育，增强患者的自信心和安全感；展示护理人员认真负责的工作态度，娴熟规范的执业行为，以取得患者信任，使患者在安全的情况下继续接受治疗。同时，护理工作中护理人员需要通过观察和沟通等方式评估患者的安全需要，适时给予安慰、解释等；在使用任何诊疗手段，特别是侵入性诊疗措施前做好解释，以消除患者的顾虑，让患者获得充分的安全感。

看一看

患者的安全

患者安全是指患者免于在医疗护理过程中由于意外而导致的不必要伤害，是医疗护理过程中患者最重要、最迫切的需要。患者安全问题已成为世界各国医院质量管理主要关注的焦点。美国国家患者安全基金会（National Patient Safety Foundation，NPSF）认为：患者安全是指在医疗护理过程中，预防医疗护理差错（healthcare error）的发生，消除或减轻差错对患者所造成的伤害。患者安全是医疗的基本原则，是护理质量管理的核心。临床护理工作中应充分理解患者的安全需要，建立良好的护患关系，以帮助患者身心康复。正如希波克拉底誓言所说："我要竭尽全力，采取我认为有利于患者的医疗措施，不能给患者带来痛苦与危害……我不把毒药给任何人，也决不授意别人使用它……"

3. 爱与归属的需要 表明患者有同别人保持一种充满深情和厚爱的关系的渴望。患者患病期间，特别是在住院期间，由于与亲人的分离和生活方式的变化，且遭受着疾病痛苦的折磨，加之又生活在一个陌生的环境里，这种需要的满足受到影响，就会变得更加强烈，常常会产生许多疑虑和孤独。他们需要尽快熟悉环境，能与医务人员、病友交流并被接纳；需要家庭、社会、医院及医务人员的支持；需要保持与社会的联系和交往，获得关怀、同情及理解。他们对亲友是否探视、医务人员的态度如何等都特别在意。因此，护理人员要特别留意自己的言行举止，通过细微、周密而全面的护理，与患者建立良好的护患关系，使患者感受护理人员的关怀与爱心，让患者把对爱的需要更明显、更直接地表现出来，这是一种有效的治疗和支持，可以激发患者的潜能，让患者有信心和勇气去战胜病魔。具体可根据患者的情况和医院的客观条件，安排适当的活动，调动患者的积极性；帮助患者加强与其家属、亲友的沟通；帮助患者协调好病区小群体的人际关系，使其能在温馨和谐的人际氛围和医疗环境中得到治疗。

4. 尊重的需要 患者进入患者角色后，原有的社会角色随之丧失或减弱，成为"弱者"，经常处于被帮助和受支配的地位。同时，疾病可导致患者某些方面能力下降甚至丧失，这会严重地影响患者对自身价值的判断，担心自己成为别人的负担，担心被轻视等，这反而增加了患者对尊重的需要。来自医护人员的重视、赞同和尊敬往往是对患者的最高奖赏。不论什么背景的患者都希望得到医务人员的尊重、重视或平等对待、赞扬和鼓励；希望自己对医院、医务人员的批评和建议能够得到关注和采纳；希望医务人员对自己的隐私保密，向自己提供与疾病有关的诊治信息以及体现自己的知情同意等。因此，护理人员在与患者交往中，应始终保持尊重的态度、礼貌的举止。在进行护理操作时，应注意减少患者躯体暴露，维护患者的自尊。同时，应鼓励患者参与一些自身的护理活动以增强自尊感。在临床护理工作中，满足患者的尊重需要不仅是人文关怀，更涉及护理伦理和卫生法规，具有伦理和法律要求。

5. 自我实现的需要 是指个人有一种使自己的潜能得以发挥、自我的价值得以体现的最高愿望。个体在患病期间最受影响而且最难满足的需要就是自我实现。疾病必然造成患者暂时甚至长期丧失某些能力，打断了自我实现计划，不得不离开自己的学习、工作岗位，在表达个性和发展个人能力方面感到力不从心，自我实现感明显受挫。这常使个体陷入失落、沮丧，甚至是悲观、绝望的情感状态中。这种不良情绪感反过来又会使个体健康状况进一步恶化。所以，护理人员应鼓励患者表达自己的个性、追求，帮助患者认识自己的能力和条件，从而树立战胜病痛的信心，提高战胜疾病的勇气，为达到自我实现计划而努力。

总之，患者的心理需要会以各种方式表现出来，若得不到及时的满足便会产生一些抵触行为，影响治疗和康复。因此，护理人员在临床护理活动中，应仔细观察患者的情绪变化和行为反应及其背后起决定作用的心理需要，在确切了解患者心理需要的基础上，积极采取有效的护理措施，满足患者的基本需要，以减轻患者痛苦，维持患者生命。为恢复健康、维持健康、促进健康而努力工作。

想一想

当一名护士同时护理多名患者时，不同患者间的需要该如何排序？

答案解析

护爱生命

冰心先生曾写道："爱在左，同情在右，走在生命的两旁，随时撒种，随时开花，将这一径长途，点缀得香花弥漫，使穿枝拂叶的行人，踏着荆棘，不觉得痛苦，有泪可落，却不悲凉。"

在医院这个特殊的环境里，广大医务工作者不仅要全力以赴救治病患、挽救患者生命，还要对患者的需要保持敏感，以发自内心的微笑和感人至深的温情去关爱和呵护每一位患者，减轻患者身体上和心理上的疼痛。因此，这就要求医护人员及时觉察并关注患者认知、情绪和行为等方面的心理反应，把握患者心理特征，并给予及时、恰当的心理护理，尽可能满足患者及其家属的心理需要，为患者提供优质的护理服务。

第三节　患者家属的一般心理过程

PPT

一、患者家属的心理变化过程

由于患者家属的年龄、性别、所接受的教育、家庭经济等条件不同，其心理自然也各有轻微的不同之处，但其共同点则是值得关注的。

1. 意志受挫、信心丧失　患者患病期间，家属必然要花费大量的时间和精力照顾患者。尤其是一些病情严重，病程较长，或出现偏瘫、失语、生活不能自理的患者，家属在长期照顾患者的过程中常常忽视对自己的照顾，久而久之对治疗丧失信心，易出现意志受挫的心理反应。

2. 疲乏、不耐烦和暴躁心理　家属因家庭、工作等生活规律受到干扰及担心自己在工作期间不能照顾患者而产生负罪感，长期压抑而隐瞒了自己的真实情况，极易出现疲乏和暴躁。稍有一点不称心，都可能对患者、亲友甚至医护人员发火，甚至提出一些不切合实际的想法，影响医护人员的正常医疗护理工作。

3. 恐惧和绝望　家属多因患者病情严重或病情进一步恶化，而对疾病的转归感到渺茫，对今后的生活失去动力，产生了严重的恐惧感，陷于悲观、绝望中，从而产生不良的心理反应。

4. 抑郁和焦虑　多见于家属对患者病情不了解，缺乏疾病知识，担心家庭生活及经济来源，面对压力时往往无处倾诉或做出了努力却未能得到别人的关心和理解，于是来自各方面繁重的负担让他们产生了抑郁、焦虑的心理反应。

二、患者家属常见的情绪反应

1. 恐惧和紧张　家属得知亲人病情已确诊时，表现出惊恐不安、不知所措、表情迟钝、注意力不能集中，以致日常活动出现反常或遗忘行为。过分的不安和紧张情绪在患者面前不易控制，使患者在心理上直接受到不良刺激。

2. 隐瞒和焦虑 大多数家属认为让患者了解病情会增加其思想负担，因而千方百计地对患者隐瞒真实病情，而其焦虑情绪无法控制，对患者的问话不能如实回答或者借口搪塞。直至患者病故后，则又感到亲人带着疑虑离去，没有留下遗言而深感内疚和不安。

3. 悲哀和沮丧 有的患者与家属感情深厚，是家庭中的主要经济收入者，或者是操劳家务、抚养子女的主要负责者，当预后日益不佳时，家属痛苦更甚，终日沉浸于悲伤之中。表现为愁眉不展、唉声叹气、精神不振、不思饮食、不能入眠、明显消瘦，甚至因悲痛过度而发生晕厥。

4. 厌烦和淡漠 少数家属与患者感情不佳，或因经济困难，或因患者长期影响家人正常生活与安宁而感到厌烦，甚至不愿关心照顾。有的认为既已送入医院，就已尽到了责任而不闻不问，一切依赖医护人员。平时很少关心探望，甚至怕被传染而不愿多接触患者。

三、患者家属的心理需求

心理需求指的是个人的一种心理上的要求。若是可以得到满足则可以消除或者降低他们的焦虑和烦恼，可以增加舒适感和幸福感。家属是患者最有力的社会支持，家属的心理需求如果得不到解决可能会影响患者疾病的恢复。因此了解家属的需求，以便为家属提供及时有效的帮助是非常重要的。

1. 家属对患者信息的需求 家属对患者生命安全强烈关注，希望亲人得到最佳的救治。家属焦虑及压力的来源全部来自患者的疾病发展与转归，时刻想了解患者各方面的动态变化。他们对患者的诊断、病情发展变化、治疗方案和预后结果等信息有强烈的心理需求。他们希望每天能得到有关患者病情的消息，希望能了解患者病情的进展情况及每天的医疗费用情况。因此，医护人员应向家属详细解释患者病情及治疗方案，以及有关患者的动态信息、与病情有关的基本知识、健康指导以及相似病例的预后等内容，以满足他们的心理需求。有研究表明，医护人员向患者家属提供及时、详细、真实的信息，使家属知情参与决策，有利于其减轻焦虑，提高控制能力和依从性，提高治疗满意度。此外，家属的文化程度越低，其对患者信息的需求则越高。因为其受到自身文化上的制约，而对疾病的了解很少，所以会产生茫然以及焦虑的心情。因此，医护人员应该把和患者病情相关的知识用简单易懂的话语跟家属讲解。

2. 家属接近患者的需求 有资料显示，家属有接近患者的需求，包括空间及感情上的接近。家属希望能够时刻陪伴在患者身边，寸步不离，给予亲人无微不至的照顾和心理上的支持。同时，家属通过观察患者的身体变化可以直接了解患者的病情进展情况。尤其是患者经过抢救治疗后，家属迫切希望亲眼看见患者的整体情况和医生、护士给予的处置，这样才能感觉放心一些。因此，医护人员在条件允许的情况下，应尽可能满足家属接近患者的需求。如当患者外出检查时，及时通知家属陪同，增加家属与患者的接触机会；对于 ICU 病房，也可以每天固定开放半个小时，由当班医生和护士陪同家属探视患者。在此期间加强与家属的沟通，允许家属短时间陪伴患者，指导其参与对患者的护理，耐心解答家属提出的疑问，以让家属的心理得到安慰，减轻其焦虑情绪。

3. 家属被关心及支持的需求 家属对患者生命安全的强烈关注，并花费大量的时间和精力照顾患者，常常忽视对自己的照顾，压抑自身的需求，如自己的饮食、睡眠、情感等需求。长期压抑而隐瞒了自己的真实情况，极易出现疲乏和暴躁、抑郁和焦虑等不良心理反应，甚至因此影响与患者、亲友和医护人员的关系。故医护人员一方面可以为家属提供力所能及的帮助支持，如详细介绍病情、病区环境、生活必需品的准备、科室联系电话、基础护理和生活护理指导等，减轻家属的焦虑、茫然和无助情绪；另一方面也需注重与家属的沟通交流，及时察觉家属情绪变化，必要时进行有效的心理疏导。鼓励家属将内心的痛苦和真实想法说出，并提供适当的场所和机会让家属宣泄内心的悲伤和压力，耐心倾听家属的诉说，理解与尊重家属的失落反应和悲伤，给予适当的安慰，为家属提供最大程度的情感支持。

目标检测

答案解析

一、选择题

1. 关于求医行为，最正确的是（　）。

A. 求医行为的人肯定自觉有病

B. 一个人身体出现病变时就会产生求医行为

C. 求医行为主要取决于疾病的性质

D. 求医行为受多种心理、社会因素的影响

E. 求医行为主要取决于疾病的严重程度

2. 进入患者角色的根本原因是（　）。

A. 从原有的社会角色中解脱　B. 环境发生了改变　C. 患病

D. 处于被帮助的地位　E. 享受特殊待遇

3. 患者由于工作繁忙或者家庭责任而不能安心治疗。这属于（　）。

A. 患者角色冲突　B. 患者角色缺如

C. 患者角色消退　D. 患者角色隐瞒

E. 患者角色假冒

4. 某人已被确诊为某病。而本人否认自己有病。此人角色行为的改变属于（　）。

A. 角色行为冲突　B. 角色行为减退

C. 角色行为强化　D. 角色行为缺如

E. 角色行为异常

5. 某患者疾病尚未痊愈，但因某种原因从患者角色过早地转入常态角色。这属于（　）。

A. 角色缺如　B. 角色冲突　C. 角色强化　D. 角色异常　E. 角色减退

6. 患者最常见的情绪反应是（　）。

A. 抑郁　B. 愤怒　C. 焦虑和恐惧　D. 敌意　E. 自怜

7. 患者最常见、最重要的心理变化是（　）。

A. 人格变化　B. 意志变化　C. 情绪变化

D. 认知功能变化　E. 以上都不是

8. 患者的心理需要不包含（　）。

A. 需要尊重　B. 需要安全　C. 需要关心

D. 需要明确的诊断　E. 需要获得事业的成功

9. 对于患者来说，最重要、最优先的需要常常是（　）。

A. 生理的需要　B. 爱与归属的需要　C. 安全的需要

D. 尊重的需要　E. 自我实现的需要

二、思考题

某女青年，八级钳工，患糖尿病住院接受治疗。离开了熟悉的工作环境和同事，感到孤独，情绪低落。一天，病区水管坏了没人修理，她主动将其修理好，得到了大家的肯定。在以后的几天，该青年情绪明显好转。

思考：

1. 这说明她的什么需要得到了满足？
2. 试论述如何满足患者不同的需要？

（李明芳）

书网融合……

重点回顾　　微课　　习题

第九章 不同疾病阶段患者的心理护理应用

学习目标

知识目标：

1. **掌握** 疾病早期、发展阶段、恢复阶段患者的心理特征及心理护理。
2. **熟悉** 疾病早期、发展阶段、恢复阶段患者心理特征的影响因素。
3. **了解** 患者角色的适应与偏差。

技能目标：

能运用相关知识识别不同疾病阶段患者的心理问题，制订心理护理计划。

素质目标：

形成理解患者、尊重患者、关爱患者的职业素养。

导学情景

情景描述： 王女士，33岁，被诊断为乳腺癌。当得知诊断时，患者立即否认自己不可能患此病，拒绝接受任何治疗和护理。数天后，情绪缓和，同意接受乳腺癌根治术。手术后，因为失去了女性特征，而变得郁郁寡欢。术后第3天，患者因害怕伤口疼痛，拒绝功能锻炼。临近出院时，患者又为能否适应之前的工作，家庭能否接纳自己，出院后自己能否坚持功能锻炼而担心。

情景分析： 从案例描述中可以看到，王女士在不同疾病阶段表现出不同的心理特征。

讨论： 对王女士疾病早期、发展阶段、恢复期阶段，应分别提供什么心理护理？

学前导语： 疾病早期患者的心理状态，由于病种、病情、病程、职业、年龄、经济状况、文化程度、个体心理特点的不同而不同；经过一段时间的治疗和护理，多数患者的病情逐渐好转，患者的心理反应较前缓和；临近出院时，即将离开治疗和修养环境，从患者的生活转变到健康人的生活中去，患者的角色、心理都会发生变化。

古希腊名医希波克拉底指出："了解什么样的人得了病，比了解一个人得了什么病更重要。"护理工作的对象，都是有着丰富内心世界和复杂心理行为的社会人。不同年龄阶段的人，由于所患疾病的种类、所处疾病阶段以及人格的不同，在实现社会角色向患者角色的转变过程中，会出现不同的心理反应和行为变化，而患者的心理和行为又直接影响着疾病的转归与预后。作为一名合格的护士，应该了解不同阶段患者的心理需求，理解不同阶段患者的心理活动特点，这样才能在工作中科学有效地开展优质的心理护理。

第一节 疾病早期患者心理特征与心理护理

PPT

一、疾病早期患者的心理特征及影响因素

疾病早期是指患者已有自觉症状或体征，尚未得到医生的明确诊断或已有明确诊断，也进行了相应的治疗，但患者对自己的疾病将信将疑，或者虽已认识自己已患疾病，却未能完全进入患者角色这

一初始时期。

（一）心理特征 微课

1. 震惊　疾病的诊断会给患者带来很大的冲击。正常的生活和工作可能被打乱，原有的计划需要改变，甚至变得不可能改变，患者往往表现为震惊，行为不受自己控制、个体与情境分离、对疾病不知所措。

2. 感觉异常　患者往往将注意力转向自身，感觉异常敏锐，对身体细微变化感受性提高，对疾病的症状反应明显，患者常常诉说自己的各种不适症状，时刻思虑自己的疾病，很少关心其他事物，容易被别人误解为自私或冷漠。

3. 情绪反应

（1）侥幸与否认　否认或降低疾病严重程度是自我对威胁性事件的正反应，这是在急性应激情况下自主出现的，并非在威胁情境中学到的。一向健康的人，当突然得知自己的诊断时，会幻想医生的诊断是误诊，要求重新化验，重新诊察，甚至到别的医院复查。一般患者在诊断后的前几天内，会逐渐接受现实，度过否定期；若否认持续存在，便是不良性否认，则需要给予更多的关注和心理支持。

练一练9-1

患者住院后，一方面否认自己患病，另一方面又侧面打听自己的诊断、治疗及预后。这属于（　）心理反应。

A. 否认　B. 矛盾　C. 自责　D. 获益　E. 依赖

答案解析

（2）抱怨与指责、自责　患者承认自己生病时，便产生抱怨心理。首先是找病因，想弄清为什么疾病会发生。继而埋怨别人没有照顾好自己，家人对自己关心不够，随后埋怨自己忽略自己的身心检查，患者多以情感脆弱、愤怒、哭泣为主要表现；有些患者认为疾病是一种惩罚，有负罪感，开始反思自己，患者多表现安静、沉默寡言。严重时，患者自责转为对自我的否定和攻击，需给予心理支持防止其抑郁。

（3）自得与满足　若病程较短，预后较好，患者可从患者角色中获益，如暂时离开紧张的工作岗位；不必承担家庭责任；感受他人的关怀、重视和照顾；成为亲友或家庭中被关注的对象。因此，虽然患者体验到生理上的痛苦，但心理上却得到满足，表现得情绪兴奋，愿意谈自己的病情及预后。

（4）矛盾与依赖　虽然身体患病，患者不愿意承认，但还想通过网络了解或向医务人员打探疾病信息，探究身患何病。此外，有的患者因为经济原因，一方面想治愈疾病；另一方面又害怕因病返贫，从而想放弃治疗。此外，平时患者可以照顾自己，患病后需要他人的照顾，尤其期待亲人的关怀、重视和照料，若亲人照顾不周，患者则容易委屈哭泣。

（5）陌生与孤独　患者初入院，对医院的环境、医务人员及规章制度不熟悉和不适应，容易产生陌生和孤独感。

此期，患者最突出的心理需要主要体现为尊重和安全的需要，患者盼望得到热情接待，希望医务人员一视同仁；期望有经验、负责任的医护人员为其看病、提供照顾，期盼身体早日康复。

（二）影响因素

1. 疾病本身　疾病，像其他的心理应激事件一样，会引发一系列的生理和心理反应。如疾病本身带来的生理上的痛苦；疾病的不确定感带来的心理上的压力；疾病带来的一系列经济和社会适应问题等。

当个体突发疾病时，暂时进入“患者角色”，从正常的生活义务中解放出来，接受所有的治疗措施。急症患者的主要心理问题是对突发疾病的担忧，主要源于疾病对生命造成的威胁而产生的不确定感。不确定感反映了患者对于疾病和治疗过程的不确定性，对于陌生人、程序和环境的不确定性。一般而言，特殊的担忧反映患者以前的经验，或基于患者从家庭、朋友或媒体上获得的知识。

慢性疾病患者的心理反应没有急性疾病那么强烈，但由于病程长、经久不愈，故心理问题的影响因素相对复杂，心理干预难度较大。经历慢性疾病的患者，当完全恢复变得不确定时，会威胁到其对将来的日常生活、经济来源和偿还能力的预期或设想。因此，抑郁是对疾病过程的较普遍的心理反应，尤其是当疾病是持续性或造成残疾时。伤心、自责、无望或无助感以及注意集中在个人内部世界等都是抑郁的表现形式，所有心理反应对治疗效果和病愈康复都会带来不利影响。

2. 认知因素 认知心理学家认为：个体对事物的认知直接影响人的心理和行为，不合理或错误的认知、信念是情感和行为问题的重要因素。患者同样是如此，他们对自身疾病的认知会直接影响其内心感受和行为，也是造成心理问题的根源所在。故患者心理问题的严重程度不仅与其疾病的严重程度相关，也与其疾病严重程度的认知相关。

患者主要的心理问题是对于疾病的焦虑。按照行为理论解释：因重症疾病诱发的心理焦虑，受个体的认知评价能力、个性倾向和其他身心因素影响，以担忧为主要特征，有防御或逃避特征，通过不同程度的情绪性反应表现出来。在一般情况下，因患某些重症疾病而产生的焦虑是正常的，但过度的焦虑并有较严重的情绪、生理行为反应时，则对患者的身心状态非常不利，应采取时效性较强的认知行为治疗方法来矫正。

3. 人格特征 受生物遗传因素、环境因素、社会实践和自我教育的影响，不同人格特征的患者，其心理状态和行为模式也各有差别。如有人偶患疾病便愁眉不展，有人身患绝症却仍笑对人生。具有偏执型人格特征的人，当面临疾病时，更容易出现焦虑、抑郁等心理问题；而外向、自信、开朗的患者，即使病情危重，也能够接受医护人员的建议，适时地调整自己的心态。

看一看

患者的人格类型

苏联一位学者曾按患者的人格表现将其对疾病的认识和态度归纳如下。

1. 精神衰弱型 患者对疾病充满不安和恐惧，坚信自己的处境极坏，并等待一切严重后果，意志减弱。

2. 疑病型 患者有一定的医学知识，常读医书，常把医学书中叙述的症状想象成自己的，敏感多疑，主诉症状往往十分逼真；患者到处求医，尽管经多次检查，却都找不到疾病的证据。

3. 歇斯底里型 患者最大的特点是极度夸大地描述自己的病情，逢人便说自己的病多么不一般，认为自己的痛苦任何人都没有遇到过，始终说自己身体不适，企图引起周围人的关注。

4. 漠不关心型 患者通常否认自己有病，甚至拒绝体检和医疗措施，面对严重疾病，患者情绪仍然很高，表现得像正常人一样。

护士在临床工作中，应充分认识到个体的人格特征对患者心理状态的影响，理解并找寻患者负性情绪和心理问题的始因，帮助患者意识到自己的心理问题，选择个性化的心理护理手段，并与医护人员共同消除其对疾病康复的不利影响。

4. 社会、文化及环境因素 在慢性病发生、发展过程中有不可忽视的作用。流行病学资料显示：原发性高血压、冠心病的发病率呈现发展中国家低于发达国家、农村居民低于城市居民、体力劳动者低于脑力劳动者的特点。消化性溃疡、支气管哮喘发病的增多可能与自然灾害及生活变故等有关。吸烟、酗酒、久坐等不良生活方式是心脑血管疾病、糖尿病等多种慢性病发生的重要因素。

人们在日常生活中的沟通交流、言谈举止会对彼此的心理和行为造成相互影响。医院和病房是一个特殊的社会环境，医护人员和患者之间的沟通和交互影响无处不在。如果病房环境是以理解、开放和支持为主体，患者感受到积极的情绪体验，有益于他们克服病痛的困扰。医护人员应努力营造积极的病区环境氛围，护士在临床护理工作中，多给患者一些鼓励、信心和赞美，避免患者将个人的挫折或负性情绪传递给其他患者乃至整个病房甚至病区。

患者家属的情绪状态也对患者的心理产生重要影响，由于亲人之间的情感默契度高，正性的或负性的情绪会很快传递给患者。所以护士在关注患者心理状态的同时，也要关心家属的情绪状态，当出现负性情绪时要积极疏导，让其在陪护患者时保持积极的心态。

同时，护士也应控制好自己的情绪，在工作中保持积极、饱满的情绪状态，不能带着不良情绪上班，更不能把个人的消极情绪发泄到患者或同事身上。只有先保持自己的心理健康，才能把积极的情绪传递给周围的人，使患者和患者家属处于正性的“传递效应”中，缓解因疾病带来的负性情绪。另外，家庭的经济状况、社会支持系统等，也会对患者的心理产生影响。

二、疾病早期患者的心理护理

心理护理的重点是给予较多的心理支持，协助患者正确认识和对待病情，减少患者的紧张情绪，使其初步适应医院的环境，较好地配合治疗与护理。

1. 有效沟通 在疾病初期只有通过良好的言语和行为才能与患者建立相互信任的护患关系。所以，患者刚入院时，护理人员应礼貌、热情地接待，安排整洁、安静、舒适的病室环境；主动与患者沟通，了解患者的感觉，安慰患者；向患者介绍科室的环境、医院的制度以及主治医师的情况，由此与患者建立良好的人际关系。

2. 满足各种需要 在不违反治疗原则的情况下，尽量满足患者的生活需要，适当遵从患者原有的生活习惯和爱好；对病情严重、生活不能自理的患者，协助其做好生活护理；对患者不愿提及的生理缺陷或其他隐私，应严守秘密，减少关注，维护其自尊；帮助患者与病友相处，消除或减轻其陌生感和孤独感。

3. 提供相关知识 向患者提供必要的医学知识，是疾病早期患者心理护理的主要任务。实践中如何把握知识的深度和广度，要根据患者的文化程度以及患者对疾病信息需要的迫切程度而定。一般来讲，对文化程度高或者迫切想了解病情的患者，可多介绍主要临床表现及预后，帮助他们根据已掌握的医学知识，体验疾病的各种感受，使他们尽快适应患者角色并稳定情绪。

4. 心理支持和疏导 对于初次发作者，护士应采取支持性心理治疗方法，通过解释等消除其恐惧。对于病程长、反复发作者，护士应创造舒适安静的环境，用安慰性语言与患者沟通，主动介绍先进的医疗设备及经验丰富的专家，帮助患者建立治疗及康复的信心。

鼓励患者表达感受，倾听其诉说，帮助患者宣泄恐惧、忧虑等不良情绪；鼓励恢复期的病友现身说法，解除患者的顾虑。加强患者的社会支持系统，鼓励家属和亲朋探视，使患者感受到被关心与被重视。

5. 认知调整

（1）理性情绪疗法 引导患者正确认识疾病，明确自己对治疗效果负有责任，帮助其改变不合理的信念，重建合理的认知系统，实施自我控制。

（2）松弛训练法 可通过深呼吸训练、肌肉松弛、想象放松训练等方法降低患者交感神经的活动，使身心处于松弛状态，缓解紧张、焦虑等负性情绪。此外，要求患者将松弛反应泛化到日常生活中，结合行为演练、运动锻炼，如体操、游泳、散步等，矫正不良行为。

（3）积极正面应对　护理人员要能敏锐地觉察患者的各种心理反应，帮助其理清思路，找出问题，指导患者提高认知和应对能力，鼓励他们表达自己的情感，在倾听过程中，多表示对他们的理解，及时赞扬他们对于疾病在态度上的积极方面，帮助患者尽快进入角色，正视疾病，积极配合治疗和护理。

6. 情绪管理　帮助患者学习、辨识和觉察自己的情绪变化，懂得处理焦虑、抑郁、恐惧等负性情绪，教会患者自我调控技术，培养其积极乐观的情绪，使患者能够正确应对疾病带来的不利影响，提高应激管理能力，从而提升生存质量。

7. 音乐疗法　注重音乐的选择和音乐对改变行为、情感和生理功能效果的能力。音乐治疗的目的是减轻心身应激、疼痛、焦虑或孤独感。音乐治疗的效果与个体对内部放松的体验能力有关。轻音乐可引发新陈代谢降低，从而导致自主神经系统、免疫系统、内分泌系统和神经肽系统发生改变而出现松弛状态。同样，音乐治疗可激发心理反应而减轻紧张、焦虑和恐惧。音乐治疗被应用于产房、手术室，以及按摩治疗过程、心理咨询进程、精神科住院病房和成瘾治疗中。很多研究表明，音乐治疗对减轻外科患者的焦虑和促进睡眠障碍患者的睡眠起到理想的效果。

对失眠多梦的患者选择抒情优美的乐曲，如《春江花月夜》《二泉映月》等；对头晕、疲乏无力的患者选择轻松愉快的乐曲，如《彩云追月》《大海》等；对紧张、烦躁的患者选择柔和宁静的乐曲，如《天鹅湖组曲》《舒伯特小夜曲》等；对情绪低落的患者选择活泼明快的乐曲，如《春来了》《步步高》等。音量应控制在60～70dB（分贝）。

8. 社会支持　良好的社会支持有利于患者适应疾病状况，提高治疗依从性，促进康复。

（1）亲友支持　对早期患者尤为重要。家庭给予的经济支持、情感支持、关心照顾可增强患者战胜疾病的信心。因此，要了解患者的亲属、朋友圈，选择与其关系最密切、对其影响最大的亲友进行宣教，争取他们的合作，使之对患者产生积极的影响，提高患者的生活信心。

（2）病友支持　有意识地收集康复较好患者的资料，让病友间分享其成功战胜疾病的经验，相互支持、鼓励，这种相似经历者之间的榜样示范更容易让患者受到鼓舞，树立战胜疾病的信心。

（3）团体支持　鼓励患者培养兴趣、爱好，参加一些社会活动，指导患者参加心理支持和健康教育小组活动，以满足其心理要求。

第二节　疾病发展阶段患者的心理特征与心理护理

PPT

一、疾病发展阶段患者的心理特征及影响因素

（一）心理特征

1. 接受与适应　此期患者已接受患病的事实，逐渐适应医院的生活；患者变得顺从，与医护人员关系和谐，并形成依赖，迫切要求康复以早日解除病痛；患者开始关注身体体征的变化，询问自己的体温、脉搏、呼吸、血压等情况，咨询病情和治疗方案，急切想知道各项检查结果。

2. 担心与焦虑　有些患者的情绪随着病情发展而变化，时而高兴，时而失望，急躁、紧张、焦虑等负性情绪也时常出现。急性病患者担心疾病迁延不愈成慢性病；术后的患者常减少活动量，避免切口裂开或出血等意外；病情反复急性发作、迁延不愈，又无特效药治疗的慢性疾病患者，常因病痛折磨而陷入无奈、焦虑的状态。

3. 沮丧与厌倦　主要见于慢性疾病患者。患者可因疾病需长期治疗且经久不愈，甚至终生忍受病痛而陷入沮丧、失望等心境；有的患者认为给家人和亲朋造成沉重的经济和照顾负担而失去生活信念，悲观厌世。

练一练9-2

糖尿病患者得知需要终生用药，疾病要伴随一生，而灰心失望。这属于（　）心理反应。

A. 适应　　B. 焦虑　　C. 沮丧　　D. 厌倦　　E. 恐惧

答案解析

4. 自卑与自怜　慢性病患者往往产生自卑、自怜的心理。对患病过于抱怨情境性的影响，或对他人求全责备，常想“为什么偏偏我生病?”他们内心有无数的抱怨需要发泄，认为自己久病不愈，是医护人员未尽职责及家人照顾不周等。在治疗过程中，表现出过于敏感，情绪冲动，百般挑剔，易与他人发生冲突，常难以控制自己的情绪宣泄，用摔打物品等破坏性行为来缓解内心的压力。

5. 自责与厌世　由于长期患病，某些患者认为自己是家庭的负担，不愿意与他人交流自己对疾病的情绪体验，压力得不到及时调节和宣泄，自责、退缩、消极反应逐渐加重，从而对治疗丧失信心或是回避、拒绝治疗，产生厌世情绪，尤其是性格内向的患者更容易产生轻生念头，长期抑郁者可发生自杀行为。

6. 安全与友爱　安全是患者最迫切的心理需要，也是患者求医的目的。每个患者都希望尽快地治愈疾病、平安康复，机体不留有任何后遗症和并发症；希望与医护人员、病友友好相处等。

7. 紧张与焦虑　是慢性病患者最常见的心理问题。患者因对自己所患疾病、疾病严重程度以及预后不了解，同时因疾病久治不愈，以及经济上的沉重负担等，导致其出现紧张、焦虑情绪。主要表现为烦躁易怒、失眠多梦、度日如年。有的患者格外关心自己的疾病，经常向医务人员寻根问底，或向其他病友询问，或查阅大量资料，期盼令人满意的“特效治疗方法”问世，使疾病迅速获得痊愈。

8. 角色强化　由于不断受到亲人和医护人员的关怀与照顾，患者会变得被动、依赖性增强，情感变得脆弱，甚至幼稚，像个孩子，总希望得到别人的照顾、探视、关心。长期安于“患者角色”，可使其心理更加脆弱，出现社会退缩、回避行为，使其角色行为强化。

此期，患者心理需要主要表现为身体安全、病情信息和友爱的需要。患者希望得到正确的诊疗，获得病情变化的信息，希望早日恢复健康，希望与医生、护理人员及病友建立良好的人际关系。

（二）影响因素

影响患者心理的因素很复杂，可从生物、心理和社会3方面讨论。

1. 生理因素　患者的心理反应受躯体疾病的影响很大，它与发病的经过、严重程度、进展阶段及治疗措施等相关，更与预后结果密不可分。例如，急性患者和慢性患者、疾病早期和晚期、接受不同治疗手段等因素各有其规律和特点。

2. 心理因素　患者认知及人格方面的某些特征也会对其心理产生一定影响。

（1）认识与态度　一般来说，对疾病和手术有较正确的认识、文化程度较高的患者，或者术前痛苦较大并有手术愿望者，病后或术后心理反应通常较轻。对于手术患者来说，病程短、自觉症状轻微或影响外貌的手术，尽管从医疗角度看手术是成功的，但仍会引起明显的心理变化。

（2）性格特征　对患者的心理反应也有很大影响。例如，性格开朗、坚强者，对疾病痛苦的耐受性较强，对医院生活适应也较快，并能较好地与医护人员一起配合治疗，性格懦弱者则相反。

3. 社会因素　社会生活造成的各种因素，特别是人际关系，同样会影响患者的心理反应。

（1）亲友与患者间的交往　患者，特别是得了同类疾病的患者的病情好转，可使另一患者得到心理上的宽慰；相反，若发生同类病友的病情恶化或死亡，则将加重患者的恐惧和焦虑。

（2）医护人员的言行　医护人员的威信和言行，对患者的心理有着明显的影响。如果患者与医护人员的关系紧张，患者就可能失去安全感，丧失住院治疗的信心，以致做出不合乎医疗护理目标的行为。

（3）其他社会条件　首先是经济状况，尤其是家庭经济较困难的患者，常为高额的费用而担忧和焦急；职业差别及文化水平影响患者的自我评价和对病情、治疗的认识，从而影响与医务人员的关系和对疾病的态度，同样能直接作用于患者的情绪状态和行为。

此外，民族传统、风俗习惯、道德观念和受过的教育方式，都不同程度地与患者的心理反应有一定联系。

4. 人格特征　是遗传与环境相互作用的产物，是个体内隐与外显行为方式的总和。人格在慢性疾病的发生、发展中起到重要作用。具有不同人格特征的个体对慢性病的认知与评价不同，从而产生不同的心理反应。消极悲观的个体不能乐观积极地面对疾病，容易对疾病产生消极、不良的心理或行为反应，增强个体负性情绪体验，影响个体心理的平衡，降低其希望水平及机体免疫功能，表现为无助、绝望，对慢性疾病的康复不利；相反，坚强、乐观的个体能积极面对疾病，具有与疾病长期斗争的毅力与信心，在长期患病过程中能寻求有效方式去解决问题，不断追求生活质量和人生目标，对疾病及未来生活抱有希望，从而对疾病产生良好的适应性。

二、疾病发展阶段患者的心理护理

1. 提高疾病的适应性　患者经过疾病诊断初期后，多数能进入患者角色，但因慢性病病程持续时间长，病情变化反复，患者及其家属必须学会不断调整和适应。

2. 情绪管理　慢性病患者容易产生和积聚负性情绪，护士应在建立良好护患关系的基础上进行情绪疏导，帮助慢性病患者形成和提高有效控制负性情绪的能力，并能够维持最佳心理状态。

（1）真诚交流　针对慢性病的症状，使用鼓励性语言与患者进行真诚的沟通和交流，满足他们被关爱的心理需求。

（2）鼓励倾诉　负性情绪长期得不到宣泄，很容易加重疾病症状，因此，护士应鼓励患者向亲友、医护人员或专业心理咨询人员倾诉内心的压力与烦恼，也可通过运动、哭泣、写日记等方法进行宣泄。

（3）技术指导　教会患者运用自我积极暗示、转移注意力、使用自我调控等技术，纠正负性情绪，切断负性情绪与疾病症状之间的恶性循环。

3. 社会支持　有效的社会支持系统，对慢性病患者及其家属适应疾病至关重要，通常可从亲友、特定的支持群体、其他病友那里获得支持。

（1）亲友支持　做好家属亲友的思想工作，鼓励多探视患者，多给予情感支持，使患者能充分享受到家庭的温暖，树立治疗信心；尽量避免让患者担忧家事、医疗费用的问题，积极寻求缓解医疗负担的方法，避免因压力和负担导致家人不良情绪而影响患者的康复。

（2）特定群体支持　患者可从医生、护士、社区服务机构或专门为慢性病患者设立的机构那里获得支持。根据疾病的发展情况，医护人员可及时为患者提供各方面的信息，如果病情允许，鼓励患者尝试增加活动量，多参加力所能及的活动，如适当的工作、参加社会活动等，以提高患者的生活兴趣和存在价值感；定期与患者单位、街道社区联系，帮助患者解决实际生活问题。

（3）病友支持　鼓励患者与同类疾病且心理状态良好的病友进行交流，以获得精神安慰，消除孤独，树立信心。病友之间的信任和默契是任何人都无法替代的，例如某患者因患慢性病而非常害怕一人独处，因为每当他一人独处时，就会感到莫名的恐惧和无助，而当他与其他病友交流时，发现有些病友也存在相同的感受，他心里感觉安稳了许多，面对疾病时的信心和勇气也随之增强。

4. 认知调整　许多慢性病患者是由于对疾病存有错误的观念而产生的负性心理。如有些患者认为自己失去存在价值，拖累家庭，影响了家庭的正常生活，负性情绪越来越严重。认知调整就是帮助患者消除这些不正确的信念，重建对慢性病的正确认识，达到减轻或消除疾病症状的目的。

看一看

ICU 综合征

Mckeyney 于 1966 年提出“ICU 综合征”的概念，即患者在 ICU 环境中所表现出的精神方面的一系列症状。处于 ICU 特殊环境，加之疾病和治疗的影响，可使患者进入“意识的改变状态”，从而引起认知缺陷（包括定向障碍、记忆和判断力受损、谵妄、不能集中注意力）和情绪波动等。这种意识的改变状态有时很像急性精神病状态，因为它可引起妄想和幻觉；患者可产生强烈的情绪反应，包括焦虑、恐惧和抑郁等，也可产生冲动行为；患者可能不服从治疗，从而加重病情。通常 ICU 综合征发生快、病程短，持续时间为 24～48 小时，也有报道平均病程为 14.7 天。

第三节　疾病恢复期患者的心理特征与心理护理

PPT

一、疾病恢复期患者的心理特征及影响因素

恢复期是指患者经过治疗和护理，身体逐步康复，生活逐步恢复正常的过程。此期间，患者的心理因为病情、病种、个性特征、文化层次、经济状况等原因，表现不一，有些心理状态可致恢复期延长。护理人员应采取有效措施，加强指导，协助患者身心早日康复。

（一）心理特征

1. 兴奋与欣慰　有些患者因病痛减轻或消除，自认为病愈而产生兴奋情绪，甚至不听从医护人员的劝说，私自减少用药、停药或过多活动；多数患者为身体的逐步康复，即将离开治疗和休养的环境，回到正常的生活中而感到欣慰。

2. 焦虑与忧伤　主要表现在对其疾病预后的关注上，如疾病恢复不彻底而形成慢性迁延性疾病者，以及疾病或外伤遗留残疾者，都会担忧今后的学习、婚姻、生活、工作能力和社会适应等受影响，担心能否胜任原来的工作、出院后能否得到家庭、单位的接纳和照顾，所以产生焦虑、忧伤情绪。

3. 悲观与绝望　主要见于意外创伤造成永久性严重残疾的患者，因为残疾对未来人生造成了重大影响，一旦联想到今后人生的艰难、漫长，患者往往不知该如何度过而感到悲观、绝望，严重时可产生轻生念头。这种心理反应会导致患者放弃必需的功能锻炼从而使康复过程延长，结果可导致“小残大废”，最终局部的残疾成为终生背负的沉重包袱。

4. 依赖与退缩　久病后患者依赖性增强，安逸于患者角色，认为患病后不能多活动，不能工作，还能得到他人的关注和照顾。有些患者伴随退缩表现，如肺癌术后患者因为害怕疼痛而不敢咳嗽导致坠积性肺炎，脑血管意外患者因为害怕疼痛而拒绝功能康复锻炼；有的患者怀疑身体尚未痊愈，害怕疾病反复而拒绝出院。急危重症患者可能对重症监护病房产生依赖。

练一练9-3

患者在重症监护室内，经过治疗，病情稳定，需要转至普通病房，但患者认为监护室内护士对其照顾无微不至，而拒绝转出。这属于（　）心理反应。

A. 焦虑　　B. 绝望　　C. 依赖　　D. 退缩　　E. 恐惧

答案解析

5. 药物依赖及耐药心理 患者长期服用药物治疗，当需要换药或停药时，会产生紧张心理，担心疾病复发。有的慢性病患者因担心药物的不良反应，产生恐惧心理，往往会拒绝按照医嘱服用药物。

此期，患者的主导心理需要主要表现为获得外部信息的需要。随着身体的康复，患者的心理活动逐渐由自身转向外部世界，关心社会大事，迫切希望了解工作单位及亲朋好友的信息。部分患者的自我实现需要上升为主导需要。

（二）影响因素

1. 疾病恢复程度 不同疾病种类、疾病不同严重程度影响疾病的转归与预后，经过积极治疗，疾病恢复较好，不遗留残障的患者心理状态逐渐恢复至健康阶段；但心脑血管等疾病遗留躯体或智力残障，严重影响生活质量，会对患者的心理产生不同程度的影响。

2. 社会支持 患者家属、亲朋好友对患者的关心和支持程度会影响患者的心理状态。良好的社会支持系统会让患者对未来生活充满憧憬，加快由患者角色向健康人角色的转变，缩短重新适应正常生活的时间。反之，缺乏社会支持系统将使患者角色强化，延长恢复阶段的时间。

3. 对疾病复查相关知识的了解程度 很多疾病需要出院后复查，如果护士在住院期间为患者及家属全面讲解复查的时间、内容、注意事项等，可以减少患者的焦虑情绪，促进患者适应新生活。

二、疾病恢复期患者的心理护理

此期的护理重点是提供心理支持和健康咨询，帮助患者恢复自主生活的能力，提高适应能力，恢复社会角色功能，使患者从生理、心理和社会 3 方面获得全面康复。

1. 提供知识和指导 通过健康教育和出院指导，说明疾病的转归，介绍出院后自我护理、保健常识及康复方法，指导患者出院后如何正确服药、巩固疗效、加强功能锻炼，以减轻因出院而产生的焦虑。对于目前还无法彻底治愈的患者，需要介绍医学研究前景和近期展望，给患者以美好期待，使患者树立对美好生活的信心。

2. 心理支持和疏导 鼓励患者参与制订康复计划，克服依赖性，尽快恢复病前生活。对不能恢复病前状况者，给予精神上的安慰和疏导，帮助其面对现实，从焦虑和忧伤中解脱，建立乐观、积极的生活态度，做到心理上的康复。

3. 塑造自护行为 运用强化理论即操作条件反射理论，通过积极肯定、及时赞扬、奖励的方式强化患者的自护行为，消退依赖行为，指导患者在力所能及的范围内承担生活的责任，做力所能及的工作，提高适应生活及社会的能力。

4. 认知调整 遗留残障的患者，特别是烧伤毁容或肢体残缺的年轻未婚者，会产生抑郁心理。护理人员应对患者实施认知疗法，帮助其建立正确的认知方式，正确面对目前的健康状态；用“身残志坚”的楷模事例鼓励患者树立信心，从绝望中走出来，适应新的生活方式；最大限度地发挥自身潜能。同时应主动与患者沟通，及时发现异常心理，加强监护，严防自杀行为。

5. 心身护理 首先要掌握恢复期患者的心理状态，特别要了解由于家庭、社会等因素造成的精神压力，采取疏导、鼓励、安慰、暗示等方法，解决思想上的疑虑，鼓励他们战胜疾病的勇气和信心。其次要树立高尚的道德观念，发扬救死扶伤的人道主义精神。以亲切和蔼的态度亲近患者，可根据不同的病情，不同的性格做正确的引导，如劝导急性患者逐渐增加活动量，不可操之过急；引导担心疾病复发，顾虑重重、不敢起床活动的患者鼓起勇气，战胜疾病，提高他们对外界事物的兴趣。

6. 社会支持 应鼓励家属、亲友多关心、支持和安慰患者。此外，社会各界的热心援助、心理工作者得当的干预、政府部门的关怀，均可缓解患者心理压力，促其早日康复。

7. 提高自我实现　自我实现的需要是患病期间最难以满足的，因为实现自我成就既需要精力又需要体力。疾病往往使患者感到力不从心，需要他人的照料，易导致患者产生挫败感，所以，患病期间的自我实现主要体现在战胜疾病的过程中。疾病初期，护士可以用过去恢复良好的患者的实例激励患病期间的患者，增强患者战胜疾病的信心。在治疗过程中，护士应及时将病情好转的信息告知患者，鼓励患者战胜疾病。在恢复期，护士应鼓励患者生活自理，增加活动，增强信心，实现自我。

看一看

异常心理的诊断

异常心理是指人的感知、思维、记忆、智能、注意、情绪、意志、行为等心理过程和人格发生异常改变，又称变态心理。目前，对异常心理的诊断标准在临床主要有3种：①WHO《国际疾病分类》第11版（ICD－11），这是在国际上有很大影响、比较全面的分类系统；②美国精神医学会《精神障碍诊断和统计手册》第5版（DSM－5）；③我国参考ICD和DSM，经中华精神科学会委员会通过的《中国精神障碍分类方案与诊断标准》第3版（CCMD－3）。这3种分类系统是结合病因和症状使用描述性原则进行分类，在分类中尽量不受各派学说的影响。

大部分临床患者表现出的焦虑、抑郁情绪，因在时间、程度上都达不到标准，所以均不能被诊断为焦虑症、抑郁症。

想一想

患者害怕康复锻炼会带来疼痛，拒绝接受锻炼，该如何进行心理护理？

答案解析

护爱生命

第48届“南丁格尔”奖章获得者胡敏华在2020年新型冠状病毒肺炎疫情突如其来时毫不犹豫地率先请战。在她的带领下，全院120多名护士投入抗疫战斗一线，无一人退缩，也无一人感染。2020年2月15日晚，刚从医院隔离病房走出的胡敏华，没来得及休整，又立即作为江西省第七批、南昌市第五批援鄂医疗队队员驰援湖北。她说：“至暗时刻更需要提灯前行者，我们坚守好阵地，也时刻准备奔赴新的战场!”心中要有光，才能点亮自己也照亮别人。33年护理生涯，11000多个日日夜夜，恍若白驹过隙，从满头青丝到两鬓飞霜，她无怨无悔。胡敏华说：“值得!”

目标检测

答案解析

选择题

1. 患者住院后，虽然感受到了疾病带来的身体上的痛苦，但是依然因脱离繁忙的工作岗位，同时有亲朋好友来探望而高兴。这属于（　）心理反应。

   A. 否认　　B. 指责　　C. 自责　　D. 获益　　E. 依赖

2. 患者入院后，感到自己是需要被关心的对象，力所能及的事情也需要家属及护士帮忙。这属于（　）心理反应。

A. 否认　B. 指责　C. 自责　D. 获益　E. 依赖

3. 患者出院前，反复说："不知道出院后回到工作岗位能不能再适应以前的工作，我有点害怕。"这属于（　）心理反应。

A. 焦虑　B. 绝望　C. 依赖　D. 退缩　E. 恐惧

4. 车祸导致高位截肢的患者，不知道该如何面对今后的人生和生活，而产生轻生的想法。这属于（　）心理反应。

A. 焦虑　B. 绝望　C. 依赖　D. 退缩　E. 恐惧

5. 护理人员对于患者配合治疗及进步给予及时的肯定、赞扬、鼓励，这应用了（　）心理学原理。

A. 正强化　B. 负强化　C. 消退　D. 惩罚　E. 以上都不对

6. 患者担心误诊，希望得到医生正确的诊治，得到护理人员细致的照护。这属于（　）。

A. 爱与归属　B. 生理需要　C. 安全需要

D. 自我实现需要　E. 尊重需要

7. 糖尿病患者担心疾病最后会出现糖尿病足、失明等并发症，而难以入睡，郁郁寡欢。这属于（　）心理反应。

A. 适应　B. 焦虑　C. 沮丧　D. 厌倦　E. 恐惧

8. 新入院患者在得知自己诊断之后，即朝家属发火："都是因为平时您工作太忙，家里家外我一人操心，生气上火才得病的！"这属于（　）心理反应。

A. 否认　B. 指责　C. 自责　D. 获益　E. 依赖

（蔡巧英）

书网融合……

重点回顾　微课　习题

第十章　不同种类患者的心理护理应用

学习目标

知识目标：

1. **掌握**　各类患者心理护理的具体措施。
2. **熟悉**　各类患者的心理特点及其影响因素。
3. **了解**　危机事件的常见原因；术前焦虑与手术结果的关系。

技能目标：

具有针对不同种类患者的特点实施心理护理的能力。

素质目标：

形成爱伤观念及全心全意为患者服务的职业素养。

导学情景

情景描述： 患者，男，68岁。一场大火灾后，老人家庭房屋倒塌并失去34岁的独生儿子，表现出情绪淡漠，沉默寡言。由于是独生子，老人对儿子平时非常宠爱，视为精神支柱。对于丧失儿子这一沉重打击，老人存在沉重的愧疚与悲伤。在避难所生活7天以后，情绪障碍越来越重，时常头痛、失眠，甚至胡言乱语。经常会想起倒塌的房屋和逝去的儿子。目睹孩子的遗物就会异常痛苦，心情烦躁。

情景分析： 从案例描述中可以看到，该患者经历了一次严重危机事件，不但房屋倒塌，也丧失了亲人。这种不可预测的危机事件以及严重的后果，对患者来说是严重的应激事件，因此出现了明显的心理问题。

讨论： 1. 请对照教材目录，分析该情景可能会涉及本章节的哪部分内容。

2. 谈一谈护理心理学知识能给予该患者提供哪些帮助？

学前导语： 危机事件是严重的应激源，使创伤患者出现一系列负性情绪反应，一旦超出个体承受能力，就会引起严重的精神和心理障碍。护理人员应认识这些心理特点，并开展危机事件后创伤患者的心理护理。

第一节　急危重症患者的心理特征与心理护理

PPT

一、急危重症患者的心理特征及影响因素

（一）心理特征

急危重症患者是指病情危重，随时可能发生生命危险的患者。由于起病急、病情重、病势凶险，心理处于高度应激状态，其特征如下。

1. 焦虑与恐惧　多发生在入院初的1～2天。急危重症患者病情凶险，救治困难，时刻面临死亡威胁；另外，病房的各种抢救仪器和设备、医务人员严肃的表情及紧张复杂的抢救过程等，均可能加重

患者焦虑和恐惧的情绪。例如，急性哮喘患者可因持续喘憋而产生濒死的极度恐惧、惊慌失措。急诊入院患者因突然离开熟悉的环境和亲朋好友，接触陌生的人和环境，易产生分离性焦虑；伤残患者因自我完整性受损，担心影响将来的工作和家庭生活，易产生阉割性焦虑。

2. 否认 进入重症监护室（ICU）的第2天患者就会出现否认心理，在第3～4天达到高峰。主要有两种表现：①否认自己有病的事实；②虽承认生病，但否认入住监护室的必要性。调查显示，约50%的急危重症患者会出现否认心理。短期的否认对患者有一定程度的保护作用，可减轻极度恐惧对患者的伤害。但若长期存在否认心理，则不利于患者面对疾病和康复。

3. 抑郁 据调查，近1/3的患者在入住ICU的第5天后会出现抑郁情绪。以心情低落、悲观为主要表现。情绪的悲观可以从闷闷不乐发展到悲痛绝望，甚至有轻生念头。

4. 愤怒 因意外受伤患者，常因感觉委屈而愤怒；癌症患者，因自认不该患此类疾病，或感觉救治无望，而抱怨命运不公，也易产生愤怒情绪；此外，持续的严重疼痛也易转为愤怒。主要表现为烦躁、敌意、行为失控、吵闹哭泣、失眠厌食等，可有心率变快，血压、血糖升高等伴随症状。

5. 依赖 部分患者经过精心的治疗和护理，病情明显好转，当可以离开监护室时，他们却因熟悉且习惯、认同监护病房环境对生命安全有较大保障，而产生心理依赖，不愿离开监护病房。

（二）影响因素

1. 环境因素 各种医疗监护设备繁多，医务人员往来穿梭，同室患者呻吟或去世，都会给患者以精神压力；此外，患者的家庭因素，如家庭人际关系、经济状况，也或多或少地影响着患者的心理健康。

2. 疾病及治疗因素 疾病本身也会影响情绪，如休克患者，脑供血不足、脑缺氧，也会导致烦躁不安；某些药物，如阿托品治疗有机磷农药中毒时，会引起兴奋、烦躁不安，也会影响患者的心理状态。

3. 对疾病和治疗的认知 如果对疾病和治疗缺乏基本认识，对病情变化缺乏心理准备，也会影响患者的心理状态，甚至不配合治疗。

4. 沟通减少 医务人员忙于抢救，极少有交流的机会；有些患者戴着面罩吸氧，或气管切开，无法与人交流；监护室与外界隔离等因素，都会引起患者孤独和抑郁。

二、急危重症患者的心理护理

对急危重症患者的心理护理应包括两个方面：①通过各种方式，使患者的安全感得到满足；②在患者病情稳定后，护士以爱心、耐心、责任心及护理，去鼓舞和支持患者配合治疗护理，增强战胜病魔的信心。

1. 针对负面情绪 负性情绪可导致患者病情复发，甚至恶化，稳定患者的情绪时心理护理的首要任务。沉着、冷静、有条不紊地进行抢救和护理，能在很大程度上稳定患者情绪，增强安全感。在尽力终止患者痛苦的基础上，配以恰当的语言安慰患者，增加患者对护士的信任感．避免在患者前谈论病情。告诉家属在患者面前保持镇定的重要性，要求其尽量不在患者面前流露出悲伤情绪，以免增加患者的心理负担。鼓励患者合理宣泄，向护士或亲友倾诉烦恼，以缓解心理压力，稳定情绪。

2. 针对依赖 患者习惯了监护室的环境，会对护士、亲友和同事的特别照顾产生依赖。依赖虽然有助于患者的遵医行为，有利于患者早日康复；但过度依赖不利于发挥患者的主观能动性，不利于疾病康复。护士要帮助患者形成明确、有积极意义、可实现的目标，使其从现实目标中获得自信和成就感，逐步摆脱依赖。

3. 提供相关信息 对因病情重、反复而对治疗失去信心的患者，要针对其原因提供心理咨询；必要时，可使其在了解病情的基础上积极配合治疗和护理；在进行特殊治疗和检查前，向患者及其家属介绍治疗的作用、可能的并发症和副作用，以缓解患者的紧张情绪和心理压力。

4. 优化环境　要尽量创造舒适、优美、安全的治疗环境，减少或消除环境的不良刺激，促进患者心身舒畅，早日康复。

第二节　危机事件后创伤患者的心理特征与心理护理

PPT

一、危机事件后创伤患者的心理特征及影响因素

危机事件是指无法预料或难以预测的、突发的、带有一定“危险性”的事件，其特征包括突发性、紧急性、高度不确定性、影响的社会性和决策的非程序化等。

危急事件常见的原因有以下两种：①自然灾害，如地震、风暴、火山爆发等威胁生命安全的灾害；②社会事件，如重大的交通事故、暴力事件、失去亲人等。

危机事件的不可抗拒性、不可预测性及造成的严重后果，常成为严重的应激源，而引起一系列负性情绪反应。护理人员应认识这些心理特点，并开展危机事件后创伤患者的心理护理。

（一）心理特征

1. 情绪休克　创伤早期，由于危机事件这种急性应激反应引起，特别是创伤早期神志清醒的急性外伤者，可表现出出人意料的冷静和淡漠。

2. 紧张与恐惧　危机事件的不可抗性以及引起后果的严重性，常使患者感到紧张、恐惧，担心事件的再次发生，也担心事件引起的创伤预后差等。

3. 悲伤与无助　几乎在每个危机事件后，创伤患者的身上都有不同程度的发生。表现为面对失去亲人、家园被毁、身体伤残等情况时难以抑制的悲伤；另外，还有与家人分离、身体受伤等情况时，基本生活需要必须依靠他人而导致的无助感。

4. 敏感性增强　危机事件的不可预测性，使患者在经历后变得特点敏感，表现为对环境变化敏感，也高度关注其自身健康问题。

危机事件后，创伤患者的心理反应复杂。创伤早期患者的心理反应有情绪休克、紧张、恐惧、庆幸、内疚等；随着时间推移，康复期患者心理反应发生变化，有的患者表现为创伤后适应和成长，也有患者出现社会功能缺陷、依赖性增强、悲观、绝望、创伤后应激障碍等。

这些心理反应，会随着时间的推移逐渐平复，这是正常的心理过程。而当危机事件的强度与严重性超出了个体耐受能力时，出现过于严重、延迟出现和持续存在的精神和心理障碍，可发展为创伤后应激程序障碍。创伤后应激程序障碍的三大核心症状为警惕性增高、闯入体验、回避，也有抑郁和负罪感等其他症状。

（二）影响因素

1. 损伤程度　危机事件的性质、躯体功能损伤程度、有无伴随症状体征、有无合并其他的疾病（如肿瘤、冠心病、哮喘）等，是影响患者心理的主要因素。

2. 人格特征　年龄、性别、个体经历等都会对心理反应造成影响。情绪不稳定、脆弱、胆小、依赖性强的患者易出现心理问题。

3. 认知评价　对危机事件和现实处境的评价也会影响患者的心理。

4. 社会因素　社会支持水平低，创伤前后有负性生活事件如离婚、丧偶、伤残者，更易产生心理问题。

5. 环境因素 医院环境、医务人员态度等，也在一定程度上影响着患者心理健康。

二、危机事件后创伤患者的心理护理

1. 重建心理安全感 危机事件发生后应尽快帮助伤者离开事件现场，避免进一步伤害，建立心理安全感。

2. 提供心理支持 护理人员应耐心倾听患者描述危机情境，疏导安慰，减轻患者的恐慌，并与患者共同讨论所面对的问题及可能的解决方案，帮助患者认识自身的力量和拥有的资源，增强战胜困难的勇气。对于危机事件引起的自我价值降低、自暴自弃的患者，护理人员应启发、鼓励他们振作精神，引导患者树立自信心，恢复价值感，早日回归社会。

3. 稳定情绪 护理人员应根据患者的伤情、预后及接受能力，适时用恰当的方式告知患者，并为患者提供情感宣泄的条件，鼓励其用语言或非语言形式表达对危机事件的感受，帮助其快速度过负性情绪阶段，逐步完成身心调试，适应新角色。

4. 强化社会支持系统 社会支持情况会影响患者的情绪及康复，护理人员应帮助患者争取亲属及更多的社会支持，从而尽快适应社会生活。

? 想一想

我们应该如何利用护理心理学知识帮助危机后创伤患者？

答案解析

PPT

第三节 慢性病患者的心理特征与心理护理

慢性病的特点是病程长、治疗见效慢，而且治疗过程容易反复，导致患者长期经受疾病的折磨，长期经受疾病的消耗，不仅会对患者的生理造成很大影响，而且会影响到患者的心理状态。

一、慢性病患者的心理特征及影响因素

（一）心理特征

慢性疾病反复发作，逐渐恶化，甚至出现各种并发症，导致患者产生悲观和失落的情绪，产生疑心重重的病态情绪，导致治疗效果受到极大的影响，也会使得患者疾病的转归困难，给患者的身心健康带来负面的影响。其特点如下。

1. 焦虑与恐惧 慢性疾病长期的折磨，使患者容易出现紧张、焦虑、忧愁、急躁、烦闷等不良情绪。其中，焦虑、恐惧是慢性病患者最常见的心理问题，他们担心自己久病久治不愈，体力不强，不能像常人一样劳动和学习，并焦虑经济收入减少，影响家庭生活，更恐惧所患疾病会进一步恶化。

2. 沮丧与抑郁 慢性病患者往往因疾病需长期治疗和多方求医后仍经久不愈，而且患病之后会逐渐影响他们的工作和经济、家庭和社会活动，而持续地陷入沮丧、抑郁的心情状态。有的患者甚至会被家庭和单位同事冷落。持续的沮丧、抑郁会使患者的生理活动失衡，导致患者的神经活动机能失去可控性，进而使得患者的病情加重。同时，这些情绪上忧郁和悲观的患者还容易并发神经衰弱的症状，如头痛、失眠等。

3. 揣测与疑虑 慢性病经久不愈，反复发作，患者心身疲惫，产生诸多疑虑，质疑医疗技术水平，当新的症状出现时又会怀疑自己的病情。对家人埋怨，个性改变，出现敌对、怨恨和易怒的性格特点。

4. 盲目求治　多数慢性病患者因到过多家医院就诊，并翻阅了许多与自己疾病相关的医学书籍，对自己的疾病有一定的了解。总想早日摆脱疾病的折磨，总希望找到一种灵丹妙药，药到病除。由于求医心切，有时会强烈要求或擅自加大用药剂量或强求手术治疗，因此极易受巫医、庸医的欺骗。

5. 依赖他人　有些慢性病患者逐渐适应了被照顾的角色，患者角色习惯化，将被照顾看作理所当然，依赖护理人员和家庭的照顾，拒绝承担力所能及的活动。

练一练10-1

慢性病患者最常见的心理问题是（　）。

A. 恐惧与焦虑　　B. 心境抑郁　　C. 个性改变

D. 依赖他人　　E. 角色强化

答案解析

（二）影响因素

研究发现慢性病患者心理反应的影响因素包括性别、文化程度、健康自我评价等。女性患者负性情绪发生率高于男性。分析原因，可能是女性较男性情绪不稳定，面对应激时较易产生焦虑、抑郁负性，同时，文化程度较低、健康自我评价较差的患者负性情绪发生率高。慢性病患者老年人居多，负性情绪明显，原因可能是随着年龄增长，性格孤僻，或家庭空巢的影响。

二、慢性病患者的心理护理

1. 全面评估身心状态　护理人员要全面评估患者身心状态，将疾病治疗与心理护理有机结合，耐心引导，热心帮助，使患者树立战胜病魔的信心。

2. 心理支持　护理人员应结合慢性病病程长、见效慢、易反复的特点开展心理护理。经常与患者谈心，了解其抑郁的原因，对症下药。指导患者正确认识和对待慢性疾病，引导其掌握疾病的发病规律，遵医嘱坚持长时间治疗；也要鼓励患者家属多支持、关心患者，使其重建生活信心。

3. 心身护理　对慢性病患者的护理要做到生活护理与心理护理相结合，及时处理患者不适症状，避免出现不良情绪。如慢性病患者易出现疼痛、发热、恶心、呕吐、消化不良、心悸等躯体不适症状，易引起不良情绪，医护人员应当从语言上亲切安慰，并及时对症处理，患者情绪自然会好转。对可能引起患者身体感受不适的护理操作，应动作熟练、轻柔，尽可能减轻生理上的不适带来的心理痛苦。

4. 帮助克服依赖心理　某些慢性病患者长期安于患者角色，将亲属及医护人员的照顾视为理所当然，依赖心理成为慢性病患者身心康复的一大障碍。护理人员应鼓励患者淡化角色，实施“慢性病的自我管理”，摆脱依赖心理，尽早达到身心全面康复。

护爱生命

在医院环境内，护理人员的语言可以对患者的心理、疾病的防治以及良好医患关系的建立产生重要的影响。护理人员应该学会和善于运用自己的职业语言，包括书面语言和口头语言。书面语言，如护理文书的书写等；口头语言，如礼貌性、安慰性、指导性、鼓励性、保护性语言等。由于不同种类的疾病引起患者身心障碍，患者的情绪低落。护理工作是为患者服务的，所以护理人员除了主动、热情周到、细致地服务外，在言语交谈中更要亲切自然，让每一句话都能给他们带来鼓励和希望，得到护理温暖，才能树立战胜疾病的信心。所以良好的语言修养与对患者的心理护理是密切相关的，为了让更多的患者早日康复，护理人员应加强语言修养，帮助患者发挥主观能动性，战胜疾病。

第四节　手术患者的心理特征与心理护理

PPT

手术是治疗疾病的重要手段之一。手术既是治疗过程，也是对身体的损伤过程。由于手术治疗本身的特点，常会对患者造成精神压力，无论手术大小，对于患者都是一件严重的应激事件，会导致患者出现各种心理反应。心理反应过于强烈时，会影响手术的顺利进行和术后康复进程。护理人员应把握手术患者的心理特点，提供针对性的心理护理，保证手术顺利进行，促进患者康复。

一、手术患者的心理特征及影响因素

（一）术前患者的心理特征及影响因素

1. 心理特征

（1）焦虑与恐惧　患病住院，在生理上和心理上都会对患者产生一定的异常反应，如果要采取手术治疗，更是异常紧张，会产生不同程度的焦虑、恐惧。一是害怕（怕疼痛、出血，更害怕意外死亡）；二是担心（担心医生的医术是否高明、术后是否会出现残疾等）。这些恐惧心理因个体性格、教育背景、年龄等不同而有差异。性格外向、豁达的患者，对手术恐惧表现得比较不明显；性格内向、胆小的患者则相反。恐惧心理的表现主要是坐立不安、厌食、失眠等。

（2）悲观与失望　患者对自身疾病的治疗预后缺乏信心，产生悲观、失望的情绪。一些重症患者，如癌症患者会表现出悲观思想和听天由命等待死亡的消极态度；也有的患者认为术后行动不便（如截肢）或影响身体形象（如乳房切除）而产生悲观、忧心忡忡，对前途感到渺茫。

（3）陌生与孤独　所有的患者都会产生不同程度的陌生孤独心理，尤其是远离家乡和亲人，来到陌生城市就诊的患者，人际沟通减少，产生孤独、寂寞的心理，表现有度日如年、郁闷不乐。

2. 影响因素　①信息缺乏，对手术的安全性缺乏了解；②担心手术效果；③惧怕疼痛；④对医护人员缺乏信任；⑤其他方面，如担心手术费用、手术对生活的影响等。

看一看

术前焦虑与手术结果的关系

术前焦虑程度与术后效果存在着倒“U”形关系：术前焦虑水平很高或很低者，术后心理反应严重且恢复缓慢；术前焦虑水平适中者，能较好地适应手术和术后各种情况，术后恢复效果最好。这是因为高水平的焦虑会降低患者痛阈及疼痛耐受性，使其在术中及术后痛苦感受更强烈，导致对手术效果感受不佳；术前焦虑水平低或没有焦虑的患者，因采取了回避和否认的心理应对机制，对手术缺乏应有的心理准备，所以影响术后康复。

（二）术后患者的心理特征及影响因素

术前焦虑水平高的患者，一般术后仍维持较高的心身反应。由于重大手术均有可能引起部分生理功能丧失和形象改变，容易导致许多心理问题。反复手术而久治不愈者术后心理反应更强烈，有的患者可因术后一时不能生活自理、长期卧床、难以工作、孤独等原因，继发严重的心理障碍。

1. 心理特征

（1）心理退化　手术带来的创伤、疼痛，以及被医护人员和亲属照顾，强化了患者角色，使其感情变得脆弱、顺从、依赖。表现为术后不愿早期活动，自己能完成的事情要依靠护理人员和亲属完成。

（2）自卑与抑郁　主要由心理丧失感导致，表现为悲观失望、活动减少、睡眠障碍、自我感觉欠佳等。多见于乳房、子宫、卵巢等切除术，眼球摘除术及截肢术后等。

（3）感觉异常　主要指持续的疼痛感。疼痛是一种复杂的生理、心理反应。在患者手术切口愈合良好、功能恢复，而疼痛持续存在数周或更长时间，却又不能用躯体情况解释时，则成为一种术后不良心理反应。

2. 影响因素　①手术后的躯体不适和疼痛；②手术引起部分生理功能丧失和体像改变等。

二、手术患者的心理护理 微课

（一）术前患者的心理护理

术前患者的心理状态存在个体差异性，护理工作者应采取针对性的心理护理，减轻患者的应激反应。具体措施如下。

1. 提供相关信息　向患者及家属介绍医院制度、病室环境等信息，消除陌生感；介绍手术医生的业务水平和以往手术成功的经验，让患者产生安全感。介绍选择手术治疗的必要性、所需费用、术前检查的目的、麻醉方式、手术的大体过程、术中的配合以及术后的注意事项，使患者不因信息缺失而恐惧焦虑。

2. 心理干预　对术前焦虑比较严重的患者，可采取放松训练、催眠暗示及认知行为疗法治疗，必要时遵医嘱使用药物。

3. 社会支持　积极向患者及家属提供疾病及手术信息，鼓励并指导他们在精神、情感及经济上给予支持，使患者获得温暖、信心和力量，减轻术前焦虑。

4. 保证充足的睡眠　为提供患者安静、舒适的睡眠环境，对明显焦虑难以入睡者，遵医嘱给予抗焦虑和镇静安眠药物，减轻焦虑，保证睡眠。

5. 行为训练　根据患者的手术特点，指导患者进行行为训练，比如练习床上大小便、排尿反射控制训练、有效咳嗽咳痰训练等，在一定程度上能缓解焦虑情绪，帮助他们增强心理适应能力。

（二）术后患者的心理护理

患者经过手术，尤其是大手术，一旦从麻醉中醒来，他们迫切渴望知道自己手术的真实情况和手术效果。由于术中躯体组织受到不同程度的损伤，伤口的疼痛，以及对预后的担心，使患者心情焦躁不安。对术后患者的心理护理应做好以下几个方面。

1. 及时反馈手术信息　患者从麻醉清醒后，医护人员应及时向患者反馈手术完成情况、手术的效果，使患者安心。

2. 处理疼痛等不适　护理人员从患者的表情、姿势等非语言行为观察疼痛的程度，鼓励其用语言表达不适感；引导患者听音乐、看电视等分散注意力，减轻疼痛；指导患者掌握科学的自护方法，如活动时扶住伤口，减轻伤口疼痛；对疼痛剧烈者遵医嘱应用药物缓解疼痛。对其他不适如恶心、呕吐等，及时采取措施缓解。

3. 帮助患者克服负性情绪　手术效果不佳、多次手术及术后生活难以自理者，易出现负性情绪，护士应给予心理支持，鼓励和开导患者，并鼓励亲朋好友勤探视，帮助其克服负性情绪。

4. 做好出院心理准备　术后恢复期，护理人员向患者进行出院后饮食、活动、心理调适等健康教育，帮助患者做好出院心理准备。

第五节 癌症患者的心理特征与心理护理

PPT

一、癌症患者的心理特征及影响因素

疾病程度及阶段、教育背景、个性特征等因素都会影响癌症患者的心理反应。C型人格是癌症患者中普遍存在的人格特征，可促发癌症的发生。研究发现，不良情绪如抑郁、失望、悲哀等是癌症的先兆；恶劣情绪如极度的悲观、绝望等是癌症发生的活化剂。

（一）心理特征

长期以来，癌症的死亡率一直居高不下，其中情绪的影响与癌症的高死亡率密切相关。在癌症发生、发展过程中，患者的心理也在逐渐发生变化。依据癌症的诊断、治疗和转归，可将患者的心理变化分为以下4个阶段。

1. 诊断阶段 这一阶段的主要表现为怀疑、否认、逃避。得知癌症消息时，首先反应为震惊、惊慌失措，当震惊过后，常通过怀疑、否认等心理防御机制来应对诊断带来的痛苦。患者一方面是拒绝相信自己得癌症的事实，到多个医院不断检查和咨询；另一方面又担心癌症诊断被证实，而表现出惶恐不安和焦虑。

2. 确诊阶段 患者一旦确认患癌是客观事实，其心理状态也开始出现新的变化，主要特征如下。

（1）恐惧 是恶性肿瘤患者最常见的情绪反应。由于癌症早期诊断率低，一旦发现就是中晚期，且没有令人满意的治疗手段，因此社会上普遍存在“谈癌色变”的情况，患者感到强烈的恐慌心理。

（2）愤怒 一旦癌症诊断被证实，患者就会感到对世间一切都愤怒和不平，有被生活抛弃，被命运捉弄的感觉。常以各种理由迁怒于周围的人，与亲友及医护人员发生争吵等。这种情绪持续不定会消耗患者战胜疾病与正常生活的精力。

（3）消极与悲观 患者逐渐接受患癌的事实，在治疗过程中，癌症本身和治疗手段造成的痛苦，以及社会功能的缺失，多数患者常出现消极、悲观的态度，甚至出现轻生念头。

3. 治疗阶段 随着时间推移，多数患者已承认患癌的事实，主动积极配合治疗与护理。此时的患者处于希望与绝望的矛盾中，任何病情变化及治疗的反应均可引起情绪上的巨大波动，此阶段的心理特点如下。

（1）盲目求治 有的患者经过一段时间的治疗及查阅大量信息后，认为对疾病了解透彻。治病心切，尝试多种治疗方法，如民间偏方、巫医以及名贵药材等，希望发生医学奇迹。

（2）合作与依赖 患者不得不接受患癌的事实后，开始妥协，求生的欲望使他们积极配合治疗和护理。此阶段患者容易产生较强的依赖心理，依赖医护人员、药物和治疗，把生的希望，甚至日常生活护理全部交给医护人员。

（3）焦虑与恐惧 随着病程的发展，经历了手术，长时间的放化疗，病情没得到控制反而进一步恶化，患者常表现出意志消沉、焦虑、恐惧，无法树立与病魔做斗争的信心。

（4）消极拒医 也有部分患者担心癌症治疗会对毁损个人形象，甚至给家庭造成巨大的经济负担，也对癌症的治疗不抱希望，从而出现消极拒医的心理与行为。

4. 康复与转归阶段 在这一阶段，有的患者通过治疗护理病情明显好转，负性情绪减少，开始接受以后的生活；有的患者能够在有限的时间里实现自己的理想，充实生活，实现情感升华；有的患者沉溺于患者角色，表现为行为退化，依赖亲友和医护人员；还有的患者由于癌症的复发、转移，失去战胜疾病的勇气和信心，消极、绝望地等待死亡。

（二）影响因素

影响癌症患者各个阶段的相关因素如下。

1. 疾病本身 患者一般有“恐癌”心理，一旦得知所患疾病是癌症，首先就会惶恐不安。

2. 疾病带来的生活质量的下降 由于癌症会带来家庭及社会功能角色的缺失，甚至手术治疗后身体完整性受损，不能正常生活造成生活质量低下，而产生悲观、绝望心理。

3. 其他因素 癌症治疗费用高，导致家庭经济负担重，也会给患者造成心理压力。患者的社会支持情况在一定程度上也会影响患者的心理，社会支持良好的患者负性情绪少，能积极面对疾病。肿瘤晚期持续的严重疼痛，影响患者的睡眠、活动，患者产生抑郁心理，甚至自杀。

练一练10-2

癌症患者心理反应的影响因素不包括（　）。

A. 病情本身　　B. 家庭经济状况　　C. 社会支持情况

D. 持续疼痛　　E. 外貌

答案解析

二、癌症患者的心理护理

癌症患者的心理反应、情绪变化、生活态度和疾病的转归与康复有密切关系。因此，护理人员应把握不同阶段癌症患者的心理特点，采取有针对性的心理护理措施。

（一）诊断阶段

护理人员应理解患者的否认、怀疑和逃避等情绪反应，暂时不要揭穿患者的心理防御机制，要关爱、同情、理解患者，给予积极的心理支持。

（二）确诊阶段

1. 慎重告知 对已确诊为癌症的患者，应根据患者的人格特征、应对方式及病情程度，慎重决定是否或如何告知患者病情真相。

2. 加强宣教 应加强癌症诊疗方面的宣教，使患者了解癌症虽是严重威胁人类健康的疾病，但只要早发现、早诊断、早治疗，保持积极乐观的心态，部分肿瘤是有可能治愈的；即使有的不能完全治愈，也可延长生存期，提高生活质量。

3. 心理支持 研究表明，正确认识癌症，保持良好心态的癌症患者，5 年生存率显著提高。护理人员应给予积极的心理支持，鼓励家属、亲朋好友给予精神、经济及情感上的支持，并用治愈成功的病例树立榜样力量，让患者感到希望，提高战胜疾病的勇气和信心。

（三）治疗阶段

1. 心理疏导 指导患者通过听音乐、静思、放松心身的行为方式，改善焦虑和抑郁等不良情绪。

2. 缓解疼痛 肿瘤进展期疼痛持续加剧，严重影响患者的睡眠及心理状态。因此，护理人员应根据患者疼痛的程度，采用各种措施减轻和消除疼痛，负性情绪也会随之减轻。

3. 社会支持 鼓励亲属、朋友在精神及物质上给予患者积极的支持，让患者感到温暖和关爱，重建生活的信心。

4. 榜样示范 鼓励患者参加“抗癌俱乐部”，为患者营造出群体抗癌的良好气氛。通过组织“抗癌明星”与患者交流与讨论，使患者从“明星”的现身说法中获得巨大的心理支持和情感鼓励，增强治疗的信心。

（四）康复与转归阶段

良好的家庭及社会支持是癌症患者改善负性情绪、回归社会的信心来源。护理人员应鼓励患者采取有效应对方式，重建生活信心；积极参加社会活动，如“抗癌俱乐部”，回归社会；对于晚期临终患者，给予心理支持和安慰，实施临终关怀，使患者平静地度过生命最后阶段。

第六节　临终患者的心理特征与心理护理

PPT

临终即濒死，各种迹象显示生命过程即将终结。虽然不同的人面对死亡的方式会受到个体自身因素以及环境因素的多方面影响，但研究发现，大多数人在面对死亡时，都会经历几个类似的阶段：否认期、愤怒期、妥协期、抑郁期和接受期。在不同的阶段，患者有不同的心理需要。护理人员在面对临终患者时，要根据患者所处的不同阶段，给予相应的心理护理，协助患者走向人生的终点。

一、临终患者的心理特征及影响因素

（一）心理特征

大多数临终患者的心理活动变化分为以下 5 个阶段。

1. 否认期　当患者了解到病情严重时，典型的反应是震惊和否认，最常见的否认表现是患者会说：“不可能，怎么会是我，肯定是诊断错了！”否认是几乎所有患者得知自己患有不治之症时的第一反应。这种心理防御机制的应用是有一定保护作用的。患者通过将这种创伤情境“否定”来逃避心理上的痛苦。此时，护理人员不宜强求患者面对现实，而是要协助患者逐渐适应和接受即将死亡的现实。

练一练10-3

当患者意识到病情严重，死亡即将来临时，说：“不可能，我怎么可能得这种病，一定是医生弄错了！”这属于（　）心理反应。

A. 否认　　B. 焦虑　　C. 恐惧

D. 愤怒　　E. 绝望

答案解析

2. 愤怒期　当患者逐渐接受患病现实后，最常见的反应是愤怒，表现出恼怒、怨恨，抱怨命运不公平，同时可能迁怒于周围的人，产生挑剔甚至敌视态度。

3. 妥协期　此期患者心情逐渐平静，承认和接受疾病的事实，并开始理智地考虑一些现实的问题，希望通过采取某些措施来达到延长生存时间的目的。这一阶段患者对治疗态度积极，非常配合治疗和护理。

4. 抑郁期　当患者认识到身体状况日益恶化，无论什么手段都于事无补，死亡日益接近时，会有真正的绝望，于是放弃各种努力，情绪抑郁，对外界事物完全丧失兴趣。有的患者甚至开始现实地对待死亡，着手安排后事。

5. 接受期　是临终患者的最优阶段。并不是每个临终患者都能够进入接受期，做到这一点需要患者和周围支持者的共同努力。此阶段，患者已经能接受即将到来的死亡，已经做好心理准备，以平和的心态迎接死亡的到来。此时，患者能够平静地回忆和评价自己的一生，并希望自己最亲近的人能陪伴左右，陪自己走完最后的阶段。

看一看

安宁疗护

安宁疗护的开创者是英国人桑德丝。1947 年，她因照顾年轻的癌症患者大卫·塔斯马，两人建立了深厚的友谊。由于当时医生对癌症患者的疼痛束手无策，桑德丝突发奇想：能否为癌症患者的疼痛做点什么？能否给他们更好的照顾？于是桑德丝决定为癌症患者建立一个不像医院而更像家的地方。1948 年，大卫去世，并将他的遗产 500 英磅都留给桑德丝，自此桑德丝便特别关心癌症患者，且继续为她的理想到处演讲、募款。

安宁疗护的理念是通过由医生、护士、志愿者、社工、理疗师及心理师等人员组成的团队服务，为患者及其家庭提供帮助，在减少患者身体上疼痛的同时，更关注患者的内心感受。让患者有尊严地走完人生的最后一段旅程。死者了无牵挂，生者还得坚强地继续自己的人生。

（二）影响因素

1. 个体差异　不同的年龄、教育背景、人格特征都会影响个体对事物的认识及评价。临终患者对死亡的认知及承受能力因人而异，其心理行为反应也各有不同。

2. 疾病变化　随着治疗护理的实施以及病情的变化，患者的心理反应也出现变化。病情恶化时，患者受到病痛对身体和精神的双重折磨，会出现悲观、绝望；病情好转、痛苦减轻时，患者情绪好转，又会树立生存的信心。

3. 亲属态度　亲属的情绪及态度对临终患者的心理反应有一定影响。若亲属对临终患者采取积极主动的照顾，会给患者带来欣慰感、满足感，提高患者的生存质量；反之，亲属厌烦、放弃的态度，就会加重患者不良情绪，造成疾病恶化甚至加快死亡步伐。

二、临终患者的心理护理

护理人员应根据临终患者不同阶段的心理特点，针对性地采取心理护理措施，最大限度地帮助患者减轻痛苦，提高生存质量，使其平静、有尊严地离开人间。

1. 否认期　否认是抵御严重精神创伤的一种自我保护。护理人员不要轻易揭穿患者的防卫，和患者交谈时尽量用他的语言，保持一种坦率、真诚、关心的态度，要热心、理解、支持，使之维持适当的希望感。对于癌症等预后不良的疾病，是否将其真实情况告诉本人，要看其心理适应能力。对于意志坚强、能够正确对待死亡的人，将其真实情况告诉本人反而会激发他的斗志，有利于更好地配合医务人员进行治疗，延长其寿命。

2. 愤怒期　对此期患者最好的照顾是宽容和接纳。护理人员应理解患者的内心感受，疏导其情绪；并做好家属工作，对患者宽容、关爱与理解，必要时辅以药物稳定患者情绪。护理人员动作应轻柔、细心、态度和蔼可亲，争取患者的谅解和配合。

3. 妥协期　此时患者开始接受患病事实，不再怨天尤人，愿意努力配合医护人员治疗和护理。护理人员要充分利用患者的这种心理特点，主动关心患者，鼓励其表达感受和希望，调动患者的积极性，引导其更好地配合治疗和护理，减轻痛苦，缓解症状。

4. 抑郁期　此期患者已了解治疗无望，时日无多，表现出极度绝望、消沉、孤独、悲伤，不愿与人交谈，甚至有自杀倾向。护理人员应鼓励患者适当宣泄，表达悲伤，允许家属陪伴，让患者有更多的时间与亲属待在一起，并帮助他完成未完成的心愿。还要注意密切观察患者的行为变化，预防自杀。

5. 接受期　此期患者已做好死亡来临的准备，情绪平和安定，但心身处于极度衰弱状态。护理人员应提供舒适的环境，减少外界干扰，提高其生活质量。可通过非语言行为如握手、眼神等传递关怀、安抚的信息，使患者得到心理满足和安慰，使患者安详、平静地走向生命的终点。

此外，在对临终患者进行护理时，也要对患者亲属进行心理护理。亲属的悲痛是巨大的，而且在经历悲痛的不同阶段时，甚至比患者本身度过的这几个时期还要慢。护理人员应对患者亲属表示理解和同情，给予心理支持；积极引导，解释生老病死是客观的自然规律；指导家属照料患者的生活，提高临终患者的生存质量。宣传其情绪与患者病情的关系，避免家属因过度悲伤带来不必要的负面影响。鼓励亲属与患者交谈，促进亲属的心理适应过程。

目标检测

答案解析

一、选择题

1. 护士对神志清醒的急危重症患者心理干预，但其相对于其他救治措施宜（　）。

A. 同步　B. 优先　C. 置后　D. 交替　E. 暂停

2. 患慢性疾病的患者易出现抑郁的原因是（　）。

A. 久病的折磨　B. 家庭经济负担　C. 家人厌烦　D. 他人歧视　E. 以上都是

3. 针对急危重症患者的否认心理，不正确的观点为（　）。

A. 否认是自我保护　B. 短期的否认可不予纠正　C. 持续的否认心理可不予处理　D. 否认可使患者减轻痛苦　E. 否认是一种心理防御机制

4. 急危重症患者初入院的 1~2 天，最典型的心理特点是（　）。

A. 焦虑、恐惧　B. 否认　C. 孤独、愤怒　D. 依赖　E. 自我形象紊乱

5. 患者第二天要进行食管癌手术，术前护理人员不应该（　）。

A. 为患者争取社会支持　B. 教会患者放松　C. 指导患者行为训练　D. 与患者家属建立医疗以外的关系　E. 告知患者及家属手术相关信息

6. 患者，男性，67 岁，肺癌晚期，病情逐渐恶化。患者情绪低落，要求见好友，并急着交代后事，此时患者心理反应处于（　）。

A. 抑郁期　B. 愤怒期　C. 否认期　D. 协议期　E. 接受期

7. 癌症患者一般最早期出现的心理反应是（　）。

A. 愤怒　B. 否认　C. 抑郁　D. 恐惧　E. 绝望

8. 下列不属于创伤后应激障碍症状的是（　）。

A. 警惕性增高　B. 闯入体验　C. 回避　D. 过度焦虑　E. 负罪感

二、思考题

王女士，59 岁，胰腺癌晚期，消瘦贫血，身体极度虚弱。近日住进临终关怀病房后，情绪异常，烦躁不安，暴躁易怒，事事不合心意，不讲道理。抱怨家人不关心自己，指责医护人员不尽力，不配合治疗护理。

思考：

1. 患者的心理反应属于哪个阶段？
2. 针对患者的心理反应，护理工作者应当如何做好心理护理？

（宋　双）

书网融合……

重点回顾　　微课　　习题

附　录

附录一　90 项症状自评量表（SCL－90）

编号＿＿＿＿＿＿　姓名＿＿＿＿＿＿　性别＿＿＿＿　年龄＿＿＿＿　测验日期＿＿＿＿＿

指导语：以下表格中列出 90 项有些人可能会有的问题，请仔细阅读每一条，然后根据最近 1 星期内下述情况影响您的实际感觉，在方格中选择最合适的一格画“√”，有些题目可能与您不符或您从未思考过，如有这种情况请选出一个您个人倾向性的答案，请不要漏掉问题。

题目	没有	很轻	中等	偏重	严重
	1	2	3	4	5
1. 头痛	□	□	□	□	□
2. 神经过敏，心中不踏实	□	□	□	□	□
3. 头脑中有不必要的想法或字句盘旋	□	□	□	□	□
4. 头晕或昏倒	□	□	□	□	□
5. 对异性的兴趣减退	□	□	□	□	□
6. 对旁人责备求全	□	□	□	□	□
7. 感到别人能控制自己的思想	□	□	□	□	□
8. 责怪别人制造麻烦	□	□	□	□	□
9. 忘性大	□	□	□	□	□
10. 担心自己的衣饰整齐及仪态的端正	□	□	□	□	□
11. 容易烦恼和激动	□	□	□	□	□
12. 胸痛	□	□	□	□	□
13. 害怕空旷的场所或街道	□	□	□	□	□
14. 感到自己的精力下降，活动减慢	□	□	□	□	□
15. 想结束自己的生命	□	□	□	□	□
16. 能听到旁人听不到的声音	□	□	□	□	□
17. 发抖	□	□	□	□	□
18. 感到大多数人都不可信任	□	□	□	□	□
19. 胃口不好	□	□	□	□	□
20. 容易哭泣	□	□	□	□	□
21. 同异性相处时感到害羞不自在	□	□	□	□	□
22. 感到受骗、中了圈套或有人想抓住自己	□	□	□	□	□
23. 无缘无故地突然感到害怕	□	□	□	□	□
24. 自己不能控制地大发脾气	□	□	□	□	□
25. 害怕单独出门	□	□	□	□	□
26. 经常责怪自己	□	□	□	□	□
27. 腰痛	□	□	□	□	□
28. 感到难以完成任务	□	□	□	□	□
29. 感到孤独	□	□	□	□	□
30. 感到苦闷	□	□	□	□	□
31. 过分担忧	□	□	□	□	□
32. 对事物不感兴趣	□	□	□	□	□

续表

题目	没有	很轻	中等	偏重	严重
	1	2	3	4	5
33. 感到害怕	□	□	□	□	□
34. 感情容易受到伤害	□	□	□	□	□
35. 旁人能知道自己私下的想法	□	□	□	□	□
36. 感到别人不理解和同情自己	□	□	□	□	□
37. 感到人们对自己不友好、不喜欢	□	□	□	□	□
38. 做事必须做得很慢以保证做得正确	□	□	□	□	□
39. 心跳得很厉害	□	□	□	□	□
40. 恶心或胃部不舒服	□	□	□	□	□
41. 感到比不上他人	□	□	□	□	□
42. 肌肉酸痛	□	□	□	□	□
43. 感到有人在监视、谈论自己	□	□	□	□	□
44. 难以入睡	□	□	□	□	□
45. 做事必须反复检查	□	□	□	□	□
46. 难以做出决定	□	□	□	□	□
47. 害怕乘电车、公共汽车、地铁或火车	□	□	□	□	□
48. 呼吸有困难	□	□	□	□	□
49. 一阵阵发冷或发热	□	□	□	□	□
50. 因为感到害怕而避开某些东西、场合或活动	□	□	□	□	□
51. 脑子变空了	□	□	□	□	□
52. 身体发麻或刺痛	□	□	□	□	□
53. 喉咙有梗塞感	□	□	□	□	□
54. 感到前途没有希望	□	□	□	□	□
55. 不能集中注意力	□	□	□	□	□
56. 感到身体的某一部分软弱无力	□	□	□	□	□
57. 感到紧张或容易紧张	□	□	□	□	□
58. 感到手或脚发重	□	□	□	□	□
59. 想到死亡的事	□	□	□	□	□
60. 吃得太多	□	□	□	□	□
61. 当别人看着自己或谈论自己时感到不自在	□	□	□	□	□
62. 有一些不属于自己的想法	□	□	□	□	□
63. 有想打人或伤害他人的冲动	□	□	□	□	□
64. 醒得太早	□	□	□	□	□
65. 必须反复洗手、点数目或触摸某些东西	□	□	□	□	□
66. 睡得不稳不深	□	□	□	□	□
67. 有想摔坏或破坏东西的冲动	□	□	□	□	□
68. 有一些别人没有的想法和念头	□	□	□	□	□
69. 感到对别人神经过敏	□	□	□	□	□
70. 在商店或电影院等人多的地方感到不自在	□	□	□	□	□

续表

题目	没有	很轻	中等	偏重	严重
	1	2	3	4	5
71. 感到任何事情都很困难	□	□	□	□	□
72. 感到一阵阵恐惧或惊恐	□	□	□	□	□
73. 感到在公共场合吃东西很不舒服	□	□	□	□	□
74. 经常与人争论	□	□	□	□	□
75. 单独一个人时神经很紧张	□	□	□	□	□
76. 觉得别人对自己的成绩没有做出恰当的评价	□	□	□	□	□
77. 即使和别人在一起也感到孤单	□	□	□	□	□
78. 感到坐立不安、心神不定	□	□	□	□	□
79. 感到自己没有什么价值	□	□	□	□	□
80. 感到熟悉的东西变得陌生或不像是真的	□	□	□	□	□
81. 大叫或摔东西	□	□	□	□	□
82. 害怕会在公共场合昏倒	□	□	□	□	□
83. 感到别人想占自己的便宜	□	□	□	□	□
84. 为一些有关“性”的想法而很苦恼	□	□	□	□	□
85. 认为应该因为自己的过错而受到惩罚	□	□	□	□	□
86. 感到要赶快把事情做完	□	□	□	□	□
87. 感到自己的身体有严重问题	□	□	□	□	□
88. 从未感到和其他人很亲近	□	□	□	□	□
89. 感到自己有罪	□	□	□	□	□
90. 感到自己的脑子有毛病	□	□	□	□	□

附录二　抑郁自评量表（SDS）

指导语：请仔细阅读下面 20 个题项，根据您最近 1 星期的实际情况，在右侧适当的方格里画“√”，每一题项有 4 个方格，分别表示：1 没有或很少时间；2 少部分时间；3 相当多时间；4 绝大多数或全部时间。

题目	1	2	3	4
1. 我觉得闷闷不乐，情绪低沉	□	□	□	□
* 2. 我觉得一天之中早晨最好	□	□	□	□
3. 我一阵阵哭出来或觉得想哭	□	□	□	□
4. 我晚上睡眠不好	□	□	□	□
* 5. 我吃得跟平常一样多	□	□	□	□
* 6. 我与异性密切接触时和以往一样感到愉快	□	□	□	□
7. 我发觉我的体重在下降	□	□	□	□
8. 我有便秘的苦恼	□	□	□	□
9. 我心跳得比平时快	□	□	□	□
10. 我无缘无故地感到疲乏	□	□	□	□
* 11. 我的头脑跟平常一样清楚	□	□	□	□

续表

题目	1	2	3	4
* 12. 我做事情像平时一样不感到困难	□	□	□	□
13. 我坐卧不安，难以保持平静	□	□	□	□
* 14. 我对未来感到有希望	□	□	□	□
15. 我比平时更容易被激怒	□	□	□	□
* 16. 我觉得决定什么事很容易	□	□	□	□
* 17. 我感到自己是有用的和不可缺少的人	□	□	□	□
* 18. 我的生活很有意义	□	□	□	□
19. 假如我死了别人会过得更好	□	□	□	□
* 20. 我仍旧喜爱自己平时喜爱的东西	□	□	□	□

注：* 为反向计分题。

附录三　焦虑自评量表（SAS）

指导语：请仔细阅读下面 20 个题项，根据您最近 1 星期的实际情况，在右侧适当的方格里画“√”，每一题项有 4 个方格，分别表示：1 没有或很少时间；2 少部分时间；3 相当多时间；4 绝大多数或全部时间。

	1	2	3	4
1. 我觉得比平常容易紧张或着急	□	□	□	□
2. 我无缘无故感到害怕	□	□	□	□
3. 我容易心烦意乱或觉得惊恐	□	□	□	□
4. 我觉得我可能要发疯	□	□	□	□
* 5. 我觉得一切都很好，也不会发生什么不幸	□	□	□	□
6. 我的手脚发抖、打颤	□	□	□	□
7. 我因为头痛、颈痛和背痛而苦恼	□	□	□	□
8. 我感觉容易衰弱和疲乏	□	□	□	□
* 9. 我觉得心平气和，并容易安静地坐着	□	□	□	□
10. 我觉得心跳得很快	□	□	□	□
11. 我因为一阵阵头晕而苦恼	□	□	□	□
12. 我有晕倒发作，或觉得要晕倒似的	□	□	□	□
* 13. 我吸气、呼气都感到容易	□	□	□	□
14. 我的手脚麻木和刺痛	□	□	□	□
15. 我因为胃痛和消化不良而苦恼	□	□	□	□
16. 我常常要小便	□	□	□	□
* 17. 我的手脚常常是干燥、温暖的	□	□	□	□
18. 我脸红发热	□	□	□	□
* 19. 我容易入睡并且一夜睡得很好	□	□	□	□
20. 我做噩梦	□	□	□	□

注：* 为反向计分题。

附录四　A型行为量表

指导语：请您对每个句子用“是”或“否”两个标准进行评定，符合您情况的选“是”，不符合的选“否”。本问卷各题的答案没有对错之分，请您如实填写。在一个题目上不要耗费太多的时间，尽快作答。

1. 我常常力图说服别人同意我的观点
2. 即使没有什么要紧事，我走路也很快
3. 我经常感到应该做的事很多，有压力
4. 即使是已经决定了的事，别人也很容易使我改变主意
5. 我常常因为一些事大发脾气或和人争吵
6. 遇到买东西排长队时，我宁愿不买
7. 有些工作我根本安排不过来，只是临时挤时间去做
8. 我上班或赴约时，从来不迟到
9. 当我正在做事时，谁要打扰我，不管有意无意，我都非常恼火
10. 我总看不惯那些慢条斯理、不紧不慢的人
11. 有时我简直忙得透不过气来，因为该做的事情太多了
12. 即使跟别人合作，我也总想单独完成一些更重要的部分
13. 有时我真想骂人
14. 我做事喜欢慢慢来，而且总是思前想后
15. 排队买东西，要是有人插队，我就忍不住要指责他或出来干涉
16. 我觉得自己是一个无忧无虑、逍遥自在的人
17. 有时连我自己都晓得，我所操心的事，远超出我应该操心的范围
18. 无论做什么事，即使比别人差，我也无所谓
19. 我总不能象有些人那样，做事不紧不慢
20. 我从来没想过要按照自己的想法办事
21. 每天的事情都使我的神经高度紧张
22. 在公园里赏花、观鱼时，我总是先看完，等着同来的人
23. 对别人的缺点和毛病，我常常不能宽容
24. 在我所认识的人里，个个我都喜欢
25. 听到别人发表不正确的见解时，我总想立即去纠正他
26. 无论做什么事，我都比别人快一些
27. 当别人对我无礼时，我会立即以牙还牙
28. 我觉得我有能力把一切事情办好
29. 聊天时，我也总是急于说出自己的想法，甚至打断别人的话
30. 人们认为我是一个相当安静、沉着的人
31. 我觉得世界上值得我信任的人实在不多
32. 对未来我有许多想法，并总想一下子都能实现
33. 有时我也会说人家的闲话
34. 尽管时间很宽裕，我吃饭也很快
35. 听人讲话或报告时，我常替讲话人着急，我想还不如我来讲哩

续表

36. 即使有人冤枉了我，我也能够忍受
37. 我有时会把今天该做的事拖到明天去做
38. 人们认为我是一个干脆、利落、高效率的人
39. 如果有人对我或我的工作吹毛求疵，很容易挫伤我的积极性
40. 我常常感到时间晚了，可一看表还早呢
41. 我觉得我是一个非常敏感的人
42. 我做事总是匆匆忙忙的，力图用最少的时间办尽量多的事情
43. 如果犯了错误，我每次全都愿意承认
44. 坐公共汽车时，我总觉得司机开车太慢
45. 无论做什么事，即使看着别人做不好我也不想拿来替他做
46. 我常常为工作没做完，一天又过去了而感到忧虑
47. 很多事情如果由我来负责，情况要比现在好得多
48. 有时我会想到一些坏得说不出口的事
49. 即使受工作能力和水平很差的人所领导，我也无所谓
50. 必须等待的时候，我总心急如焚，象“热锅上的蚂蚁”
51. 当事情不顺利时，我就想放弃，因为我觉得自己能力不够
52. 假如我可以不买票白看电影，而且不会被发觉，我可能会这样做
53. 别人托我办的事，只要答应了，我从不拖延
54. 人们认为我做事很有耐性，干什么都不会着急
55. 约会或乘车、船，我从不迟到，如果对方耽误了，我就恼火
56. 我每天看电影，不然心里就不舒服
57. 许多事情本来可以大家分担，可我喜欢一个人去干
58. 我觉得别人对我的话理解太慢，甚至理解不了我的意思
59. 人家说我是个厉害的暴性子的人
60. 我常常比较容易看到别人的缺点，而不太容易看到别人的优点
TH = ；CH = ；L =

A 型行为量表标准答案

答“是”	答“否”
TH：2，3，6，7，10，11，19，21，22，26，29，34，38，40，42，44，46，50，53，55，58	TH：14，16，30，54
CH：1，4，5，9，12，15，17，23，25，27，28，31，32，35，39，41，47，57，59，60	CH：18，36，45，49，51
L：8，20，24，43，56	L：13，33，37，48，52

参考文献

[1] 刘婕．护理心理学基础［M］．北京：中国医药科技出版社，2018.

[2] 李丽华．护理心理学基础［M］.2版．北京：人民卫生出版社，2014.

[3] 汪启荣．护理心理学基础［M］.3版．北京：人民卫生出版社，2019.

[4] 徐传庚，宾映初．护理心理学［M］．北京：中国医药科技出版社，2013.

[5] 蒋继国．护理心理学［M］.2版．北京：人民卫生出版社，2011.

[6] 李正姐．护理心理学［M］．北京：中国医药科技出版社，2015.

[7] 钟志兵．护理心理学［M］．北京：中国医药科技出版社，2016.

[8] 曹新妹．护理心理学（临床案例版）［M］．武汉：华中科技大学出版社，2015.

[9] 李凌江，陆林．精神病学［M］．北京：人民卫生出版社，2015.

[10] 马存根．医学心理学［M］.5版．北京：人民卫生出版社，2019.

[11] 马辛，赵旭东．医学心理学［M］．北京：人民卫生出版社，2015.

[12] 沈健，周雪妃．护理心理学［M］．南京：东南大学出版社，2015.

[13] 孙萍，邓斌菊．护理心理学［M］．北京：人民卫生出版社，2016.

[14] 潘芳，吉峰．心身医学［M］．北京：人民卫生出版社，2018.

[15] 孙萍，崔秀娟．护理心理学基础［M］．北京：人民卫生出版社，2020.

[16] 施琪嘉．创伤心理学［M］．北京：人民卫生出版社，2013.